Ulrich Kastner, Rita Löbach

Handbuch Demenz

Ulrich Kastner, Rita Löbach

Handbuch Demenz

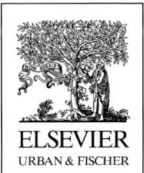

URBAN & FISCHER   München

Zuschriften und Kritik an:
Elsevier GmbH, Urban & Fischer Verlag, Verlagsbereich Pflege, Karlstraße 45, 80333 München
E-Mail: pflege@elsevier.com

Wichtiger Hinweis für den Benutzer
Die Erkenntnisse in der Medizin unterliegen laufendem Wandel durch Forschung und klinische Erfahrungen. Herausgeber und Autoren dieses Werkes haben große Sorgfalt darauf verwendet, dass die in diesem Werk gemachten therapeutischen Angaben (insbesondere hinsichtlich Indikation, Dosierung und unerwünschten Wirkungen) dem derzeitigen Wissensstand entsprechen. Das entbindet den Nutzer dieses Werkes aber nicht von der Verpflichtung, anhand der Beipackzettel zu verschreibender Präparate zu überprüfen, ob die dort gemachten Angaben von denen in diesem Buch abweichen und seine Verordnung in eigener Verantwortung zu treffen.

Warenzeichen bzw. Namen (z.b. bei Pharmapräparaten) wurden nicht durchgehend gekennzeichnet.

Bibliografische Information Der Deutschen Bibliothek
Die Deutsche Bibliothek verzeichnet diese Publikation in der Deutschen Nationalbibliografie; detaillierte bibliografische Daten sind im Internet unter http://dnb.d-nb.de abrufbar.

Alle Rechte vorbehalten
1. Auflage 2007
© Elsevier GmbH, München
Der Urban & Fischer Verlag ist ein Imprint der Elsevier GmbH.

09 10 11 12   5 4 3 2

Für Copyright in Bezug auf das verwendete Bildmaterial siehe Abbildungsnachweis.

Das Werk einschließlich aller seiner Teile ist urheberrechtlich geschützt. Jede Verwertung außerhalb der engen Grenzen des Urheberrechtsgesetzes ist ohne Zustimmung des Verlages unzulässig und strafbar. Das gilt insbesondere für Vervielfältigungen, Übersetzungen, Mikroverfilmungen und die Einspeicherung und Verarbeitung in elektronischen Systemen.

Um den Textfluss nicht zu stören, wurde bei Patienten und Berufsbezeichnungen meist die grammatikalisch maskuline Form gewählt. Selbstverständlich sind in diesen Fällen immer Frauen und Männer gemeint.

Planung: Christine Schwerdt, München
Projektmanagement: Karin Kühnel, München
Lektorat und Redaktion: Ute Villwock, Heidelberg
Herstellung: Christine Kosel, München
Satz: abavo GmbH, Buchloe
Druck und Bindung: L.E.G.O. S.p.A., in Lavis (TN)
Umschlaggestaltung: SpieszDesign, Neu-Ulm
Titelfotografie: S. Vavra, München

ISBN: 978-3-437-28000-9

Aktuelle Informationen finden Sie im Internet unter www.elsevier.de und www.elsevier.com

Vorwort

Wie kaum eine andere Erkrankung fordert die Demenz das gesamte Gesundheitssystem und die Familie des Betroffenen. Über alle Grenzen der Berufsgruppen hinweg besteht die Notwendigkeit einer intensiven Zusammenarbeit, um aus ganzheitlicher Sicht die möglichst optimale, dem jeweiligen Erkrankungsstadium angepasste Versorgung und Therapie zu gewährleisten.

Aus diesem Grund haben wir versucht, in diesem Handbuch die pflegerische und die medizinische Sichtweise auf Erkrankungsursachen, Diagnostik, Pflegeplanung und Umgang mit den Betroffenen zu vereinen, ergänzt um Informationen aus der Rechtsprechung und zu finanziellen Fragestellungen.

Um den vielfältigen Entwicklungen in der Alten- und Krankenpflege Rechnung zu tragen und den aktuellen Stand der medizinischen Forschung und Therapie darzustellen, trugen wir übergreifend das aus unserer Sicht aktuelle Wissen zusammen und ergänzten es um die eigenen persönlichen Erfahrungen in der Arbeit mit Demenzerkrankten im Gerontopsychiatrischen Zentrum Bonn seit seiner Gründung im Jahr 1993. Das Zentrum vereinte von Beginn an die Arbeit einer Gedächtnisambulanz mit der längerfristigen ambulanten oder teilstationären Therapie des Betroffenen und seiner Familie. Abgesehen von Angehörigengruppen und ambulanten Einzeltherapien gehören die Versorgung in der häuslichen Umgebung, in einer Wohngemeinschaft oder einer Altenhilfeeinrichtung mit zur täglichen Arbeit. Neben ärztlicher Diagnostik und medizinischer Versorgung bildet das pflegerische Assessment, sowohl im Rahmen der Erstuntersuchung als auch in der Versorgung von Betroffenen in Heimen einen wesentlichen Baustein der täglichen Arbeit.

Dieser Idee folgend beschreibt das Handbuch das Erkrankungsbild über alle Stadien hinweg – beginnend vom Tag der ersten Diagnosestellung bis zur Begleitung in schweren Krankheitsstadien. Komplexere medizinische Zusammenhänge werden eingängig dargestellt, die Kapitel zur Pflegeplanung sollen an konkreten Fallbeispielen Formulierungshilfen geben und so Lösungen mit anstoßen.

Damit richtet sich das Handbuch an jeden, der im Kontakt zu demenziell Erkrankten steht.

Ein Handbuch kann nicht die persönlichen Erfahrungen im Umgang mit chronisch Kranken ersetzen, wir hoffen aber mit dem vorliegenden Buch, wertvolle Hinweise und Ergänzungen für die tägliche Arbeit geben zu können.

Ulrich Kastner und Rita Löbach im Juni 2007

Die Autoren

Dr. Ulrich Kastner
Geb. 1967, Facharzt für Psychiatrie und Psychotherapie, Studium in Erlangen-Nürnberg, Facharztausbildung in Rheinau, Zürich und Gallway. Ab 1994 in den Rheinischen Kliniken in Bonn. 2000 bis 2007 Leiter der Gedächtnisambulanz im Gerontopsychiatrischen Zentrum Bonn und tätig in der fachärztlichen Versorgung Demenzerkrankter in Altenhilfeeinrichtungen. Dozent an verschiedenen Alten- und Krankenpflegeschulen. Seit 2007 Oberarzt der Psychosomatischen Abteilung der Steigerwaldklinik und Klinik am Eichelberg in Burgebrach.

Rita Löbach
Geb. 1962, Altenpflegerin, Weiterbildung Leitung einer Station/eines Wohnbereiches, Weiterbildung zur Fachaltenpflegerin für Psychiatrie mit dem Schwerpunkt Gerontopsychiatrie. Zunächst in der stationären Altenhilfe als Altenpflegerin, Wohnbereichsleiterin, stv. Pflegedienstleiterin. 1991 bis 2001 in der Gerontopsychiatrie der Rheinischen Kliniken Bonn als Pflegefachfrau, stv. Stationsleitung einer geschlossenen Aufnahmestation, seit 2001 Pflegefachfrau für psychiatrische Pflege in der Institutsambulanz des Gerontopsychiatrischen Zentrums der Rheinischen Kliniken Bonn. Außerdem seit 1998 freie Tätigkeit als Dozentin zu (geronto-)psychiatrischen Themen in der Pflege.

Inhaltsverzeichnis

1	**Geschichte und Häufigkeiten demenzieller Erkrankungen** 1	
1.1	Geschichtlicher Überblick zur Demenz 1	
1.1.1	Alois Alzheimer 1	
1.1.2	Prominente Alzheimer-Betroffene 2	
1.2	Prävalenz und Inzidenz demenzieller Erkrankungen 4	
1.2.1	Allgemeine Prävalenz 4	
1.2.2	Allgemeine Inzidenz 5	
1.2.3	Häufigkeiten psychischer Störungen in Heimen 5	
1.3	Kosten und sozioökonomische Folgen 6	

2 Symptome und Verlauf von Demenzerkrankungen 9
2.1 Das Demenzsyndrom 9
2.2 Symptome der Demenz 10
2.2.1 Kognitive Symptome 10
2.2.2 Psychische Störungen und Verhaltensänderungen bei Demenz: BPSD 13
2.2.3 Psychische Symptome 13
2.2.4 Verhaltensänderungen 16
2.2.5 Körperliche Symptome 19
2.3 Verlauf von Demenzerkrankungen 24
2.3.1 Normales Altern und Warnzeichen 24
2.3.2 Schweregrad demenzieller Erkrankungen 24

3 Demenzformen 29
3.1 Primäre Demenzformen 29
3.1.1 Degenerative Demenzen 29
3.1.2 Nichtdegenerative Demenzen 29
3.1.3 Spezielle Krankheitsbilder 30
3.2 Sekundäre Demenzformen 37
3.2.1 Medikamentös bedingte Demenzen 39
3.2.2 Alkoholdemenzen 41
3.2.3 Stoffwechselbedingte Demenzformen 41

3.3 Differenzialdiagnosen der Demenz 41
3.3.1 Leichte kognitive Störung 42
3.3.2 Demenzsyndrom bei Depressionen 43
3.3.3 Akuter Verwirrtheitszustand (Delir) 43

4 Untersuchung demenzieller Erkrankungen 45
4.1 Allgemeine Informationen 45
4.2 Testpsychologie und Skalen 46
4.2.1 Screening-Tests (Kognition) 47
4.2.2 Erweiterte Testpsychologie 51
4.2.3 Erfassung der Depressivität 52
4.2.4 Erfassung von Verhaltensstörungen 52
4.2.5 Schmerzbeurteilung 52
4.2.6 Ausmaß körperlicher Störungen 55
4.2.7 Einschätzung des Schweregrads und des Pflegeaufwandes 56
4.3 Bildgebende Verfahren 62
4.3.1 CCT und MRT 62
4.3.2 Weitere Verfahren 63
4.4 Laboruntersuchungen 63
4.4.1 Routinelaboruntersuchung 63
4.4.2 Biomarker 64

5 Therapie der Demenzerkrankungen 65
5.1 Gesamtbehandlungskonzept 65
5.2 Nichtmedikamentöse Therapie 67
5.2.1 Psychotherapie 67
5.2.2 Erinnerungs- oder Biografiearbeit 69
5.2.3 Milieutherapie 70
5.2.4 Kreativtherapeutische Verfahren 71
5.2.5 Ergotherapie und Physiotherapie 72
5.2.6 Logopädie 73
5.2.7 Körperorientierte / somatische Verfahren 74

5.3	Medikamentöse Therapie 74		7.2.12	AEDL Soziale Beziehungen und Bereiche des Lebens gestalten und sichern können 119
5.3.1	Psychopharmaka 75			
5.3.2	Antidementiva 77			
5.3.3	Medikamentöse Behandlung von Begleitsymptomen 78		7.2.13	AEDL Mit existenziellen Erfahrungen des Lebens umgehen können 121
5.4	Prophylaxe und Vorbeugung 81			
5.4.1	Risikofaktoren 81		**8**	**Die Demenz im Pflegeprozess** 124
5.4.2	Anitoxidanzien 82			
5.4.3	Prophylaxe und Vorbeugung 82		8.1	Schritt 1: Pflegerisches Assessment 125
5.4.4	Impfung gegen Alzheimer? 84			
			8.1.1	Beispiel für eine Pflegeanamnese bei Demenz vom Alzheimer-Typ, leichtes Stadium 126
6	**Pflegekonzepte und -modelle bei Demenz** 86			
6.1	Chancen und Grenzen der Pflege 86		8.1.2	Beispiel für eine Pflegeanamnese bei Demenz vom Alzheimer-Typ, mittleres Stadium 128
6.1.1	Pflegedefinition 86			
6.1.2	Aufgabenprofil 86		8.1.3	Beispiel für eine Pflegeanamnese bei Demenz vom Alzheimer-Typ, schweres Stadium 130
6.1.3	Die Grenzen und die Chancen der Pflege 86			
6.2	Die personenzentrierte Pflege n. Kitwood 91		8.2	Schritt 2: Pflegediagnostik und Zielsetzung 132
6.3	Das psychobiografische Pflegemodell n. Böhm 92		8.2.1	NANDA-Pflegediagnose „Chronische Verwirrtheit" 133
6.4	Das „Drei-Welten-Konzept" 95		8.2.2	Stadienabhängige Pflegediagnosen bei Demenz vom Alzheimer-Typ (leicht/mittel/schwer) 133
7	**Das AEDL-Pflegemodell** 99			
7.1	Grundlagen des Modells 99			
7.2	Aktivitäten und existenzielle Erfahrungen des täglichen Lebens (AEDL) bei Demenz 100		8.2.3	NANDA-Pflegediagnose „Akute Verwirrtheit" 135
			8.3	Schritt 3: Pflegemaßnahmen 136
7.2.1	AEDL Kommunizieren können 101		8.3.1	Leitlinien zur Beziehungsgestaltung/Pflege mit/von Menschen mit Demenz 136
7.2.2	AEDL Sich bewegen können 102			
7.2.3	AEDL Sich pflegen können 104			
7.2.4	AEDL Vitale Funktionen aufrecht erhalten können 105		8.3.2	Pflegeintervention: Demenz-Management (NIC) 137
7.2.5	AEDL Essen und trinken können 106		8.3.3	Kommunikation mit Demenzerkrankten n. J. Powell 138
7.2.6	AEDL Ausscheiden können 108			
7.2.7	AEDL Sich kleiden können 109			
7.2.8	AEDL Ruhen, schlafen und sich entspannen können 111		8.3.4	Die 10-Minuten-Aktivierung n. U. Schmidt-Hackenberg 139
7.2.9	AEDL Sich beschäftigen, lernen, sich entwickeln können 113		8.3.5	Validation® n. N. Feil und integrative Validation n. N. Richards 139
7.2.10	AEDL Sich als Mann oder Frau fühlen und verhalten können 116		8.3.6	Positive Interaktionen n. Kitwood 140
7.2.11	AEDL Für eine sichere und fördernde Umgebung sorgen können 118		8.3.7	Basale Stimulation® und Snoezelen 141

8.3.8	Umgebungsgestaltung für Demenzerkrankte n. S. Lind 142		9.7	**Frau B. will sich nicht waschen lassen** 161
8.3.9	Rahmenempfehlungen zum Umgang mit herausforderndem Verhalten bei Menschen mit Demenz 143		9.7.1	Pflegediagnose Chronische Verwirrtheit 162
			9.7.2	Pflegediagnose Selbstversorgungsdefizit Körperpflege 163
8.4	**Schritt 4: Evaluation** 145		9.7.3	Pflegediagnose Furcht 163
8.4.1	Die pflegerische Fallbesprechung 145			
8.4.2	Dementia Care Mapping (DCM) 146		**10**	**Wohnraum – Lebensraum** 165
			10.1	**Ambulante Pflege** 167
			10.2	**Tagespflege und Kurzzeitpflege** 167
9	**Exemplarische Pflegeplanungen mit Pflegediagnosen bei chronischer Verwirrtheit** 148		10.2.1	Tagespflege 167
			10.2.2	Kurzzeitpflege 168
			10.3	**Spezielle Wohnformen** 168
			10.3.1	Integrative und segregative Konzepte 169
9.1	**Frau H. möchte nichts mehr essen** 148		10.3.2	Haus-/Wohngemeinschaften 170
9.1.1	Pflegediagnose Chronische Verwirrtheit 148		10.3.3	Weitere Organisationsformen 172
9.1.2	Pflegediagnose Mangelernährung 149		**11**	**Juristische Fragen** 174
9.2	**Frau T. ruft immer wieder** 150		**11.1**	**Gesetzliche Betreuung** 174
9.2.1	Pflegediagnose Chronische Verwirrtheit 150		11.1.1	Voraussetzungen der Betreuung 174
9.2.2	Pflegediagnose Angst, geringfügig bis mäßig 151		11.1.2	Aufgaben eines gesetzlichen Betreuers 174
9.3	**Herr C. läuft und läuft und …** 152		11.1.3	Unterbringung nach Betreuung 174
9.3.1	Pflegediagnose Chronische Verwirrtheit 153		**11.2**	**Vollmachten und Verfügungen** 175
9.3.2	Pflegediagnose Ruheloses Umhergehen 153		11.2.1	Vollmacht 175
9.3.3	Pflegediagnose Sturzgefahr 154		11.2.2	Vorsorgevollmacht 175
9.4	**Frau B. vermisst ihren Mann** 155		11.2.3	Betreuungsverfügung 175
9.4.1	Pflegediagnose Chronische Verwirrtheit 156		11.2.4	Patientenverfügung 176
9.4.2	Pflegediagnose Soziale Isolation 156		11.2.5	Vergleich Vollmacht vs. Betreuung 176
9.5	**Herr S. boxt** 157		**11.3**	**Einwilligungs- und Geschäftsfähigkeit** 178
9.5.1	Pflegediagnose Chronische Verwirrtheit 158		**11.4**	**Freiheitsentziehende Maßnahmen** 179
9.5.2	Pflegediagnose Gefahr einer fremdgefährdenden Gewalttätigkeit 158		**11.5**	**Pflegegesetz** 180
9.6	**Herr L. ist gerade umgezogen** 159		11.5.1	Besonderheiten Demenzerkankter 180
9.6.1	Pflegediagnose Chronische Verwirrtheit 160		11.5.2	Pflegeleistungsergänzungsgesetz 181
9.6.2	Pflegediagnose Relokationssyndrom 161		**12**	**Organisation der Pflege** 183
			12.1	**Teamorganisation** 183
			12.1.1	Stationäre Organisation 183

12.1.2	Ambulante Organisation 184		**13**	**Angehörigenarbeit** 189
12.2	**Überleitungspflege und**		13.1	**Einbeziehung von**
	Entlassungsmanagement 184			**Angehörigen** 192
12.3	**Netzwerkarbeit** 185		13.2	**Unterstützungsarbeit und**
12.4	**Fort- und Weiterbildung** 186			**Betreuungsgruppen** 193
12.4.1	Schlüsselqualifikationen von		13.3	**Angehörigenabende und**
	Pflegenden 186			**Gesprächskreise** 194
12.4.2	Besondere inhaltliche Schwerpunkte		13.4	**Spezialzentren** 196
	im kompetenten Umgang mit			
	Demenzerkrankten 188		Index 199	
12.4.3	Weiterbildungsformen 188			

Abbildungsnachweis

Der Verweis auf die jeweilige Abbildungsquelle befindet sich bei allen Abbildungen im Buch am Ende des Legendentextes in eckigen Klammern. Alle nicht besonders gekennzeichneten Zeichnungen © Elsevier GmbH.

A400-190	G. Raichle, Ulm, in Verbindung mit der Reihe Pflege konkret, Elsevier GmbH, Urban & Fischer Verlag, München
A300-157	S. Adler, Lübeck, in Verbindung mit der Reihe Klinikleitfaden, Elsevier GmbH, Urban & Fischer Verlag
J650	Akg-images, Archiv für Kunst und Geschichte, Berlin
J660	MEV Verlag, Augsburg
J666	Getty Images/ PhotoDisc
J668	Corbis
K157	W. Krüper, Bielefeld
L123-S130	J. Dimes in Deetjen, Speckmann, Hescheler: Physiologie, 4. Aufl. Elsevier GmbH, Urban & Fischer Verlag, München 2005
M139	J. Klingelhöfer, Chemnitz
O403	U. Sure, Marburg
O408	M. Gärtner, Gauting
R164	Bartels: Physiologie, 7. Auflage, Elsevier GmbH, Urban & Fischer Verlag, München 2004
R132	Classen, Diehl, Kochsiek: Innere Medizin, 5. Aufl., Elsevier GmbH, Urban & Fischer Verlag, München 2003
R175	Böcker, Denk, Heitz: Pathologie, 3. Aufl., Elsevier GmbH, Urban & Fischer Verlag, München 2006
R196	Goldenberg: Neuropsychologie, 3. Aufl., Elsevier GmbH, Urban & Fischer Verlag München 2002
S007-1-22	Sobotta: Atlas der Anatomie des Menschen, Bd.1, 22. Auflage, Elsevier GmbH, Urban & Fischer Verlag München 2005
S008-3	Kauffmann: Radiologie, 3. Aufl., Elsevier GmbH, Urban & Fischer Verlag, München 2006
T147	D. Solymosi, Würzburg
V152	Pajunk GmbH, Feinwerk-Medizintechnologie, Geisingen
V224	W. Gradl/V-Dia Kopierwerk, Heidelberg
W249-01	Kuratorium Deutsche Altenhilfe, BMGS Band 7 – Typische Mängel und Anforderungen bei der baulichen Ausführungs- und Detailplanung von Pflegeeinrichtungen, Bonn

1 Geschichte und Häufigkeiten demenzieller Erkrankungen

1.1 Geschichtlicher Überblick zur Demenz

Obwohl die Alzheimer-Krankheit bereits seit ca. 1900 bekannt ist, wurden die wesentlichen Erkenntnisse zu demenziellen Erkrankungen erst ab den 70er Jahren gewonnen bzw. entwickelt. Von einer einheitlichen Einteilung der Diagnosen mit den Begriffen „Alzheimer-Demenz" oder „vaskuläre Demenz" kann gar erst seit den 90er Jahren gesprochen werden.

Davor bestanden erhebliche Kontroversen in der Abgrenzung von normalem Altern und pathologischen Veränderungen sowie hinsichtlich der Verbindung zwischen beobachtbaren klinischen Symptomen und pathologischen Veränderungen im Gehirn. Nach dem zweiten Weltkrieg ruhte die Forschung auf diesem Gebiet gänzlich.

Seit etwas mehr als 10 Jahren wurden erste Hypothesen zur Krankheitsentwicklung der Alzheimer-Krankheit beschrieben (Acetylcholin-Mangel-Hypothese). Sie führten dann auch zu ersten therapeutischen Ansätzen. Letztlich gelang es der Medizin erst heute, die ersten Schritte und die zugrunde liegenden Ursachen demenzieller Erkrankungen zu verstehen, Symptome behandeln zu können oder gar die Erkrankung zu heilen.

Geschichtlicher Überblick

- 25 v. Chr. Prägung des lateinischen Begriffs „demens" [des Verstandes beraubt]
- 1797 der Arzt Pinel prägt den Begriff der „Demenz" als eine chronisch verlaufende Erkrankung
- Ab dem 18. Jhd. genetische Ursacheninterpretation (Degenerationslehre)
- Ab dem 19. Jhd. bedeutet Demenz jede Art psychischen Abbaus im Rahmen einer chronischen Hirnkrankheit; das Auftreten im Alter wird als senile Demenz bezeichnet
- 1906 beschreibt Alzheimer als seinen ersten Fall Auguste Deter
- 1910 führt Kraepelin die „Alzheimer'sche Krankheit" als Begriff in die Psychiatrie ein
- Ab 1945 bilden Hirnleistungsstörungen in der Medizin nur ein Randthema
- Ab 1968 werden neuropathologische Veränderungen, amyloide Plaques und neurofibrilläre Bündel als krankhaft gewertet
- Ab 1980:
  - klinisch-wissenschaftliche Akzeptanz des Begriffes Alzheimer-Demenz
  - Gründung erster Gedächtnissprechstunden und Memory Clinics
  - Entwicklung der Validation durch Naomi Feil
- 1986 Gründung der ersten Alzheimer-Gesellschaft in München
- 1990 Entwicklung spezifischer psychometrischer und neuropsychologischer Beurteilungsinstrumente
- 1993 Entwicklung der Acetylcholin-Mangel-Hypothese

(Überblick modifiziert nach 📖 4.)

1.1.1 Alois Alzheimer

Alois Alzheimer wurde am 14.06.1864 in Marktbreit geboren. Er begegnete 1901 erstmals in Frankfurt der Patientin, die ihn später berühmt machen sollte: Auguste Deter (☞ Abb. 1.1). Sie wurde 51jährig durch ihren Ehemann in die *Städtische Anstalt für Irre und Epileptische* in Frankfurt am Main gebracht, nachdem es innerhalb eines Jahres zu Auffälligkeiten gekommen war. Sie zeigte Eifersuchtsideen, versteckte Dinge im Haus und konnte einfachste Aufgaben nicht mehr erledigen. Alzheimer erkannte eine zeitliche und örtliche

Desorientiertheit, Stimmungswechsel und enthemmtes Verhalten.

Am 8. April 1906 verstarb Auguste Deter und Alzheimer untersuchte das Gehirn seiner ehemaligen Patientin. Er war sich sicher, die von Griesinger geäußerte These: „Geisteskrankheiten sind Gehirnkrankheiten", bestätigen zu können. Tatsächlich fand er in großen Bereichen Eiweißablagerungen und abgestorbene Nervenzellen. Diese Veränderungen brachte er in einen direkten Zusammenhang mit den zuvor beobachteten Auffälligkeiten im Verhalten von Auguste Deter und berichtete erstmals 1906 in Tübingen von seinen Erkenntnissen. Bereits wenig später wurde durch Kraepelin die von ihm beschriebene Erkrankung nach ihm benannt. Am 19.12.1915 verstarb Alzheimer in Breslau (7).

1.1.2 Prominente Alzheimer-Betroffene

Obwohl das Krankheitsbild der Alzheimer-Demenz bereits seit 100 Jahren bekannt ist, haben Betroffene und Angehörige auch heute noch Scheu, dies dem näheren Umfeld mitzuteilen. Die Bekanntgabe von Prominenten, selbst an der Alzheimer-Krankheit zu leiden, hat das Tabu „Demenz" gebrochen und geholfen, die Öffentlichkeit zu sensibilisieren. 1994 richtete sich der ehemalige US-Präsident Ronald Reagan in einem offenen Brief an die amerikanische Nation, um mitzuteilen, dass bei ihm die Krankheit diagnostiziert wurde (Abb. 1.2).

Ronald Reagan – Brief an die Nation
„Liebe Landsleute, vor kurzem habe ich erfahren, dass ich, wie Millionen anderer Amerikaner, an der Alzheimer-Krankheit leide. Nancy und ich mussten uns entscheiden, ob wir diese Tatsache als private Angelegenheit betrachten oder sie in der Öffent-

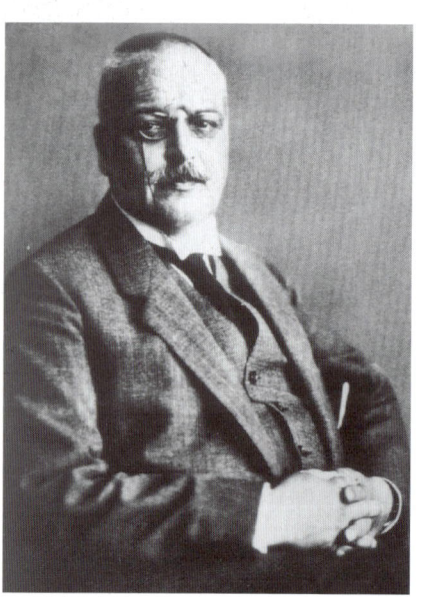
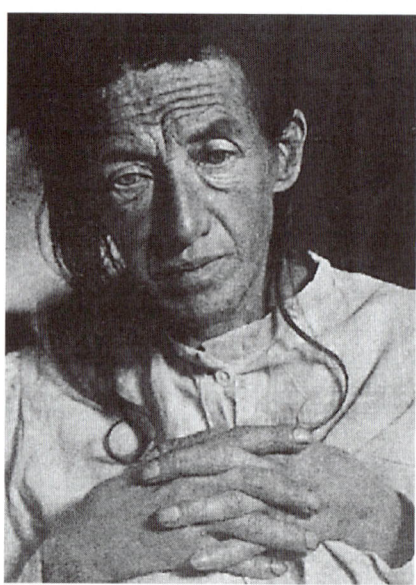

Abb. 1.1: Alois Alzheimer (links) und Auguste Deter (rechts), die erste beschriebene Alzheimer-Betroffene.

lichkeit bekannt machen sollten. Als Nancy vor einigen Jahren an Brustkrebs litt und ich mich einer Krebsoperation unterziehen musste, hat durch unsere öffentliche Bekanntgabe in der Bevölkerung eine Bewusstseinsbildung stattgefunden. Die Zahl der Krebsvorsorgeuntersuchungen ist beträchtlich angestiegen. Viele Menschen konnten in einem Frühstadium behandelt werden und anschließend ein normales, gesundes Leben führen.

Aufgrund dieser Erfahrungen verspüren wir auch heute das Bedürfnis, die Nachricht meiner Erkrankung mit Ihnen zu teilen. Wir hoffen, dass dadurch die Alzheimer-Krankheit bekannter wird und das Verständnis für die Betroffenen und ihre Familien wächst. Im Moment fühle ich mich sehr gut. Ich beabsichtige, die Jahre, die mir Gott auf dieser Erde noch schenkt, so zu gestalten wie bisher. Ich werde weiterhin mit meiner geliebten Nancy und meiner Familie zusammenleben, viel Zeit in der freien Natur verbringen und den Kontakt zu meinen Freunden und Anhängern aufrechterhalten. Je weiter die Alzheimer-Krankheit fortschreitet, desto schwerer wird die Bürde für die Familie der Betroffenen. Ich wünschte mir, ich könnte Nancy diese schmerzliche Erfahrung ersparen. Mit Ihrer Unterstützung wird sie ihr Schicksal jedoch voller Mut und Vertrauen tragen. Ich beginne nun die Reise, die mich zum Sonnenuntergang meines Lebens führt, in der Gewissheit, dass über Amerika immer wieder ein strahlender Morgen heraufdämmern wird. (...)"

Im Juni 2004 verstarb Ronald Reagan 93jährig. Sein Bekenntnis zur Erkrankung machte durch neue finanzielle Unterstützungen Forschung im Bereich der Alzheimer-Krankheiten erst möglich. Das gegründete „Ronald and Nancy Reagan Research Institute" fördert eigenständig verschiedenste Projekte und Studien im Demenzbereich.

Die Alzheimer's Association in den USA, gegründet 1980, konnte durch eine erste Initiative Reagans im Jahr 1982 ihr Budget deutlich steigern und erste Forschungsvorhaben unterstützen (📖 1).

Aber auch die Bekanntgabe einer Vielzahl anderer Prominenter, an Alzheimer zu leiden, hat die Erkrankung aus ihrer Anonymität geholt und neue Wege in der Versorgung und Therapie mit ermöglicht.

Besonders plastisch zeigt sich die Erkrankung, wenn Künstler betroffen sind. Die Veränderungen zeigen sich in der abweichenden Farbwahl, Verlust der Mehrdimensionalität oder der Fähigkeit zu realistischem Abbild. Zu den bekanntesten Künstlern gehören Carolus Horn und Willem de Kooning.

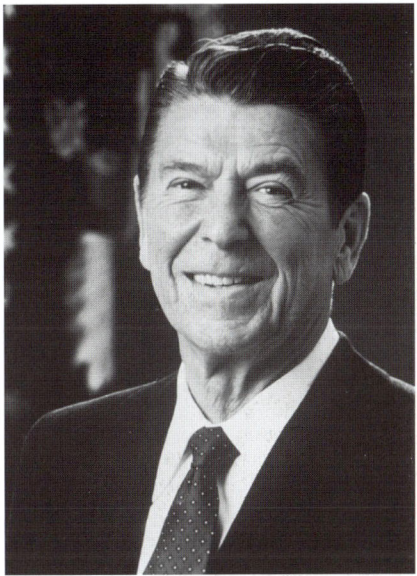

Abb. 1.2: Ronald Reagan, der ehemalige amerikanische Präsident, verstarb 2004 an der Alzheimer-Krankheit. [J650]

1.2 Prävalenz und Inzidenz demenzieller Erkrankungen

1.2.1 Allgemeine Prävalenz

Prävalenz
= Anteil der Kranken in einer Bevölkerung zu einem bestimmten Zeitpunkt

Demenzerkrankungen gehören zu den wichtigsten psychischen Erkrankungen in Deutschland. In der Altersgruppe der über 60jährigen stellen sie die häufigste Diagnose innerhalb der Gruppe der psychischen Veränderungen dar (☞ Tabelle 1).

In verschiedenen epidemiologischen Studien konnte man zeigen, dass man auch in Deutschland von einem steigenden Anteil Demenzerkrankter mit gleichzeitig steigendem Lebensalter ausgehen muss. Internationale Vergleiche zeigen eine ähnliche Verteilung der Prävalenz in den meisten Industriestaaten. In der Altersgruppe der unter 70jährigen sind nur 1,2 % der entsprechenden Altersgruppe betroffen, in der Gruppe der über 90jährigen bereits über 30 %.

Derzeit leben in Deutschland geschätzt zwischen 900 000 bis 1 200 000 Demenzkrankte im mittelschweren bis schweren Stadium. Aufgrund der steigenden Lebenserwartung dürfte sich deren Zahl in den nächsten Jahren noch deutlich erhöhen.

Für die leichten kognitiven Störungen und leichten Demenzerkrankungen liegen die Prävalenzraten in ähnlicher Größenordnung. Auch hier rechnet man mit einer deutlichen Zunahme in den nächsten Jahrzehnten.

Mehr als 75 % der Betroffenen sind Frauen. Die Erklärung liegt zum einen in dem hohen Anteil von Frauen in den höheren Altersgruppen, man geht jedoch auch von einem leicht erhöhten Erkrankungsrisiko aus. Ursachen hierfür sind nicht bekannt. Demenzerkrankte Frauen überleben die Erkrankung im Durchschnitt 7,2 Jahre, Männer 5,7 Jahre.

Dass es in den letzten Jahren zu einer Zunahme der Absolutzahlen an Demenzerkrankungen in Deutschland gekommen ist, liegt wahrscheinlich in dem früheren und häufigeren Erkennen der Erkrankung in den letzten Jahren. Für eine echte Erhöhung des Erkrankungsrisikos liegen im Moment keine gesicherten Daten vor.

Tabelle 1: Psychische Störungen im Alter	
Diagnosen	Prozent (in %)
Demenzen	10–14
Alzheimer Demenz	6–9
Vaskuläre Demenz	1–3
Schwere Depression	1–5
Mittlere Depression	8–16
Leichte Depression	10–25
Wahnhafte Störungen	1–3
Alkoholabhängigkeit	Männer: 2–3 Frauen: 0,5–1
Medikamentenabhängigkeit	5–50
Angsterkrankungen	1–10

Tabelle 2: Demenzkranke in Deutschland		
Alter	Betroffene	
	in % der Altersgruppe	Anzahl
65–69 Jahre	1,2	50 000
70–74 Jahre	3,8	101 000
75–79 Jahre	6,0	170 000
80–84 Jahre	12,3	196 000
85–89 Jahre	23,9	260 000
90+ Jahre	34,6	177 000
65+ Jahre	**7,2**	**954 000**

1.2.2 Allgemeine Inzidenz

Inzidenz
= Anteil der Neuerkrankten in der Bevölkerung in einem bestimmten Zeitraum, z. B. einem Jahr.

Eine andere Kenngröße der Epidemiologie ist die **Inzidenz**, d. h. das Neuauftreten demenzieller Erkrankungen innerhalb eines Jahres. Mit steigendem Lebensalter steigt die Inzidenz demenzieller Erkrankungen steil an. Pro Jahr erkranken ca. 200 000 Personen neu an einer Demenz, bzw. werden erstmals diagnostiziert. Abzüglich der Verstorbenen geht man aktuell von einem Zuwachs von 20 000 Erkrankungsfällen pro Jahr aus (☞ Abb. 1.3).

1.2.3 Häufigkeiten psychischer Störungen in Heimen

Über die Häufigkeit psychischer Störungen in deutschen Alten- und Altenpflegeheimen liegen wenig empirische Daten vor. Zumeist beziehen sich die bekannten Untersuchungen auf Einschätzungen von Heimleitern oder auf die Pflegedokumentation. Die diagnostische Erfassung psychischer Störungen nach anerkannten Klassifikationskriterien wurde bislang in nur wenigen Studien erhoben. In einer eigenen Untersuchung (📖 5) im Rahmen der vom Bundesministerium für Gesundheit und Soziale Sicherung in Auftrag gegebenen Expertise „Heimbewohner mit psychischen Störungen" führten wir eine Stichtagserhebung bei 3107 Bewohnern in 33 Alten- und Altenpflegeheimen in 6 deutschen Versorgungsregionen durch. Ziel war die Erfassung gerontopsychiatrischer Krankheitsbilder auf der Basis der ICD10 Klassifikation unter Ergänzung von Leitsymptomatik und therapeutischen Interventionen.

Bei 65 % der Bewohner konnte eine psychische Erkrankung diagnostiziert werden. Es fanden sich 69 % organische psychische Störungen (Demenzerkrankungen), 14 % affektive Störungen (Depressionen) und 11 % schizophrene Störungen (Psychosen). Über 20 % der psychisch erkrankten Bewohner wiesen zwei oder mehr psychische Erkrankungen auf, 73 % der Bewohner mindestens eine weitere körperliche Erkrankung (☞ Abb. 1.4).

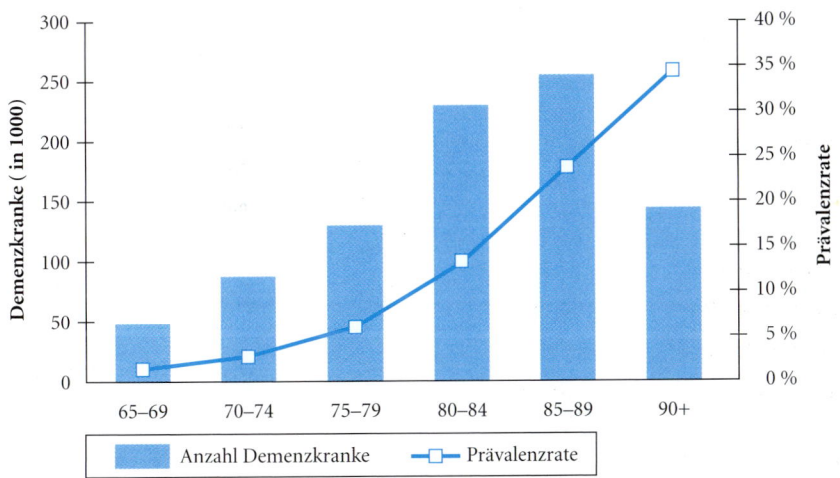

Abb. 1.3: Inzidenz und Prävalenz demenzieller Erkrankungen mit steigendem Lebensalter.

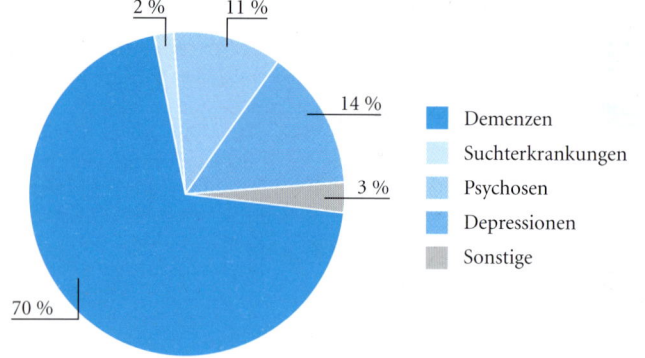

Abb. 1.4: Psychische Störungen in Altenheimen (📖 5).

Auslöser der psychiatrischen Behandlung waren zu 50% Unruhe, zu 29% Depressivität und zu 27% Schlafstörungen (☞ Abb. 1.5). 51% Prozent aller Bewohner bzw. 79% der psychischen Erkrankten erhielten mindestens ein Psychopharmakon (☞ Kapitel 5.3.1).

1.3 Kosten und sozioökonomische Folgen

Mehr als die Hälfte der Gesamtkosten im Gesundheitswesen verteilen sich in Deutschland auf vier Erkrankungsbilder:
- Kreislauferkrankungen (16%)
- Verdauungssystem (15%)
- Muskel-Skelett-Erkrankungen (11%)
- Psychische Störungsbilder (10%)

Mit dem Lebensalter der Betroffenen steigen die Krankheitskosten überproportional an: Am geringsten sind sie bei den Kindern und Jugendlichen. Bei den 45- bis 64-Jährigen liegen sie bei 2.910 Euro und bei den über 84-Jährigen bei 14.750 Euro pro Kopf.

11% der Krankheitskosten entstehen in der ambulanten bzw. stationären Pflege. Bei Hochbetagten beträgt dieser Anteil sogar mehr als 50%.

Nach Angaben des Statistischen Bundesamtes rangiert die Demenz mit 5,6 Mrd. Euro oder 2,5% der Gesamtausgaben des deutschen Gesundheitssystems an 2. Stelle der Krankheitskosten des Jahres 2002 noch vor Diabetes mellitus.

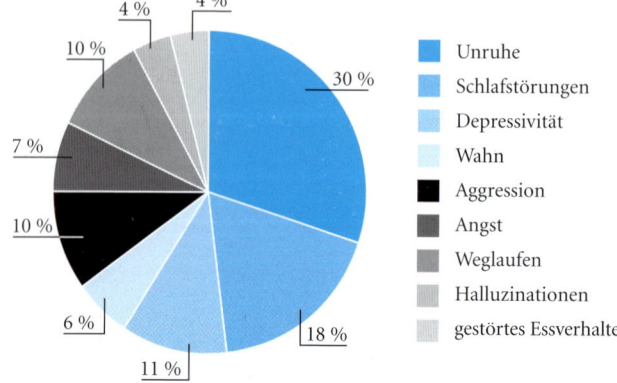

Abb. 1.5: Hauptsymptome psychisch erkrankter Heimbewohner (📖 5).

1.3 Kosten und sozioökonomische Folgen

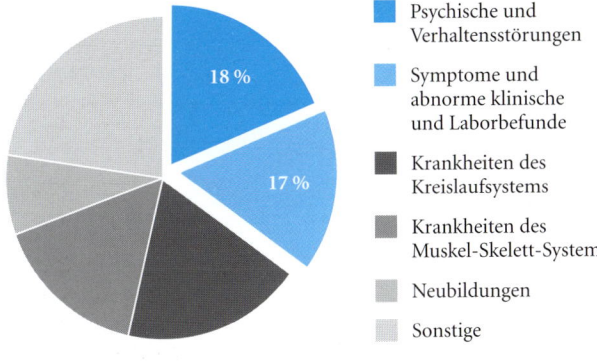

Abb. 1.6: Anteil der Erkrankungsbilder in der Erstbegutachtung zur Erreichung einer Pflegestufe.

50 % der Personen, die in Deutschland Leistungen aus der Pflegeversicherung beziehen, gelten als demenzerkrankt. Studien an Heimbewohnern zeigen, dass mittlerweile über 70 % demenziell erkrankt sind und mehr als die Hälfte aller Neuaufnahmen demenzielle Symptome aufweisen (☞ Abb. 1.6).

In fortgeschritteneren Demenzstadien werden nur noch 35 % der Erkrankten in der häuslichen Umgebung versorgt, 65 % der Betroffenen siedeln im Laufe der Erkrankung in ein Alten- oder Pflegeheim über. Anders bei den Nichtdemenzerkrankten – sie verbleiben überwiegend in der häuslichen Umgebung. Anders gesprochen muss man für die heutige Heimlandschaft davon ausgehen, dass überwiegend demenziell veränderte Bewohner versorgt werden müssen.

Mittlerweilen sind in der Regel über 70 % der Bewohner eines Altenheimes demenziell erkrankt, viele von ihnen zeigen Verhaltensänderungen oder psychische Störungen.

Mehrere Studien haben sich mit den sonstigen Kosten beschäftigt. Kernaussagen sind unter anderem:
- Demenzerkrankungen gehören zu den teuersten Krankheiten.
- Den höchsten Anteil haben die indirekten Kosten, d. h. der Anteil, der von Angehörigen aufgebracht wird, oder durch deren Produktionsausfall entsteht.
- Von den direkten Kosten entfallen beinahe drei Viertel auf die stationäre Pflege.
- Die sonstigen Aufwendungen wie Kosten für Krankenhausaufenthalte, diagnostische Maßnahmen oder medikamentöse Behandlung fallen vergleichsweise bescheiden aus (📖 3).

Tabelle 3: Wohnformen der nicht dementen und der dementen Verstorbenen am Lebensende (📖 2)							
Sterbealter	Nichtdemente			Demenzkranke		
	Privathaushalt	Wohn- oder Altenheim	Pflegeheim	Privathaushalt	Wohn- oder Altenheim	Pflegeheim
	%	%	%	%	%	%
65–69	98,7	0,0	1,3	75,0	0	25,0
70–74	97,8	1,1	1,1	60,0	0	40,0
75–79	92,2	1,1	6,7	47,2	2,8	50,0

80–84	82,8	6	11,2	40	4	56
85–89	70	9	21	22	5	73
90+	59	6	34	31	7	62
65+	86	4	10	35	4	60

Literatur

1 Alzheimer's Association, http://www.alz.org/about_us.asp, 01/2007
2 Bickel H.: Demenzkranke in Alten- und Pflegeheimen: Gegenwärtige Situation und Entwicklungstendenzen, 1993, http://www.fes.de/fulltext/asfo/00234004.htm, 2/2007
3 Hallauer J.F., Kurz A.: Weißbuch Demenz, Stuttgart New York: Thieme Verlag, 2002
4 Hampel H., Padberg F., Möller H-J: Alzheimer-Demenz, Stuttgart: Wissenschaftliche Verlagsgesellschaft, 2003
5 Hirsch RD. und Kastner U.: Heimbewohner mit psychischen Störungen – Expertise, Köln: Kuratorium Deutsche Altershilfe, 2004
6 Jürgs M: Alzheimer, Begleiten ins Vergessen http://www.faz.net, http://www.faz.net/s/RubCD175863466D41BB9A6A93D460B81174/Doc~E2A4782628C434036A56D0A4992DCAD4F~ATpl~Ecommon~Scontent.html
7 Maurer K: Alzheimer. Das Leben eines Arztes und die Karriere einer Krankheit, München: Piper, 2000

2 Symptome und Verlauf von Demenzerkrankungen

2.1 Das Demenzsyndrom

Unabhängig von der Ursache versteht man unter einem Demenzsyndrom eine über die Altersnorm hinausgehende längerfristige Störung verschiedener geistiger Leistungen, z. B. Gedächtnis- oder Orientierungsstörungen. Wenn die Veränderungen eine Verschlechterung des gewohnten Leistungsniveaus des Betroffenen bewirken und den beruflichen oder sozialen Alltag beeinträchtigen, spricht man von einem **Demenzsyndrom**. Ausgehend von diesem Syndrom versucht man, die Ursache näher zu ergründen. Damit gilt das Demenzsyndrom nicht als eigenständige Diagnose, sondern beschreibt das Zusammentreffen verschiedener Einzelsymptome.

Kennzeichen des Demenzsyndroms
- Störung der kognitiven Leistungen im Vergleich zur Altersnorm
- Absinken des individuellen Leistungsniveaus
- Beeinträchtigung des Alltags
- Dauer mindestens 6 Monate

Das Demenzsyndrom wird in primäre und sekundäre Demenzformen unterteilt. „Primär" bedeutet, dass die ursächlichen Veränderungen im Gehirn zu suchen sind. Als „sekundär" werden die Demenzerkrankungen bezeichnet, die ihren Ursprung in anderen Krankheitsbildern haben oder deren Ursachen außerhalb des Gehirns liegen.

Die primären Demenzformen unterteilt man zudem in die degenerativen Demenzerkrankungen (neurodegenerativ: Alzheimer-Krankheit und vaskuläre Demenzformen) und die nicht-degenerativen Formen (☞ Abb. 2.1). Häufig werden die nicht-degenerativen Demenzformen **nicht** zu den eigentlichen Demenzerkrankungen gezählt. Denn obwohl sie alle Kriterien des Demenzsyndroms erfüllen, fehlt ihnen das Merkmal der fortschreitenden Verschlimmerung (Progredienz).

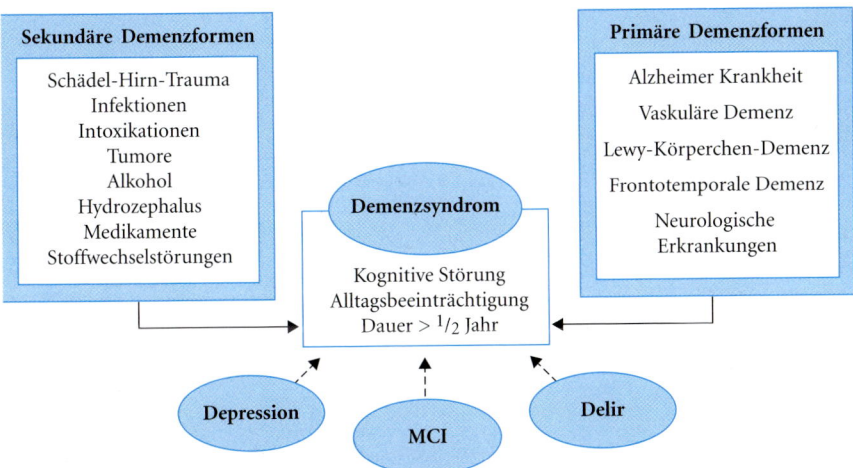

Abb. 2.1: Einteilung des Demenzsyndroms (☞ Kapitel 3).

2.2 Symptome der Demenz

Das typische Symptom einer Demenzerkrankung ist aus Sicht des Laien die Gedächtnisstörung. Für sich genommen ist jedoch eine Veränderung in diesem Bereich nicht maßgeblich für eine demenzielle Erkrankung, viel mehr spielen Störungen im Bereich der Orientierung, der Psyche, des Verhaltens oder der körperlichen Funktionen eine viel gewichtigere Rolle und kennzeichnen auch den weiteren Verlauf. Erst die genaue Symptombeschreibung im richtigen zeitlichen Zusammenhang macht dann die Diagnose einer Demenzerkrankung möglich und gibt Hinweise auf die zugrunde liegende Erkrankung (Ätiologie).

Sucht man nach Ursachen für die auftretenden Demenzsymptome, genügen nicht alleine die organischen Veränderungen als Erklärung. Wie bei keiner anderen Erkrankung spielen biografische, psychische, genetische, soziale und individuelle Faktoren eine gewichtige Rolle. Im Einzelfall ist es schwer, zumeist sogar unmöglich, das Einzelsymptom einer einzigen Ursache zuzuordnen. Relevant wird diese Vorüberlegung in der Planung von Pflegemaßnahmen oder Therapien: Nur die Kombination aus verschiedenen sozialen, pflegerischen und therapeutischen Ansätzen kann für den Betroffenen eine Verbesserung erbringen.

Die Einteilung der Demenzsymptome erfolgt in 5 Hauptgruppen
- Kognitive Symptome (☞ Kapitel 2.2.1)
- Psychische Störungen und Verhaltensänderungen bei Demenz: BPSD (☞ Kapitel 2.2.2)
- Psychische Symptome (☞ Kapitel 2.2.3)
- Verhaltensänderungen (herausforderndes Verhalten ☞ Kapitel 2.2.4)
- Körperliche Symptome (☞ Kapitel 2.2.5)

2.2.1 Kognitive Symptome

Störungen der Denkprozesse im Allgemeinen sind die wesentlichen Kennzeichen einer demenziellen Erkrankung. Je nach geschädigtem Gehirnbereich herrschen dabei verschiedene Einzelsymptome vor. Neben Veränderungen der Gedächtnisleistung, der Merkfähigkeit und Wortfindungsstörungen treten häufig Orientierungsstörungen zunächst in fremder Umgebung, dann auch in bekannter Umgebung auf. Aufmerksamkeit und Konzentration sind in zunehmendem Maß gestört und es finden sich bei den Betroffenen Veränderungen in der Urteilsbildung.

Die Symptome sind bei den allermeisten Demenzerkrankungen bereits im Frühstadium erkennbar, nur bei besonderen Formen wie der Parkinson-Demenz folgen sie erst mit zeitlicher Verzögerung zu motorischen Veränderungen oder Verhaltensstörungen.

Nicht alle kognitiven Symptome treten gleichzeitig nebeneinander auf, sondern sie entwickeln sich je nach Demenzstadium zu unterschiedlichen Zeitpunkten mit dann zunehmender Intensität. Am Anfang der Erkrankung können vor allem Veränderungen der Merkfähigkeit auftreten, dagegen entwickeln sich Orientierungsstörungen erst einige Monate oder Jahre später. Bei Alzheimer-Erkrankten lassen sich hier gleiche Auftretensmuster erkennen, wogegen z. B. bei vaskulären Demenzformen der Zeitpunkt des Erstauftretens bestimmter Symptome individuell sehr unterschiedlich sein kann. Gemeinsam ist allen Demenzerkrankungen, dass sich mit Fortschreiten der Erkrankung die kognitiven Symptome fortschreitend (progredient) verschlechtern.

Kognitive Symptome bei Demenzerkrankungen
- Störung des Gedächtnis
- Einschränkung von Urteilsvermögen und Problemlösung
- Orientierungsstörungen
- Aufmerksamkeitsstörungen

2.2 Symptome der Demenz

- Einschränkung der visokonstruktiven Fähigkeiten
- Einschränkung der praktischen Fähigkeiten
- Einschränkung der Exekutiven Funktionen
- Aphasie (Sprachstörung)
- Apraxie (Werkzeugstörung)
- Agnosie (Störung des Wiedererkennens)

Sprachstörungen (Aphasien)

Sprachveränderungen gehören bereits zu den Frühsymptomen verschiedener Demenzerkrankungen. Bei der Alzheimer-Krankheit herrschen Wortfindungsstörungen bereits früh neben den Gedächtnisstörungen vor. Im weiteren Verlauf kommt es in der Regel zu schwerwiegenderen Veränderungen der Sprachbildung, bis hin zur globalen Aphasie in den schwersten Stadien.

Leichte Demenz – amnestische Aphasie mit Wortfindungsstörungen

Die Betroffenen finden nicht das richtige Wort und gebrauchen Ersatzwörter (Verwandte statt Familie), Oberbegriffe (Kleidung statt Hose) oder aber Umschreibungen („das Ding mit ..."). Je nach zur Verfügung stehendem Grundwortschatz gelingt es den Betroffenen besser oder auch schlechter, die Wortfindungsstörungen zu kaschieren. Ein Grund dafür, warum höher gebildeter Menschen erst später als dement erkannt werden: Sie halten „ihre Fassade" länger aufrecht. Das Sprachverständnis bleibt fast immer gut bestehen.

Mittelschwere Demenz – semantische Aphasie mit Wortneuschöpfungen

Der Betroffene zeigt jetzt grammatikalische Veränderungen, erfindet neue Worte oder vertauscht sie. Die Sprachmelodie und Artikulation

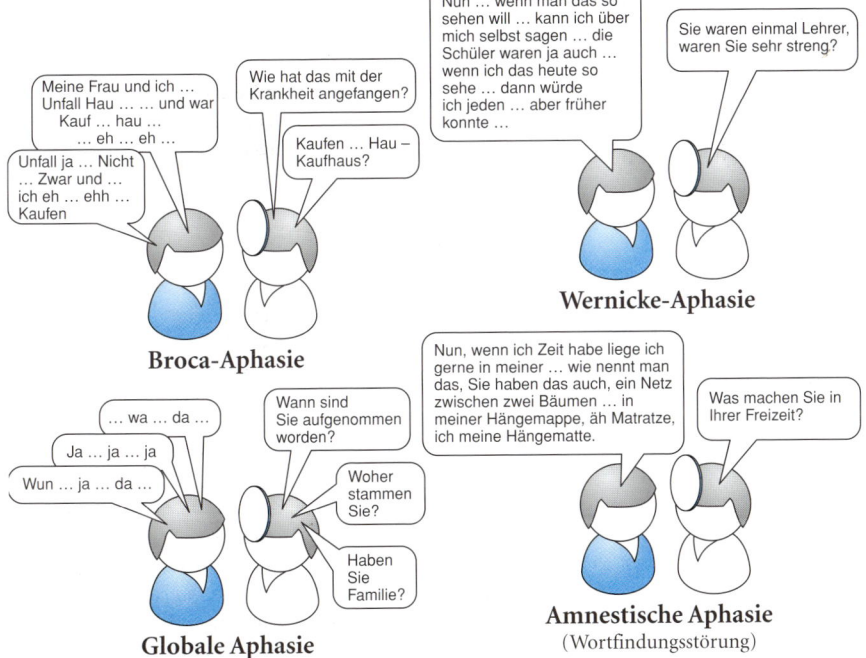

Abb. 2.2: Formen der Aphasie.

ist im Wesentlichen unbeeinträchtigt, dagegen zeigen sich Störungen des Sprachverständnisses.

Schwere Demenz – globale Aphasie

Die schwerste Form der Aphasie ist die globale Aphasie. Es kommt zu einem zunehmenden Verlust der Sprache, zunächst in Form von verkürzten Sätzen, dann Zwei- und Dreiwortsätze, später nur noch einzelne Worte, die dann immer wiederholt werden. Die Sprache kann zu einzelnen Lauten zerfallen, oder der Betroffene verstummt.

Bei bestimmten Demenzformen, wie der semantischen Demenz oder der globalen Aphasie, aber auch nach Schlaganfällen können aphasische Störungen schon im frühen Erkrankungsstadium auftreten, teilweise noch vor anderen kognitiven Veränderungen. Es ist immer darauf zu achten, inwieweit das Sprachverständnis erhalten ist. Die Schwere der aphasischen Veränderung ist nicht automatisch mit der gleichen Einschränkung des Wortverständnisses verbunden (Abb. 2.2).

Apraxie

Unter Apraxie versteht man die Ausführung willkürlicher und zielgerichteter Handlungen in einem geordneten Handlungsablauf (Abb. 2.3). Apraxie ist die Störung eines Handlungsablaufes, der nicht auf motorischen Veränderungen beruht, sie wird auch als Werkzeugstörung bezeichnet. Für den Alltag ist am häufigsten der Gebrauch von Besteck, Geschirr oder aber Gegenständen zur Hygiene auffällig. Schon im Frühstadium zeigen sich erste apraktische Störungen bei der Bedienung von Haushaltsgeräten oder Werkzeug. Ein „Nicht-Essen-Wollen" kann Ausdruck einer apraktischen Störung sein, bei der der Betroffenen vor dem gefüllten Mittagsteller sitzt, aber nicht weiß, was er mit dem Besteck machen soll.

Agnosie

Die Agnosie ist die Störung des Wiedererkennens, das bei Demenzerkrankten in unterschiedlichsten Formen auftreten kann (Abb. 2.4). Trotz erhaltener sensorischer Funktion kann der Betroffene bestimmte Gegenstände oder Situationen nicht als bekannt begreifen. Für den Alltag spielt vor allem das Nichterkennen von Personen (Prosopagnosie), des eigenen Krankheitsbildes (Anosognosie) oder das Nichterkennen des eigenen Zimmers eine entscheidende Rolle.

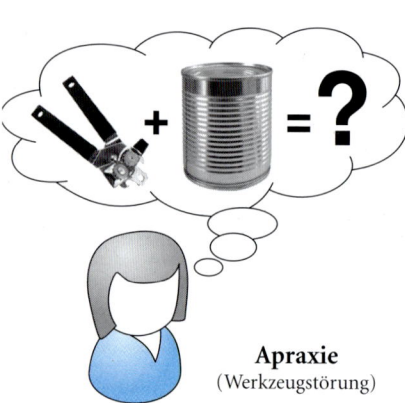

Apraxie
(Werkzeugstörung)

Abb. 2.3: Apraxie. [0408]

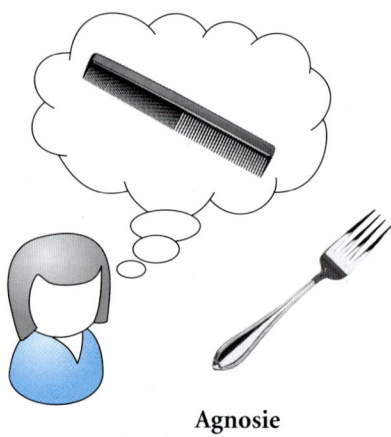

Agnosie
(Gestörtes Wiedererkennen)

Abb. 2.4: Agnosie. [J666, J668]

2.2.2 Psychische Störungen und Verhaltensänderungen bei Demenz: BPSD

Von den kognitiven Symptomen werden die nicht-kognitiven bzw. psychischen Störungen und Verhaltensänderungen abgegrenzt. Aufgrund ihrer herausragenden Bedeutung für die Versorgung, Therapie und Pflege hat man diesen Symptomkomplex mit dem Begriff **BPSD** (Englisch: **b**ehavioral and **p**sychological **sy**mptoms of **d**ementia) umschrieben. In der Pflegewissenschaft hat sich der Begriff „**Herausforderndes Verhalten**" etabliert.
Wichtige Aspekte des BPSD:
- Die Ursachen des BPSD sind multifaktoriell.
- Bislang existiert nur eine unzureichende Studienlage hinsichtlich Korrelationen zwischen Neuropathologie und Verhaltensänderungen.
- Studien zur funktionellen Bildgebung lassen erahnen, dass BPSD keine zufälligen Ergebnisse der generellen Hirnveränderung sind, sondern Auswirkungen regionaler Funktionsstörungen.
- Störungen des Tagesrhythmus sind häufiger mit BPSD korreliert, v. a. Wandern und Unruhe in der Nacht.
- Akute Notfälle und Krankenhausaufnahmen sind häufig mit einschneidenden Lebensereignissen, mit Störungen der normalen Routinen oder Veränderungen der Umgebung assoziiert.

Mit zunehmender Schwere der Demenz steigt auch die Häufigkeit von Verhaltensstörungen. 10% der Betroffenen entwickeln **schwere** Verhaltensstörungen (☞ Abb. 2.5).

2.2.3 Psychische Symptome

Psychische Veränderungen werden bei demenziellen Erkrankungen regelmäßig beobachtet. Im Vergleich zu den kognitiven Symptomen verstärken sie sich jedoch nicht zwangsläufig mit Fortschreiten der Erkrankung, sondern werden über längere Phasen beobachtet, können sich dann aber wieder zurückbilden oder verändern. So kann sich ein Betroffener über Monate hinweg ängstlich oder deprimiert zeigen, im weiteren Verlauf aber eine durchgängig

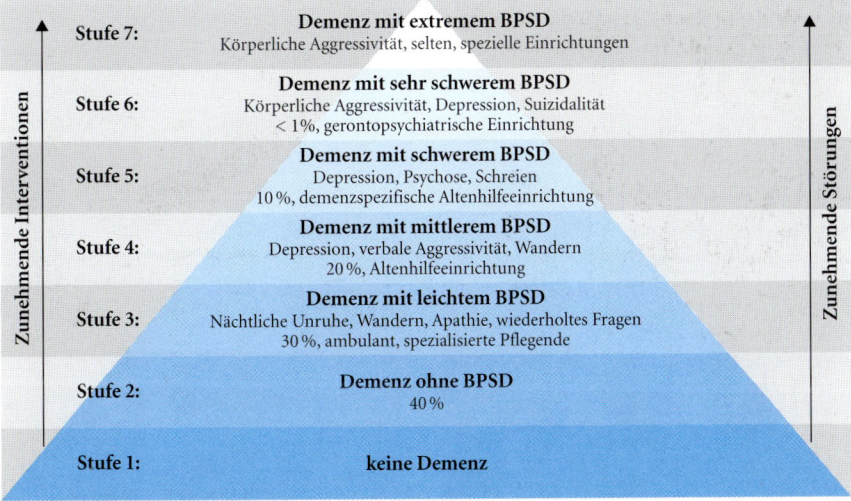

Abb. 2.5: Verhaltensstörungen (BPSD) in Abhängigkeit vom Schweregrad, 7-Schritt-Modell nach Brodaty (📖 6).

ausgeglichene Stimmung präsentieren, unabhängig vom Einsatz etwaiger Medikamente.

Die Schwierigkeit besteht darin, die zu beobachtenden Symptome von anderen psychischen Erkrankungen abzugrenzen. In der Regel gelingt dies nur in der genauen Beobachtung und Dokumentation der Dauer, des Verlaufs, der Auslösesituation und unter Berücksichtigung der Biografie des Betroffenen. So finden sich sowohl depressive Symptome als Folge der organischen Veränderungen (organische Depression), als Folge der psychischen Verarbeitung der zunehmenden kognitiven Leistungseinbußen (reaktiv depressive Störung) oder aber als Symptom einer parallel auftretenden eigenständigen depressiven Erkrankung.

Die auftretenden psychischen Symptome sind vielfältig und können alle Formen zeigen, die auch bei anderen psychischen Erkrankungen beobachtet werden. Am häufigsten beobachtet man jedoch Stimmungsschwankungen, depressive Verstimmungen, ungerichtete Ängste, Frustration, aber auch Wahrnehmungsstörungen in Form von illusionären Verkennungen bis hin zu Halluzinationen. Psychische Symptome können wegweisend für eine bestimmte Diagnose sein. So werden z. B. optische szenische Halluzinationen bei der Diagnose einer Lewy-Körperchen-Demenz zwingend gefordert.

Psychische Symptome bei Demenzerkrankungen

- Angst, Misstrauen, Furcht
- Depressivität
- Verkennungen und Halluzinationen
- Frustrationen

Angst

Ängste zeigen sich vor allem als generalisierte Ängste oder sind hinsichtlich des auslösenden Faktors eher unspezifisch. So zeigen die Betroffenen Ängste vor dem Dunklen, vor dem Alleinsein, Angst verlassen zu werden, oder Ängste vor großen Räumen.

Unverzichtbar in der Beurteilung von Ängsten bei demenziell Erkrankten ist die Erhebung der Biografie, da sie zum einen Aufschluss über früher bekannte spezifische Ängste (Phobien)

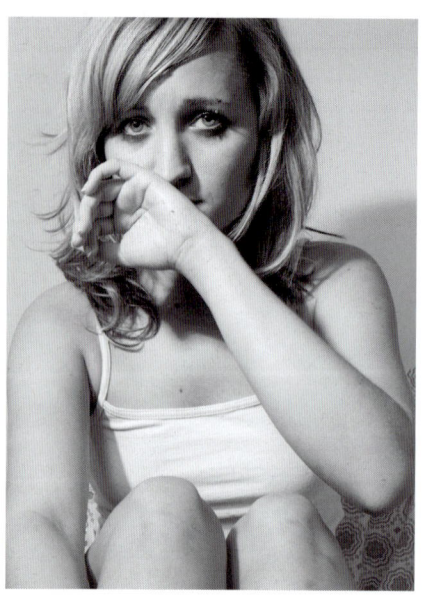 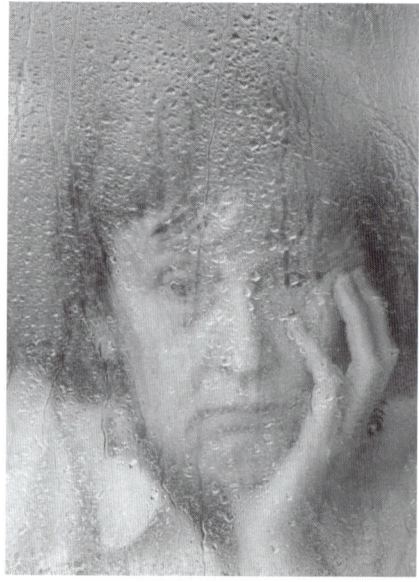

Abb. 2.6: Angst (links) und Depression (rechts). [J660, J666]

geben oder die Ängste in Zusammenhang mit lebensgeschichtlich wichtigen Ereignissen setzen kann, vor allem bezüglich stattgefundener und nun wieder aufbrechender Traumatisierungen. Hier kann durch Umgebungsgestaltung oder durch direkte Interventionen ein Auflösen der akuten Angstattacke erreicht werden (☞ Abb. 2.6).

Depressivität

Unterschieden werden muss, ob das Symptom als Reaktion auf erlebte Einbußen, als Symptom der organischen Erkrankung oder aber als eigenständige depressive Erkrankung verstanden werden kann. Allzu häufig neigt man dazu, die auch persönlich als schwerwiegend erlebte Demenzerkrankung als Ursache für die depressive Symptomatik zu interpretieren. Dieses Symptommodell mag für viele Angehörige oder Betreuer zutreffen. Der häufig aber auch beobachteten guten, teils fröhlichen Stimmungslage anderer Demenzerkrankter widerspricht diese Annahme. In frühen Phasen eines demenziellen Störungsbildes trifft die Annahme der reaktiven Depression aber dennoch zu, v. a. bei familiärer Belastung.

Im Zusammenhang mit depressiven Symptomen ist eine etwaige Selbstmordneigung (Suizidalität), gerade im Frühstadium sorgfältig zu explorieren.

Verkennungen und Halluzinationen

Wenn Demenzerkrankte von Wahrnehmungsstörungen berichten oder deren Verhalten darauf schließen lässt, liegt die Ursache vor allem in Verkennungen. Halluzinationen oder sensorische Wahrnehmungen ohne zugrunde liegende Objekte sind bei Alzheimer-Krankheit selten, bei vaskulärer Demenz häufig im Rahmen einer akuten Verwirrtheit und bei Lewy-Körperchen-Demenz fast immer zu beobachten. Die Trennung zwischen illusionärer Verkennung und Halluzination ist daher nicht nur therapeutisch, sondern vor allem auch für die richtige Diagnose von Bedeutung (☞ Abb. 2.7).

Verkennungen beobachtet man häufig bei schlechter Beleuchtung oder in der Nacht, oder aber bei Demenzerkrankten mit zusätzlichen sensorischen Einschränkungen, wie Visusminderung oder Höreinbußen. So berichten die Betroffenen etwa, eine fremde Person befände sich im Zimmer. Als realer Gegenstand kann

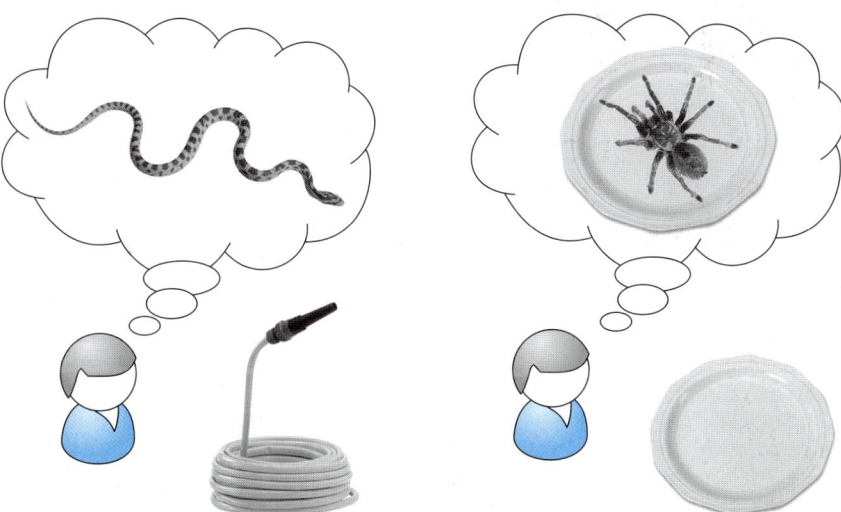

Abb. 2.7: Illusionäre Verkennung und Halluzination. [J660, J666, J668]

aber ein Kleidungsstück identifiziert werden, ihr eigenes Spiegelbild an der Fensterscheibe wird als Person auf dem Balkon verkannt. Die Verkennung von Personen wird auch als Capgras-Syndrom bezeichnet.

Häufiger als echte Halluzinationen oder Verkennungen werden bei den Betroffenen wahnähnliche Phänomene beobachtet. Im Gegensatz zu den komplexen und andauernden Wahnideen schizophrener Patienten werden diese jedoch durch kognitive Fehlleistungen wie das Verlegen oder Verlieren von Gegenständen ausgelöst. Das Abhandenkommen der Gegenstände wird dann als Diebstahl interpretiert, als Täter unglücklicherweise fast immer die näheren Angehörigen oder Pflegepersonen verdächtigt. Dieses Wahnsymptom wird je nach Ausprägung als Bestehlungsidee und Bestehlungswahn bezeichnet.

2.2.4 Verhaltensänderungen

Kennzeichnend für akute Verwirrtheitszustände und mittelschwere Demenzstadien ist das Auftreten von Verhaltensänderungen. Sie sind in Einzelfällen schon zu Beginn der Erkrankung zu beobachten, dies aber entweder nur in abgemilderter Form, oder aber sie sind die frühen Zeichen einer Störung des Frontalhirns bei bestimmten Demenzformen wie dem Morbus Pick.

Ähnlich wie für psychische Veränderungen gilt es hier, „normale verstehbare Reaktionen" aufgrund demenzspezifischer kognitiver Veränderungen von primären Demenzsymptomen zu unterscheiden. So finden sich mehrheitlich beim Auftreten von verbaler oder körperlicher Aggressivität erklärbare Auslösesituationen, in denen es dem Betroffenen fast nicht anders möglich war, als in dieser Weise zu reagieren. So kann der gut gemeinte Versuch, einen Betroffenen zu duschen, als aggressiver Akt aufgefasst werden, gegen den sich der Betroffene wehrt.

Sicherlich kann aber damit nicht jede Verhaltensänderung erklärt werden und es finden sich auch Verhaltensänderungen, die als primäres Krankheitssymptom aufgefasst werden müssen. Es ist daher notwendig, vor jeder therapeutischen oder medikamentösen Intervention diese Frage zu klären.

Zu den häufigsten Verhaltensänderungen gehören neben dem Umherlaufen und den Störungen des Schlaf-Wach-Rhythmus, Rufen und Schreien, Aggressivität, beständiges An- und Ausziehen, sexuelle Enthemmung oder das Sammeln und Verstecken.

Unruhe und Agitiertheit

Fallbeispiel Agitiertheit

Fr. S. lebt nun seit 3 Jahren in einem Altenheim in einer Gruppe für demenzerkrankte Bewohner. In einem längeren Zeitraum kam es nun zu einem vermehrten Umherlaufen vor allem gegen Abend, verbunden mit ständigem Rufen nach „Hilfe" oder aber „Gerda" ihrer Tochter. Der persönliche Kontakt kann das Verhalten regelmäßig auflösen. Sobald sich die Bewohnerin aber alleine auf ihr Zimmer zurückzieht, verstärkt sich das Verhalten. Ein medikamentöser Behandlungsversuch mit einem niederpotenten Antipsychotikum (Melperon) brachte nicht den gewünschten Erfolg und verstärkte die Gangunsicherheit der Bewohnerin.

Unruhe ist das mit am häufigsten beschriebene Symptom Demenzerkrankter in Altenhilfeeinrichtungen. Ob nun in der Form von Umherlaufen oder Wandern, Rufen oder Schreien, oder aber dem Hinterherlaufen von Pflegepersonal. Überhäufig führt das Syndrom zu medikamentösen Therapieversuchen, die aber selten von Erfolg gekrönt sind: Stürze werden dadurch provoziert, eine Immobilität und damit erschwerte Pflege resultieren. Um eine angepasste Therapie bzw. Umgangsform mit diesem Störungsbild zu finden, ist eine detaillierte Beschreibung der Unruhe unbedingt notwendig. So kann man verschiedene Formen von Unruhe, in der Fachliteratur auch häufig als Agitiertheit bezeichnet, unterscheiden (📖 7).

2.2 Symptome der Demenz

Formen von Unruhezuständen

- Rufen und andere akustische Störungen
- Apathie und Antriebsminderung
- Agitiertheit mit und ohne Aggressivität
- Wandern und Weglaufen
  - Kontrollieren und Hinterherlaufen
  - Herumwerkeln im Garten, Kramen, Kleiderschränke ausräumen
  - Zimmer „aufräumen"
  - Zielloses Wandern
  - Wandern mit unangemessenem Ziel
  - Wandern mit unangemessener Häufigkeit
  - Extremes Wandern ohne Pausen
  - Nächtliches Wandern
  - Notwendigkeit, nach Hause gebracht zu werden
  - Versuche, das Haus zu verlassen
  - Sun-Downing (Sonnenuntergangsphänomen)

Sun-Downing

Unter dem Sun-Downing bzw. dem Sonnenuntergangsphänomen versteht man die zunehmende motorische Unruhe und eine Steigerung von Verhaltensauffälligkeiten von gerontopsychiatrisch Erkrankten gegen Abend. Gerade Demenzerkrankte zeigen dann eine stärkere Desorientiertheit oder Agitiertheit. Die Auslöser und Ursachen sind nicht eindeutig geklärt, liegen aber wahrscheinlich in hormonellen Veränderungen, die einer Tagesrhythmik unterworfen oder in der zunehmenden Ermüdung begründet sind. Daneben dürften aber auch eine reduzierte körperliche Aktivität, eine geringere Lichtexposition und mangelnde Strukturierung durch fehlende Sozialkontakte am Abend eine Rolle spielen.

Zielloses Umhergehen und Weglaufen sind die wesentlichen Wanderphänomene Demenzerkrankter. Obwohl in den allermeisten Fällen das Wandern nur störend durch die Umgebung empfunden wird, kann es in Ausnahmefällen auch zu Eigen- und Fremdgefährdungen führen und ist dann medizinisch behandlungsbedürftig.

Gefahren des Wanderns:

- Der Betroffene verirrt sich in unbekannter Umgebung
- Gefährdung im Straßenverkehr
- Stürze und Verletzungen
- Konflikte mit Mitbewohnern oder Passanten
- Gewichtsreduktion
- Psychischer Stress
- Gefährdende Situationen
- Verlust von privatem Besitz

Ursachen für Unruhezustände finden sich neben dem Umgebungsmilieu vor allem in den persönlichen Bedürfnissen der Bewohner, in körperlichen Störungen, aber auch in innerpsychischen oder interpersonellen Konflikten, z. B. zwischen Personal und Bewohner oder innerhalb der Bewohnergruppe. Daneben kann eine situative Desorientiertheit, das Suchen nach Familienangehörigen oder aber die Sorge um Kinder, die von der Schule kämen, oder aber der vermeintlich noch bestehende Arbeitsplatz eine motorische Unruhe auslösen. Um dem Verhalten passend zu begegnen, ist es von großer Bedeutung, das Verhalten detailliert zu beschreiben und die mögliche Ursache aufzudecken. Nur dann können Maßnahmen zur Linderung ergriffen werden.

Ursachen für Agitiertheit (mod. Cohen-Mansfield 1986, 3):

- Stimmungen und Bedürfnisse
- Aktuelle Ereignisse
- Behinderungen und Erkrankungen
- Konflikte aus der Vergangenheit
- Frustration über Verlust alltäglicher Tätigkeiten
- Verletzung der Privatsphäre
- Verhalten von Mitbewohnern
- Verwirrtheit bei mangelnder Alltagsstruktur
- Einsamkeit
- Depression
- Unverarbeitete Konflikte
- Mondphasen
- Verstopfung
- Schwerhörigkeit
- Fixierung
- Infektionen, z. B. der Harnwege
- Hunger
- Inadäquate Sorgen, z. B. um Kinder, die von der Schule kommen

Aggressivität

Aggressive Verhaltensweisen können unterschiedliche Ausprägung und Ursache haben. Neben der emotionalen Instabilität und einem Verlust der Impulskontrolle gelten Überreizung oder Überforderung in der Situation als Hauptauslöser für diese Art der Verhaltensänderung. Ziel der meisten aggressiven Verhaltensweisen ist der Wunsch des Betroffenen nach Distanz und „in Ruhe gelassen zu werden". Gezielte, geplante Aggressivität findet sich nur selten. Dabei gestaltet sich der Umgang nicht weniger konfliktbehaftet. Notwendige medizinische Maßnahmen oder eine pflegerische Grundversorgung können häufig nicht durchgeführt werden oder erfordern einen speziellen Umgang mit dem Betroffenen (Kapitel 9.5).

In Einzelfällen können auch gezielte aggressive Handlungen gegen Mitbewohner, Angehörige oder Pflegepersonal beobachtet werden. Wie auch in anderen Bereichen herrscht hier ein hoher Grad an Tabuisierung. Grundsätzlich muss aber jede körperliche Aggressivität thematisiert und etwaige Konsequenzen erwogen werden. Der Schutz gegen die körperliche Unversehrtheit gilt für alle Beteiligten in der Versorgung Demenzerkrankter, den Betroffenen, aber auch deren Pflegenden.

Sammeln

Das Sammeln und Verstecken von Gegenständen ist ein häufig zu beobachtendes Phänomen, vor allem auch in Altenhilfeeinrichtungen. Dabei richtet sich das Verhalten nicht alleine auf das Aufheben von Essensbestandteilen, sondern kann sich auch auf das Sammeln von Besteck, Kleidung, Stiften, Zeitungen oder Müll beziehen. Das Ansammeln von eigenem Besitz oder das Horten von Nahrung sind dabei wichtige Motivationen. Das Verhalten ist in der Regel als zwanghaft anzusehen, Erklärungs- oder Überzeugungsversuche enden nicht selten in konflikthaften Auseinandersetzungen. Solange nicht der Besitz anderer betroffen ist oder aber hygienische Gründe dem Sammeln widersprechen, kann das Verhalten über längere Zeit unverändert fortbestehen und aus Bindungs- und Biografieaspekten sogar einen wichtigen Baustein zur Stabilisierung des Betroffenen darstellen.

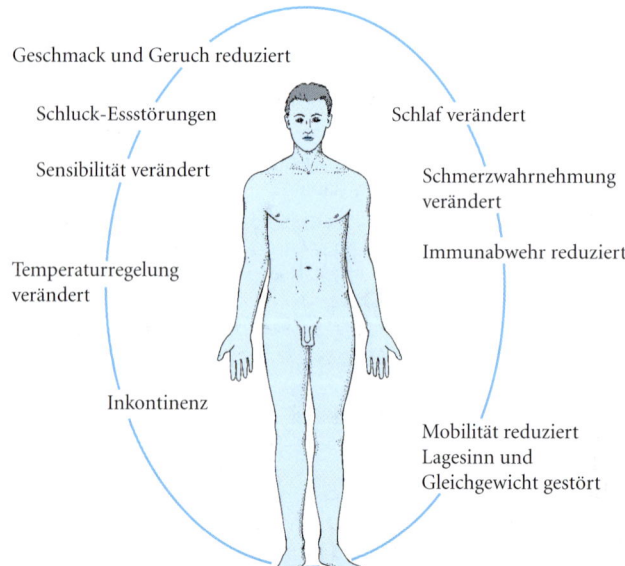

Abb. 2.8: Körperliche Symptome bei demenziellen Erkrankungsbildern. [A400–190]

Sexualität

☞ 7.2.10 AEDL 10 – Sich als Mann oder Frau fühlen und verhalten können

Durch die organischen Veränderungen im Gehirn kann es auch zu einer Veränderung des sexuellen Verhaltens kommen. Probleme bereiten öffentliches Masturbieren oder Entkleiden, der Gebrauch vulgärer Worte oder sexuelle Übergriffe gegen den Partner oder andere Personen. Es kann jedoch auch zum Verlust jeglicher sexuellen Aktivität oder zu sexuellen Funktionsstörungen, wie Erektionsstörungen oder Libidoverlust, kommen.

Vor allem für Angehörige, aber auch für Pflegende ist es wichtig, die sexuellen Verhaltensänderungen als krankhaft zu verstehen und nicht persönlich zu nehmen.

In einem zweiten Schritt wird es wichtig, zunächst die Gründe für die Verhaltensänderung zu ergründen. Häufig liegen sie in anderen kognitiven Fehlleistungen begründet, wie das Verkennen von Personen oder Situationen oder in einer fehlenden zeitlichen Orientierung.

Auch das Verhalten des Pflegenden kann sexuelle Störungen mit provozieren, wenn z.B. körperlicher Kontakt von dem Erkrankten missverstanden wird (📖 1).

2.2.5 Körperliche Symptome

Alle Betroffenen leiden im zumeist fortgeschrittenen Stadium einer Demenz unter körperlichen Symptomen (☞ Abb. 2.8). Je nach Demenzart treten diese im Früh- oder Spätstadium auf. Gerade bei den häufigsten Demenzformen leitet das Auftreten zusätzlicher körperlicher Symptome die schwere Phase ein, in der dann vor allem pflegerische Maßnahmen in den Vordergrund treten. Durch die medizinischen Fortschritte vor allem im internistischen Bereich bekommen es Pflegende immer häufiger mit neurologischen Störungsbildern zu tun, die aufgrund ihrer zumeist fehlenden Rehabilitationsmöglichkeit eine besondere Herausforderung darstellen. Anders als bei Patienten mit Schlaganfall liegt der Fokus auf der Stabilisierung und dem langsameren Fortschreiten der Krankheit, und nicht etwa auf der weitestgehenden Wiederherstellung oder gar Heilung der Symptomatik. Zu den am meisten herausfordernden Veränderungen gehören dabei die Gangstörungen mit wiederholten Stürzen, die Veränderung des Schluckaktes, die reduzierte Nahrungsaufnahme bei vermindertem Durst- und Hungergefühl, Inkontinenz und Bewegungseinschränkungen durch Kontrakturbildungen. Neue ethische Fragestellungen, wie die Ernährung mittels PEG oder Sicherungen zur Sturzgefahrabwehr, treten in den Fokus der pflegerischen Versorgung.

Konnte die Versorgung Demenzerkankter vor dem Auftreten der körperlichen Symptome noch in der häuslichen Umgebung gewährleistet werden, stellen sie neben Aggressivität und massiver Unruhe mittlerweile die häufigsten Gründe für eine Heimübersiedlung dar.

Aufgrund der gleichen Problematik sind im zunehmenden Maß auch somatische Krankenhäuser mit der Versorgung Demenzerkrankter konfrontiert und überfordert. Ausreichende Konzepte für die stationäre Versorgung bei internistischer oder chirurgischer Behandlungsbedürftigkeit fehlen und werden zu oft auf gerontopsychiatrische Abteilungen abgewälzt.

Gestörter Schlaf-Wach-Rhythmus – Schlafstörungen

Der Schlaf der Betroffenen kann in unterschiedlicher Weise betroffen sein. Zum einen leiden Demenzerkrankte an wiederholten Unterbrechungen und insgesamt reduzierter Schlafmenge. Teilweise wird der fehlende Schlaf durch Schlafphasen am Tag kompensiert. Andere Demenzerkrankte fallen eher durch ein vermehrtes Schlafbedürfnis auf, zumeist einhergehend mit einer generalisierten Antriebsstörung und einem Initiativverlust (☞ Abb. 2.9).

Ursachen sind zum einen **biologisch** bedingt. Durch die degenerativen Veränderungen des Gehirns kommt es zu Störungen der „inneren Uhr", die Schlaf-Wach-Phasen können nicht mehr gesteuert werden.

Aufgrund der **kognitiven** Störungen werden externe Zeitgeber nicht mehr in notwendiger

Weise wahrgenommen, was den Rhythmuswechsel verstärken kann.

Auf der anderen Seite kann es durch **Inaktivität** oder **fehlende äußere Reize** zu vermehrten Tagesschlafzeiten kommen, mit daraus resultierenden Wachphasen in der Nacht.

Andere Schlafstörungen im Alter

- Einschlafstörung
- Durchschlafstörung
- Vorzeitiges Erwachen
- Hypersomnie (übermäßiges Schlafen)
- Insomnie (Schlaflosigkeit)
- Schlafwandeln (Mondsucht, Somnambulismus)
- Alpträume

Auch Demenzkranke können von den allgemeinen Empfehlungen bei Schlafstörungen profitieren. Anders als Nichtdemente sind sie aber in der Durchführung der Maßnahmen von ihren Betreuungspersonen abhängig.

Schlafhygiene

- Schlafen gehen erst, wenn man müde wird.
- Aufstehen, wenn man nicht einschlafen kann, und ablenken.
- Nicht außerhalb des Bettes einschlafen.
- Aufstehen zu regelmäßigen Zeiten.
- Im Bett ist nur Schlafen erlaubt, z. B. nicht Essen.
- Tagesschlaf vermeiden.
- Keine koffeinhaltigen Getränke, Alkohol oder Medikamente vor dem Schlafengehen.
- Keine schweren Mahlzeiten abends.
- Beseitigen von lästigen Lichtquellen, Lärmgeräuschen und extremen Temperaturen im Schlafzimmer (□ 4).

Mobilitätseinschränkungen

Bei fast allen Demenzformen kommt es zumeist im fortgeschrittenen Stadium zu Einschränkungen der Mobilität. Diese Veränderungen müssen von Parkinson-Syndromen unterschieden werden, zumeist haben sie ihre Ursache in vaskulären Veränderungen des Ge-

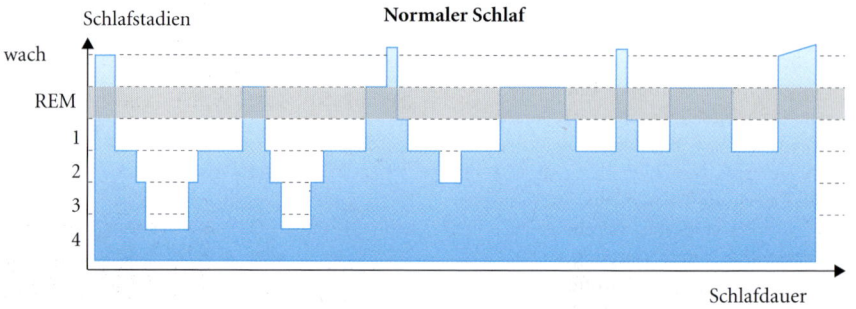
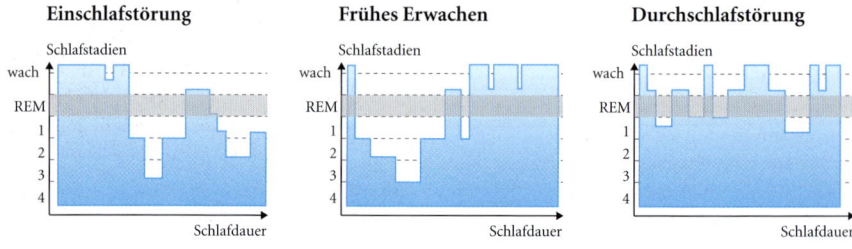

Abb. 2.9: Normaler Schlaf und verschiedene Störungsbilder.

hirns oder sind Ausdruck der primären Substanzveränderung des Gehirns.

Aus therapeutischer Sicht kann man, anders als bei der Parkinson-Krankheit, nur geringe Verbesserungen erzielen – der Schwerpunkt liegt auf der Mobilisationserhaltung mit Unterstützung physiotherapeutischer Maßnahmen.

Die Symptomatik beginnt zumeist mit einer Einschränkung des Gangbildes mit breitbasigem oder schlurfendem Gehen, Unsicherheit beim Drehen oder bei Hindernissen. Im weiteren Verlauf benötigen die Betroffenen Hilfsmittel wie Rollator oder sind auf eine Rollstuhlversorgung angewiesen. Das Sitzen im freien Stuhl ist zunehmend erschwert, es kommt zu Seitwärtsfallen oder aber Abrutschen bzw. Abkippen nach vorne. Danach ist es den Betroffenen nicht mehr möglich zu sitzen und es kommt zu Bettlägerigkeit.

Schmerzen und Sensibilitätsstörungen

Hinsichtlich der Sensibilität oder Schmerzwahrnehmung gibt es keine einheitliche Symptomatik bei demenziell Betroffenen. Auch innerhalb der einzelnen Krankheitsbilder kommt es zu verschiedenen Ausprägungen dieser Sinneswahrnehmungen.

Eine Gruppe Betroffener kann eine ausgeprägte Übersensibilität oder Schmerzempfindung entwickeln. Selbst Berührungen führen zu unangenehmen Sensibilitätsstörungen. Häufiger ist jedoch die Überempfindlichkeit gegenüber Wärme oder Kälte, was ebenfalls zu Problemen in der Grundversorgung führen kann.

Eine andere Gruppe Betroffener zeigt eine deutliche Reduktion sensibler Wahrnehmungen oder Schmerzen, ähnlich wie man es bei Nervenschädigungen oder Polyneuropathien erleben kann. Die Versorgung ist hier weniger beeinträchtigt, jedoch sind die Betroffenen höheren Unfall- oder Krankheitsrisiken ausgesetzt. So finden sich Fälle von nicht erkannten Frakturen, sich entwickelnden Dekubitalgeschwüren, Durchbrüche von Magengeschwüren oder stumme Herzinfarkte.

Neben der fehlenden Schmerzwahrnehmung spielt die veränderte Schmerzäußerung bei der Versorgung Demenzerkrankter eine gewichtige Rolle. Die Betroffenen können Schmerzen häufig nicht genau lokalisieren oder deren Stärke und Qualität beschreiben, oder aber Schmerzen zeigen sich in anderen psychischen Veränderungen oder Verhaltensstörungen wie Unruhe, Aggressivität oder ängstliche Abwehr (Kapitel 4.2.5 Schmerzbeurteilung).

Harninkontinenz

In mittleren und schweren Demenzstadien entsteht das Problem der Inkontinenz (Abb. 2.10). Dabei wird unterschieden, ob die Inkontinenz Folge einer organischen Störung ist, oder aber ob kognitive Störungen, z. B. die richtige Benutzung der Toilette, bzw. sprachliche Störungen das rechtzeitige „Aufsicht-Aufmerksam-machen" verhindert. Hieraus entstehen unterschiedliche therapeutische Strategien. In fortgeschrittenen Demenzstadien kommt es aber regelmäßig zur neurologischen Harn- später auch Stuhlinkontinenz.

„Kognitive Inkontinenz"

Aufgrund einer apraktischen oder agnostischen Veränderungen können die Betroffenen die Toilette nicht rechtzeitig finden oder aber zweckentfremden andere Gegenstände oder Behältnisse.

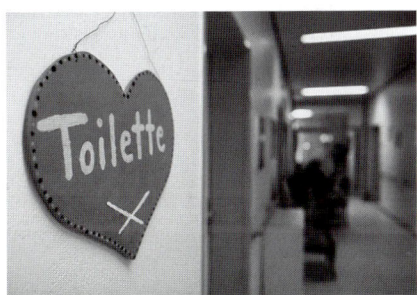

Abb. 2.10: Orientierungshilfe für chronisch verwirrte (demente) Menschen. [K157]

Belastungsinkontinenz

Die Belastungsinkontinenz ist bei Frauen häufig die Folge von Mehrfachgeburten und ist bedingt durch eine Erschlaffung oder Überdehnung von Haltebändern und Beckenboden. Die Belastungsinkontinenz ist bereits weit vor der demenziellen Erkrankung aufgetreten und muss von demenzbedingter Inkontinenz unterschieden werden.

Dranginkontinenz

Ein nicht kontrollierbarer Harndrang führt zu Urinverlust. Neben selteneren Ursachen führt eine gestörte Wahrnehmung des Füllungszustandes der Blase, ausgelöst durch Infektionen oder Blasensteine, zur sog. sensorischen Dranginkontinenz. Die krankheitsbedingten sensorischen Störungen Demenzerkrankter in den fortgeschrittenen Krankheitsphasen führen häufig zu einer Dranginkontinenz. Ein Toilettentraining kann nur in frühen und mittleren Stadien zum Erfolg führen.

Überlaufinkontinenz

Die Überlaufinkontinenz entsteht durch eine ständig gefüllte Blase aufgrund einer Störung der Harnableitung. Ein weiteres Symptom ist ein beständiges Harnträufeln. Ursächlich sind gutartige Prostatavergrößerungen, Polyneuropathien, z.B. bei Diabetes mellitus, oder aber Medikamentennebenwirkungen, hier vor allem Psychopharmaka. Bei chronischer Überlaufinkontinenz erfolgt die Anlage eines Blasenkatheters.

Schluck- und Essstörungen

Beeinträchtigung des Essverhaltens

- Praktische / physische Veränderungen (modifiziert nach Hall [5])
  - Unfähigkeit, Besteck zu benutzen
  - Tremor oder Koordinationsstörungen
  - Probleme beim Auswickeln oder Schälen von Dingen
  - Probleme, sitzen zu bleiben
  - Stark verlangsamtes Essen
- Physiologische Veränderungen
  - Geschmacks- oder Geruchsverlust
  - Appetitverlust
  - Schluckstörung
  - Kauprobleme
  - Mund- oder Zahnschmerzen
  - Hunger nach Süßigkeiten
- Emotionale / kognitive Veränderungen
  - Abgelenkt vom Essen
  - Vergisst, zu essen oder dass schon gegessen wurde
  - Schwierigkeiten, sich zu entscheiden
  - Isst mit den Händen
  - Unfähigkeit, Hunger- oder Durstgefühl zu kommunizieren
- Veränderungen aufgrund von Depression / wahnhaftem Erleben
  - Interessenverlust am Essen
  - Misstrauisch gegenüber Ernährung
  - Lehnt Essen ab

Der Schluckakt ist, obwohl so selbstverständlich erscheinend, ein hochkomplizierter Funktionsablauf, der im höheren Lebensalter diversen Störungen unterliegen kann (☞ Abb. 2.11). In fortgeschrittenen Demenzstadien kommt es zu einer zunehmenden, neurologisch bedingten Veränderung des Schluckaktes, der sog. Dysphagie, vergleichbar der von Schlaganfallpatienten. Dabei könne Störungen in allen Phasen des Schluckaktes beobachtet werden, besonders häufig aber in der präoralen oder oralen Phase. Pharyngeale und ösophageale Störungen sind seltener.

Symptome einer Schluckstörung sind Druckgefühl oder Schmerzen, Würgen, Verschlucken bis hin zur Aspiration, teilweise aber auch nur eine „belegte Stimme" als Zeichen des Aspirierens. Demenzkrankte behalten einen Essensbolus im Mund und „spielen" damit, ohne zu schlucken, oder es kommt zum Herauslaufen von Nahrungsbrei aus dem Mund.

Anzeichen für Schluckstörungen

- Erhöhter Zeitbedarf beim Essen oder Trinken
- Husten- / Erstickungsanfälle beim Essen / Trinken, vor allem zeitverzögert

- Das Gefühl des „Steckenbleibens von Nahrung in der Kehle"
- Belegte Stimme nach Nahrungsaufnahme
- Eintritt von Flüssigkeit/Nahrung in den Nasenraum beim Trinken/Essen
- Gewichtsabnahme
- Durch Aspiration verursachte Lungenentzündung (Aspirationspneumonie)
- Dadurch bedingte Fieberschübe

Aufgrund der spezifischen Besonderheiten demenziell Erkrankter sind einige Besonderheiten zu berücksichtigen:
- Schnabeltassen verschlechtern zumeist bestehende Schluckstörungen, da sie die orale Phase beeinträchtigen.
- Durch Fehler beim Essenanreichen wird die präorale Phase erheblich beeinträchtigt. Hier liegen die primären Therapieansätze.

- Kompensationstechniken, wie sie bei Schlaganfallpatienten eingesetzt werden, verfehlen aufgrund der kognitiven Störung zumeist ihre Wirksamkeit bei Demenzerkrankten. Daher muss unter Anleitung und mit Unterstützung von Logopäden und Physiotherapeuten vor allem auf Körperhaltung und Essposition, sowie eine Verbesserung der präoralen Phase geachtet werden.

Verbesserung der präoralen Phase

- Mundpflege, Zahnsanierung
- Küchengerüche, körperliche Bewegung
- Essensatmosphäre
- Eindecken erst kurz vor dem Essen
- Verminderte Reizüberflutung
- Aufrechte Sitzposition, wenn möglich nicht im Bett

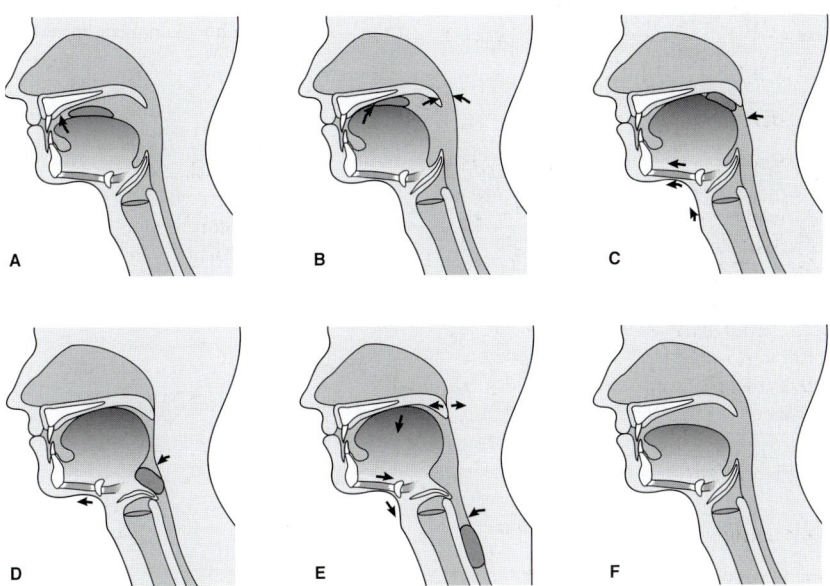

Abb. 2.11: Physiologischer Schluckakt. [L123-S130]
A und **B:** Zurückschieben des Nahrungsbolus.
C: Verschluss des oberen Rachenabschnitts.
D: Verschluss des Kehlkopfeingangs.
E: Transport der Nahrung durch den Ösophagusmund.
F: Wiederherstellung des Ausgangszustands.

- Kein Überstrecken des Kopfes – gleiche Höhe beim Anreichen
- Unterstützung des Rumpfes durch den Pflegenden
- Kein frontales Anreichen, sondern seitlich (evt. sogar hinter dem Betroffenen – ihn stützend)
- Langsames Zuführen
- Kostprobe, Geruchsprobe
- Fingerfood

Assessment der Ernährungsbedürfnisse von alten Menschen mit Demenz und Überwachung des Gewichts

- Bei Einzug: Gewichtskontrolle und individueller Nährstoff- und Flüssigkeitsbedarf
- Besonderer Energiebedarf bei Unruhe, Stress oder Angst
- Essbiografie
- Essenspräsentation
- Monatliche Gewichtskontrollen
- Multiprofessionelle Teams bei Gewichtsverlust von > 3kg

2.3 Verlauf von Demenzerkrankungen

2.3.1 Normales Altern und Warnzeichen

Angehörigen berichten im Rückblick, dass sie bereits Jahre vor der eigentlichen Diagnosestellung Veränderungen der Kognition und des Verhaltens bemerkten. Man habe aber der Veränderung keine Bedeutung beigemessen und sie dem normalen Altern zugeschrieben (☞ Abb. 2.12). Daher sollte man beim ersten Auftreten von Warnzeichen seinen Hausarzt aufsuchen. Screening-Tests können dann erste Hinweise auf eine eventuell beginnende kognitive Störung geben.

Warnzeichen einer demenziellen Erkrankung

- Sozialer Rückzug: Besuche von Freunden oder Verwandten werden unter einem Vorwand abgesagt, keine Teilnahme mehr am Chor, Kegelabend oder gesellschaftlichen Terminen. Einladungen werden vergessen.
- Alltagsprobleme
  - Zählen von Münzgeld erschwert, Scheine beim Bezahlen bevorzugt, durch die Ausrede „nicht mehr so gut sehen zu können" erhält man Hilfe durch Verkäufer, Kassierer oder Bankangestellte.
  - Fehler in der Essenszubereitung. Vormals bekannte Rezepte werden vergessen, der Geschmackssinn verändert sich, Gewürze werden daher falsch oder übermäßig eingesetzt.
  - Frauen schminken sich plötzlich weniger, die Kleidung ist häufiger beschmutzt.
- Verlust des Zeitgefühls
- Angst vor Dunkelheit
- Fehlendes Zurechtfinden in unbekannter Umgebung, keine Spaziergänge alleine
- Kritikminderung bei Haustürgeschäften, vermeintlichen Lotteriebescheiden oder „Butterfahrten"
- Verlieren und Verlegen von Gegenständen, diese finden erst die Angehörigen wieder, dann oft an untypischen Orten (im Kleider- oder Kühlschrank)
- Beim Einkaufen werden Dinge vergessen, andere doppelt oder mehrfach gekauft
- In den Gesprächen werden gleiche Inhalte wiederholt, es treten Wortfindungsprobleme auf, die dann durch andere Worte ausgeglichen werden.

2.3.2 Schweregrad demenzieller Erkrankungen

Je nach Krankheitsbild können dann die eigentlichen Demenzsymptome zu unterschiedlichen Zeitpunkten und in unterschiedlichen Schweregraden auftreten. Innerhalb der einzelnen Erkrankungsbilder zeigt sich jedoch oft

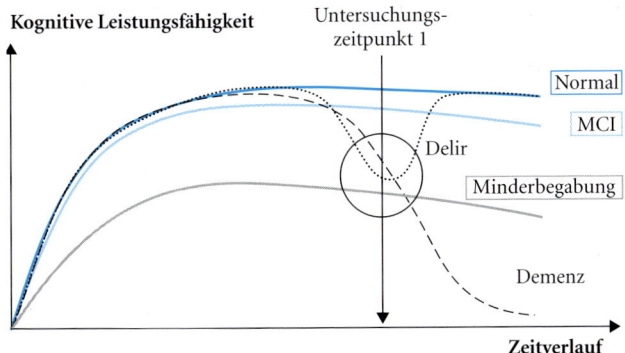

Abb. 2.12: Verlauf Altern, leichte kognitive Störung, Demenz.

eine nahezu regelhafte Abfolge der Symptome, so dass es möglich wäre, durch eine längere Beobachtung des Betroffenen die richtige Diagnose zu stellen (☞ Abb. 2.13).

Erst gegen Ende der Demenzerkrankung verwischen die einzelnen Krankheitsbilder. Die Symptome lassen sich in diesem Stadium meist nicht mehr einem speziellen Krankheitsbild zuordnen, die einzelnen Unterformen münden auf einen gemeinsamen Weg.

Da die Demenz vom **Alzheimer-Typ** die am häufigsten anzutreffende Demenzform ist, wird der Verlauf einer Demenz anhand der Alzheimer-Krankheit exemplarisch dargestellt (☞ Abb. 2.14). Der unten geschilderte Krankheitsverlauf lässt sich aber nicht unmittelbar auf die vaskuläre Demenz, die frontotemporale Demenz bzw. die Lewy-Körperchen-Demenz übertragen.

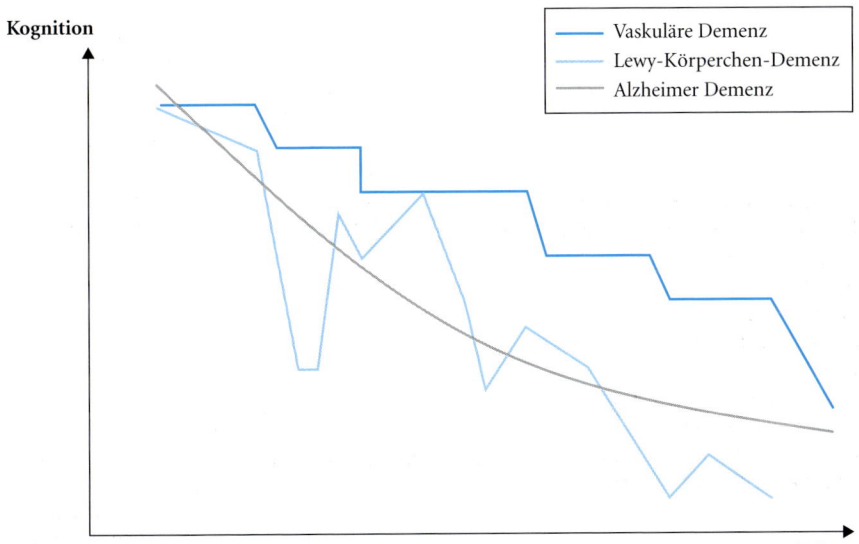

Abb. 2.13: Verlaufsformen demenzieller Erkrankungen.

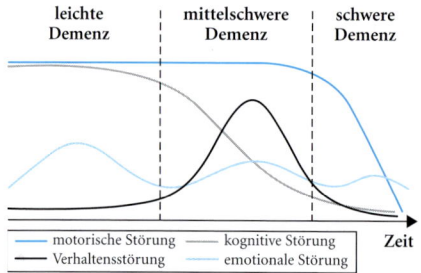

Abb. 2.14: Symptomentwicklung im zeitlichen Verlauf (hier Alzheimer-Krankheit).

Die ersten Symptome der Erkrankung nimmt in vielen Fällen nicht der Betroffene selbst wahr. Meist sind es die nächsten Angehörigen, die zuerst die Veränderung des Betroffenen bemerken. Da diese Veränderungen aber oft zunächst dem normalen Altern zugeschrieben werden, wird der Betroffene in der Regel erst spät ärztlich untersucht. In Einzelfällen bemerken die Betroffenen selbst bereits früh die ersten Symptome, in diesen Fällen kommt es oft zu depressiven Verstimmungen und Rückzug bis hin zu Selbstmordphantasien des Betroffenen. In den meisten Fällen jedoch zeigen sich die Betroffenen unbeeindruckt von den neu aufgetretenen Schwierigkeiten. Sie ignorieren die Defizite, bauen im Gespräch eine Fassade um sich herum auf, die Unerfahrenen suggerieren kann, der Betroffene sei gesund. Einerseits leugnet der Betroffene also seine neu auftretenden Alltagsprobleme, andererseits erklären Psychologen dieses Verhalten von Alzheimer-Erkrankten damit, dass die Betroffenen ihre Defizite verdrängen. Der Betroffene schützt sich damit vor Depressionen und Angst. Eine weitere Erklärung für dieses Verhalten besteht darin, dass es den Betroffenen aufgrund ihres Krankheitsbildes gar nicht möglich ist, ihre Einschränkungen selbst zu erfassen. Die Unfähigkeit, eine eigene Krankheit bzw. deren Symptome zu erkennen (Anosognosie) wird damit zum eigenständigen Symptom der Alzheimer-Krankheit.

Leichte Demenz – Frühsymptome der Demenz

Kennzeichen des 1. Stadiums der Alzheimer-Krankheit
- Verminderte Merkfähigkeit
- Vertraute Dinge werden verlegt
- Leistungsverschlechterung im Beruf und bei gesellschaftlichen Anlässen
- Beeinträchtigungen werden nur im intensiven Gespräch erkennbar
- Verabredungen werden vergessen
- Fehlende Orientierung in unbekannter Umgebung
- Wortfindungsstörungen (☞ Abb. 2.15)

Am Anfang der Erkrankung steht bei den Betroffenen zunächst ein emotionaler Rückzug, Antriebsmangel oder Initiativverlust im Vordergrund. Vormals aktive Personen ziehen sich zurück und meiden die Gesellschaft anderer. Die Ursache hierfür liegt in den begleitenden kognitiven Symptomen: die Betroffenen können Gesprächen nicht mehr folgen, sich an eigentlich bekannte Personen namentlich nicht mehr erinnern oder aber sie vergessen Termine. Zu diesem Zeitpunkt lassen sich die frühen Symptome noch gut hinter einer Fassade verstecken.

In der häuslichen Umgebung fallen den Angehörigen erste Fehlhandlungen jedoch bei komplexeren Aufgaben auf. So haben die Betroffenen beispielsweise Schwierigkeiten beim Kochen oder Rechnungen bleiben unerledigt.

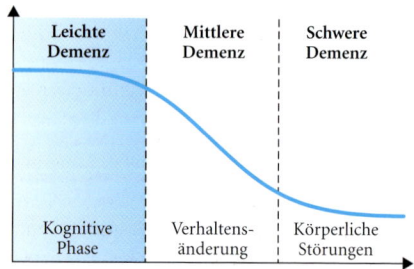

Abb. 2.15: Leichte Demenz.

Im weiteren Verlauf fällt es den Betroffenen zunehmend schwer, Küchen- oder andere Geräte zu bedienen, die Haushaltsführung überfordert die Betroffenen. Die Betroffenen vermeiden Einkäufe oder kaufen wiederholt die gleichen Dinge ein. Lebensmittel verderben im Kühlschrank.

In den Gesprächen mit Angehörigen fallen erste Wortfindungsstörungen auf, Inhalte werden ständig wiederholt oder neuerlich nachgefragt. Zum Erstaunen aber auch zum Ärgernis der Angehörigen erinnern sich die Betroffenen an länger zurückliegende Begebenheiten ohne Probleme – im Gegensatz zu aktuellen Geschehnissen. Manchmal scheint es, als ob die Vergangenheit sogar verschärft erinnert wird. Man bemerkt, dass sich die Betroffenen in der Vergangenheit sicherer fühlen, für die Angehörigen wird hingegen das ständige Erzählen von „der guten alten Zeit" zur Geduldsprobe.

Mittelschwere Demenz – Störung des Alltags

Kennzeichen des 2. Stadiums der Alzheimer-Krankheit
- Die Auswahl von Kleidungsstücken wird zunehmend schwerer
- Probleme beim Einkaufen
- Die Körperpflege wird vernachlässigt
- Bei alltäglichen Dingen ist Hilfe notwendig
- Psychische Symptome, z. B. Angst, Wahn
- Sprachliche Auffälligkeiten, falsche Wortwahl (Abb. 2.16)

Mit verstärkten psychischen Symptomen, z. B. Angst, Verkennungen oder wahnhaftem Erleben, oder aber mit ersten Verhaltensstörungen, wie rastloses Umherwandern, beginnt das mittelschwere Stadium der Alzheimer-Krankheit. Eine verstärkte Unruhe treibt die Betroffenen um, teilweise wandern sie im Haus umher, teilweise auch außerhalb. Durch die verstärkte örtliche Orientierungsstörung kommt es zum Umherirren. Die Erinnerung an frühere Zeiten wie beispielsweise an das Elternhaus führt dazu, dass die Betroffenen verstärkt weglaufen oder –

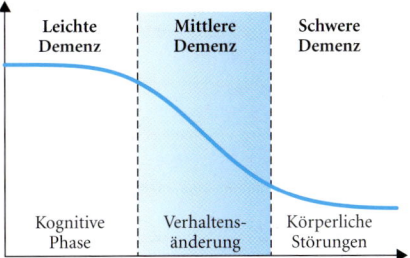

Abb. 2.16: Mittlere Demenz.

besser gesagt – hinlaufen in die alte Heimat. Wird das fehlerhafte Verhalten von außen korrigiert oder versucht, wandernde Personen aufzuhalten, kommt es zu Konflikten.

Die Betroffenen sind reizbar und die Familienmitglieder sind überlastet. Auf diese Wiese entstehen verbal aggressive Auseinandersetzungen, es kann aber auch zur körperlichen Aggressivität kommen. Hinzu treten Veränderungen der Schlafgewohnheiten des Betroffenen, welche zur Herausforderung für die Familie werden. Schlafphasen am Tag wechseln mit Unruhezuständen in der Nacht. Bedingt durch Orientierungsstörungen und nachlassende Alltagsfertigkeiten tritt eine kognitive Harninkontinenz auf: die Betroffenen finden nicht mehr rechtzeitig die Toilette oder benutzen irrtümlicherweise Stühle und Mülleimer.

Schwere Demenz – schwere körperliche Beeinträchtigung

Kennzeichen des 3. Stadiums der Alzheimer-Krankheit
- Verhaltensstörungen
- Der Betroffene kann sich nicht mehr allein waschen bzw. ankleiden
- Harninkontinenz
- Stuhlinkontinenz
- Gangstörung bis Bettlägerigkeit
- Sprachverlust (Abb. 2.17)

Kennzeichnend für die letzte Phase der Alzheimer-Krankheit sind körperlich-neurologische Symptome. Zunächst treten Gangstörungen

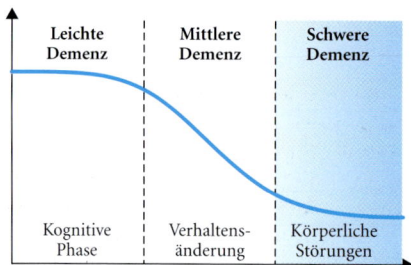

Abb. 2.17: Schwere Demenz.

auf, die später in eine Gangunfähigkeit oder wiederholte Stürze münden. Zumeist verlassen die Betroffenen ihren Stammplatz nicht mehr selbstständig und müssen begleitet werden. Später treten Störungen im Bereich der Koordination und des Lagesinns auf, so dass das freie Sitzen schwer fällt. In letzter Konsequenz kommt es bei den Betroffenen zur Bettlägerigkeit, die vielfach verbunden ist mit schweren Kontrakturbildungen. Erschwerend kommt es in dieser Phase zu einer verminderten Nahrungsaufnahme, die mit Geschmacks- und Geruchsstörungen beginnt und bis hin zu schweren Schluckstörungen führen kann.

Die Betroffenen sprechen zumeist nur noch in Einwortsätzen, zuletzt nur noch in Bruchstücken, die sie vielfach wiederholen und dabei teilweise auch schreien. Dabei fällt es den Angehörigen zunehmend schwerer, die Bedürfnisse des Betroffenen zu erahnen. Die emotionale Bindung und der Körperkontakt gewinnen in diesem Stadium als Kommunikationsmittel an Bedeutung.

Literatur

1. Alzheimer'S Association: Fact sheet – Sexuality, http://www.alz.org/documents/national/FSsexuality3.pdf, 2/2007
2. Brodaty H., Draper BM., Low L-F.: Behavioural and psychological symptoms of dementia: a seven-tiered model of service delivery, Medical Journal of Australia, 178/2003, S. 231–23
3. Cohen-Mansfield J.: Agitated behaviors in the elderly. Preliminary results in the cognitvely deteriorated. Journal of the American Geriatrics Society, 34/1986, S. 722–727.
4. Fischer J, Mayer G, Peter J H, Riemann D, Sitter H : Nicht-erholsamer Schlaf. Leitlinie "S2" der Deutschen Gesellschaft für Schlafforschung und Schlafmedizin (DGSM). Somnologie 5 Supplement 3/2001
5. Hall GR: Chronic dementia: challenges in feeding the patient. Journal of Gerontological Nursing, 15/1994, S.16–20.
6. Juv K et al.: Staging the severity of dementia: comparison of clinical (CDR, DSM-III-R), functional (ADL, IADL) and cognitive (MMSE) scales, Acta Neurol Scand 90/1994, S. 293–298
7. Lind S.: Umgang mit Demenz, Wissenschaftliche Grundlagen und praktische Methoden, Paul-Lempp-Stiftung 2000, http://freenet-homepage.de/Sven.Lind/Wissen24LemppA.pdf, 02/2007

3 Demenzformen

3.1 Primäre Demenzformen

Das Demenzsyndrom wird in primäre und sekundäre Demenzformen unterschieden. Bevor versucht wird, die Form einer primären Demenz genauer zu bestimmen, muss zunächst eine sekundäre Demenz (☞ Kapitel 3.3) ausgeschlossen werden.

Die primären Demenzformen (☞ Abb. 3.1) lassen sich in degenerative *(fortschreitende)* und nichtdegenerative *(nichtfortschreitende)* Formen unterscheiden. Entscheidend ist dabei, ob der Abbauprozess des Gehirns sich kontinuierlich verstärkt oder ob eine einmalige Schädigung vorlag.

3.1.1 Degenerative Demenzen

Zu den **degenerativen Demenzen** (☞ Kapitel 3.1.3) gehören:
- Alzheimer-Krankheit
- Vaskuläre Demenz
- Frontotemporale Demenz
- Lewy-Körperchen-Demenz
- Demenz bei Morbus Parkinson

Diese Unterformen manchen etwa 80 % aller Demenzerkrankungen aus. Seltenere Formen sind die Demenz bei Chorea Huntington oder Prionen-Erkrankungen, wie die Creutzfeld-Jacob-Erkrankung.

3.1.2 Nichtdegenerative Demenzen

Ursachen für nichtgenerative Demenzen sind:
- Hirntumor
- Schädel-Hirn-Trauma
- Hydrozephalus
- Gefäßentzündungen

Werden diese Demenzen rechtzeitig erkannt, so sind sie teilweise heilbar, oder es kann zumindest der Schweregrad der Demenz gebessert werden, bzw. die Demenz schreitet nicht weiter voran.

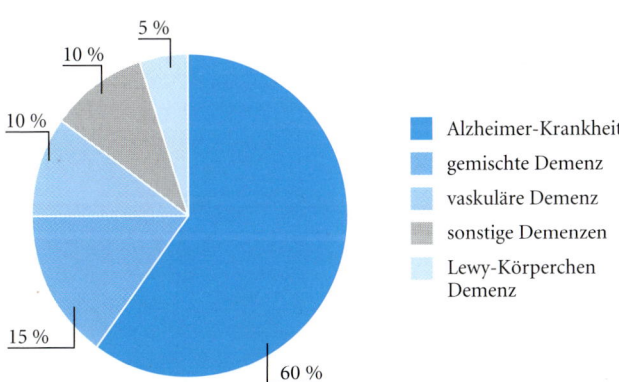

Abb. 3.1: Demenzformen und Häufigkeiten, mod. nach Nagy et al. (📖 3).

3.1.3 Spezielle Krankheitsbilder

Alzheimer-Krankheit

Kennzeichen der Alzheimer-Krankheit

- Langsam schleichender Krankheitsverlauf
- Krankheitsbeginn mit Merkfähigkeits- und Wortfindungsstörungen
- Hinzutreten von Verhaltensstörungen und psychischen Veränderungen
- Auftreten von körperlichen Symptomen, z. B. Gangstörung, Schluckbeschwerden oder Bettlägerigkeit

Risikofaktor
Wichtigster Risikofaktor ist das Alter.

Fallbeispiel Alzheimer-Krankheit
Erste Veränderungen hatte die Ehefrau von Herrn B. zunächst gar nicht wahrgenommen, bis ihre Kinder sie darauf hingewiesen hatten. Ihr Mann hatte mehrfach Überweisungen getätigt, die eigentlich bereits erledigt waren, dafür hatte er andere Rechnungen nicht beglichen. Einmal fand er den geparkten Wagen in der Stadt nicht mehr wieder und war dann mit der Bahn nach Hause gekommen. Im Alltag störte Frau B. vor allem die Inaktivität ihres Mannes. Aufgaben im Haushalt begriff er nicht, die Gartenarbeit erledigte er nicht wie gewohnt und auch den Männerchor sowie den Kegelverein besuchte er nicht mehr. Immer wieder stockte er im Gespräch und suchte nach den richtigen Worten. Die ganze Tragweite erkannte Frau B. schließlich, als ihr Mann sie nach dem Besuch des Sohnes fragte, was der junge Mann bei ihnen gewollt habe.

Bis vor wenigen Jahrzehnten verstand man unter der Alzheimer-Krankheit eine Demenzform, die im Alter von unter 65 Jahren auftritt und einen schnellen Verlauf von nur 5–7 Jahren aufweist. Heute hat sich jedoch die Erkenntnis durchgesetzt, dass die Alzheimer-Krankheit in einen Typ mit frühem Beginn (im Alter von weniger als 65 Jahre) und einen Typ mit spätem Beginn (im Alter von mehr als 65 Jahren) unterteilt werden muss. Zudem konnte gezeigt werden, dass sich mit dem Anstieg des durchschnittlichen Lebensalters der Anteil der Neuerkrankten im höheren Alter deutlich erhöht. In vielen Fällen verläuft die Erkrankung bei älteren Betroffenen dabei weit weniger rasant als in jungen Jahren.

Ursachen

Die Ursachen der Alzheimer-Krankheit wurden bis heute nicht ausreichend erforscht. Die Veränderungen im Gehirn sind hingegen exakt beschrieben. Einweißablagerungen an den Nervenzellen im Gehirn, so genannte amyloide Plaques, führen wahrscheinlich zu einem Funktionsverlust und nachfolgendem Absterben der Gehirnzellen. Diese amyloiden Plaques breiten sich langsam aus, beginnend im limbischen System, Hippokampusregion und anschließend im Temporallappen des Gehirns (☞ Abb. 3.2). Später breitet sich die Erkrankung langsam über das gesamte Gehirn aus. Eine weitere Veränderung stellen die neurofibrillären Bündel dar (☞ Abb. 3.3). Sie sind aller Wahrscheinlichkeit nach die eigentliche pathologische Veränderung der Alzheimer-Krankheit. Vergleichbar mit „verklebten Spaghetti" führen sie zum Funktionsverlust der Nervenzellen in den oben beschriebenen Regionen (☞ Abb. 3.4). Ob nun die amyloiden Plaques Krankheitsursache oder eventuell Reaktionen des Gehirns auf die Bildung der neurofibrillären Bündel sind, wird aktuell wissenschaftlich diskutiert, ebenso welche dieser Veränderungen das Ziel kurativer Therapienansätze sein soll.

3 Demenzformen

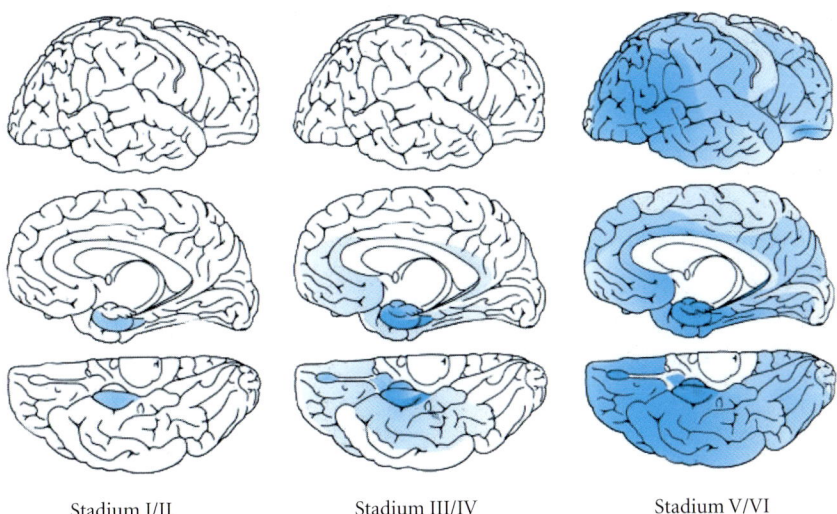

Stadium I/II   Stadium III/IV   Stadium V/VI

Abb. 3.2: Ausbreitung der pathologischen Veränderungen im Gehirn und Funktionen des Gehirns nach Braak. [S007–1-22]

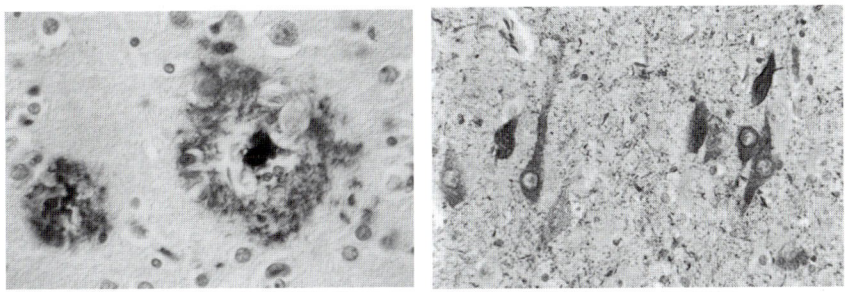

Abb. 3.3: Morbus Alzheimer. [R175]
Links: Neuritische (senile) Plaque. Im Zentrum sieht man den Amyloidkern. Immunhistochemische Darstellung mit einem Antikörper gegen βA4-Amyloid.
Rechts: Zahlreiche Neuronen mit Zytoskelettaggregaten (Alzheimer-Fibrillen-Veränderungen = „tangles") im Perikaryon. Immunhistochemische Darstellung mit einem Antikörper gegen Tau-Protein.

Demenzformen

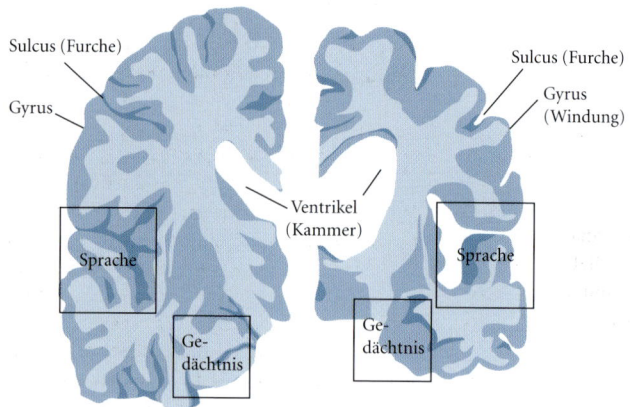

Abb. 3.4: Gehirn von Alzheimer-Betroffenen.

Die Alzheimer-Krankheit tritt in der Regel spontan auf, jedoch sind auch familiäre Häufungen bekannt und Familien, bei denen eine Vererbung diskutiert wird. Der Anteil der spontanen Krankheitsfälle beträgt nach aktuellem Wissensstand fast 90 %.

In der Entstehung der Alzheimer-Krankheit werden seit Jahren Risikofaktoren diskutiert (☞ Kapitel 5.4.1) und es häufen sich die Hinweise, dass zwischen der Alzheimer-Erkrankung und mikropathischen Veränderungen ein direkter Zusammenhang bestehen könnte. Bis auf die allgemeine Prophylaxe (☞ Kapitel 5.4.3) konnte aber bislang noch keine Therapie entwickelt werden, die das Auftreten der Alzheimer-Krankheit im Vorfeld verhindern könnte.

Symptomverlauf

Da sich der Prozess immer in der gleichen Weise ausbreitet, kommt es zu einem typischen und damit unverwechselbaren Symptomverlauf der Alzheimer-Krankheit:
- Zunächst führen die pathologischen Veränderungen zu Störungen der Emotion.
- Anschließend lassen die Merkfähigkeit, das Gedächtnis und dann die sprachlichen und die motorischen Fähigkeiten des Betroffenen nach.
- Später kommt es zu Inkontinenz, Bewegungsstörungen und letztlich ist auch die Nahrungsaufnahme beeinträchtigt (☞ Kapitel 2.3).
- Die Alzheimer-Krankheit ist eine progrediente Erkrankung, die letztendlich tödlich verläuft.
- Betroffene versterben zumeist an Sekundärerkrankungen, wie Infektionen, bei verbesserter internistischer Therapie zunehmend auch an den Folgen der verminderten Nahrungs- und Flüssigkeitsaufnahme.
- Die Therapie zielt vor allem auf die Pogressionsverzögerung und die Symptomreduktion ab (☞ Kapitel 5).

Vaskuläre (gefäßbedingte) Demenz

Kennzeichen der vaskulären Demenz

- Plötzlicher Beginn
- Stufenhafter Verlauf
- Zeitlicher Zusammenhang mit einem Schlaganfall

Risikofaktoren
Risikofaktoren sind Bluthochdruck und Diabetes mellitus.

Fallbeispiel vaskuläre Demenz
Die Angehörigen von Frau S. konnten die ersten Veränderungen ihrer Mutter sehr genau an einem bestimmten Ereignis festmachen. Nach dem Weihnachtsfest im Jahr 2002 war es zu einer plötzlichen Gangunsicherheit gekommen und die Sprache von Frau S. klang verwaschen. Bereits nach wenigen Tagen, so berichteten die Angehörigen, habe Frau S. sich damals wieder gut erholt und zeigte keine wesentlichen Symptome mehr – bis auf eine Veränderung des Kurzzeitgedächtnisses. Seitdem fiel auf, dass Frau S. immer dann, wenn sie erwachte, deutlich verwirrter erschien und erst nach dem Morgenkaffee „in die Gänge kam". Nach einer Hüftoperation vor 5 Jahren sei sie tagelang verwirrt gewesen, habe ihre Angehörigen nicht mehr erkannt und Tiere im Zimmer gesehen. Nun sei es vor einem halben Jahr plötzlich erneut zu einer weiteren psychischen Verschlechterung gekommen, nachdem sich der Zustand von Frau S. im Vorfeld sogar über Monate hinweg leicht gebessert hatte.

Die vaskuläre Demenz stellt nach der Alzheimer-Krankheit die zweithäufigste Demenzform dar. In der Regel kommt es im Zusammenhang mit einer Ischämie und dem daraus resultierenden Schlaganfall (Apoplex) zu kognitiven Veränderungen des Betroffenen, die häufig von Dauer sind. Aber auch die längerfristige Schädigung durch mikroangiopathische Veränderungen (z.B. bei Diabetes mellitus) kann eine demenzielle Symptomatik bewirken.

Ischämie
Unterversorgung des Gehirns aufgrund einer mangelnden Blutzufuhr, die dann zum Absterben von Zellen führen kann (Infarkt). Ausgelöst wird ein ischämisches Ereignis durch Verschluss der blutzuführenden Gefäße oder eine mangelhafte Kreislaufsituation.

Im Vergleich zur Alzheimer-Krankheit beginnt die vaskuläre Demenz meist plötzlich, zumeist nach einem Hirninfarkt (☞ Abb. 3.5). Der weitere Verlauf ist gekennzeichnet durch eine stufenhafte Verschlechterung im Zusammenhang mit weiteren ischämischen Ereignissen. Das heißt, der Blutfluss im Gehirn wird erneut unterbrochen, z.B. durch einen erneuten Schlaganfall, was die Demenzsymptome wiederum verstärkt (☞ Abb. 3.6). Häufig stabilisiert sich der Zustand der Betroffenen phasenweise auch ohne Behandlung oder bessert sich sogar. Diese Situation kann sich jedoch wiederum plötzlich verschlechtern. Die vaskuläre Demenz von der Alzheimer-Demenz aufgrund der psychischen Symptome zu unterscheiden, ist in der Regel nicht möglich. Allerdings treten bei der vaskulären Demenz die neurologischen Symptome sowie Gangstörungen und Inkontinenz häufiger und früher auf.

Die Diagnostik der vaskulären Demenz stützt sich vor allem auf eine Bildgebung des Gehirns, bei der im CCT ein Infarkt erkennbar ist. Weiterhin wichtig zur Diagnose ist die Anamnese, in der ein plötzlicher Beginn der Erkrankung deutlich wird. Im fortgeschrittenen Verlauf lassen sich die Alzheimer-Krankheit und die vaskuläre Demenz jedoch nicht mehr sicher unterscheiden – man spricht von einer gemischten Demenz.

Verschiedene Formen vaskulärer Schädigungen des Gehirns
- Multiinfarktdemenz
- Strategische Infarkte (kleine einzelne Infarkte mit weit reichender Auswirkung)
- Multiple lakunäre Infarkte
- Subkortikale arteriosklerotische Enzephalopathie (SAE oder Morbus Binswanger)
- Vaskuläre Demenz aufgrund einer zerebralen Blutung
- Zerebrale Angiopathien
- Mischformen aus Alzheimer-Krankheit und vaskulärer Demenz

Tabelle 4: Differenzierung vaskuläre Demenz und Alzheimer-Krankheit

	Vaskuläre Demenz	Alzheimer-Krankheit
Beginn	Plötzlich	Schleichend
Verlauf	Langsam, stufenhaft	Konstant verschlechternd
Neurologische Symptome	Fokalzeichen	Fehlend
Gedächtnis	Leicht beeinträchtigt	Früh und schwer beeinträchtigt
Exekutivfunktionen	Früh und schwerer gestört	Spät beeinträchtigt
Demenztyp	Subkortikal	Kortikal
Bildgebung	Infarkt oder Läsionen	Normal oder Hippokampusatrophie
Gangbild	Früh gestört	Normal
Kardiovaskuläre Anamnese	TIA, Schlaganfall, Risikofaktoren	Wenig auffällig

Die therapeutischen Möglichkeiten bei Betroffenen mit vaskulären Veränderungen sind begrenzt und richten sich zum einen auf die Risikoreduktion hinsichtlich weiterer vaskulärer Schäden. Bei teilweise heftigen und plötzlichen psychischen Veränderungen mit Halluzinationen oder starker Unruhe im Sinne eines akuten Verwirrtheitszustandes sind zum anderen auch begleitende Psychopharmaka-Gaben notwendig. Dies jedoch nur auf begrenzte Zeit.

Antidementiva aus dem Bereich der Alzheimer-Krankheit konnten bislang keinen ausreichenden Nachweis für eine Wirksamkeit im Bereich der vaskulären Demenz erbringen und werden vor allem bei Mischtypen (Alzheimer ☞ vaskuläre Demenz) eingesetzt.

Medikamente bei vaskulärer Demenz

- Cholinesterase-Hemmer → nur bei Hinweise auf Mischtyp
- Vasodilatatoren (z. B. Nifedipin, β-Blocker) → fraglicher Effekt
- Kalzium-Kanal-Blocker (z. B. Nimodipin) → leichte Verbesserung

Vaskuläre Demenz

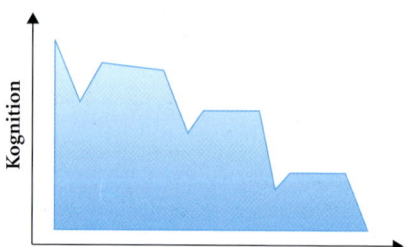

- abrupter Beginn
- stufenweise Verschlechterung
- zeitlicher Zusammenhang zwischen Infarkt und Verschlechterung

Alzheimer Krankheit

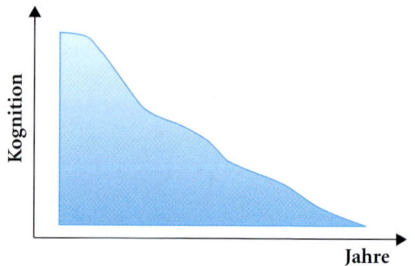

- schleichender Beginn
- allmähliche Verschlechterung
- progredienter (fortschreitender) Verlauf

Abb. 3.5: Unterschied vaskuläre Demenz – Alzheimer Krankheit (📖 1).

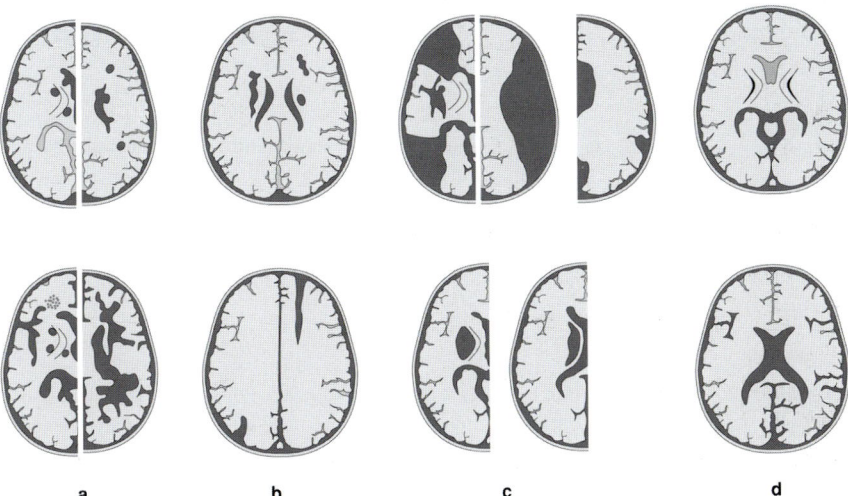

Abb. 3.6: Vaskuläre Demenz – schematische Formen von Durchblutungsstörungen (in der Computertomographie des Großhirns (nach Ringelstein). [R132]
a) die zerebrale Mikroangiopathie führt zum Status lacunaris mit multiplen kleinen subkortikalen Infarkten oder einer sog. Subkortikalen arteriosklerotischen Enzephalopathie.
b) Hämodynamisch verursachte Grenzzoneninfarkte bei Makroangiopathie.
c) Territoriale Infarkte durch thrombembolische Verschlüsse.
d) Bilaterale symmetrische Ischämien nach globaler hypoxischer Hirnschädigung.

- Memantin → mittelschwere und schwere Demenz, eingeschränkte Zulassung nur bei Alzheimer-Krankheit
- Nootropika (z. B. Piracetam) → leichte Besserung bei Multiinfarktdemenz
- Antikoagulanzien (z. B. Aspirin) → Stabilisierung, Risikoreduktion für Reinfarkt

Frontotemporale Demenz (FTD)

Kennzeichen der frontotemporalen Demenz

- Deutliche Verhaltensänderungen
- Verhaltensstörungen treten zeitlich vor kognitiven Störungen auf
- Frontalhirn-Veränderung im CCT
Enthemmung, Aggressivität, psychische Störungen

Fallbeispiel frontotemporale Demenz

Frau M. war vor 5 Jahren in das Altenheim eingezogen. Grund für die Aufnahme war, dass sie oft stundenlang zwischen Wohnzimmer und Esszimmer hin und her lief, ohne zu wissen, was sie in einem der beiden Räume wollte. Ihr Gedächtnis schien jedoch unverändert: jede neue Pflegekraft kannte sie schnell beim Namen und erinnerte sich auch kleinster Vorkommnisse im Wohnbereich. Im weiteren Verlauf zeigte sie zunehmend Verhaltensauffälligkeiten, so setzte sie sich beispielsweise pünktlich um 11.00 Uhr auf ihren Gehwagen vor die Tür der Zentralküche und ließ sich auch durch das Küchenpersonal nicht verdrängen, wenn sie im Weg stand. Frau M. musste von den Pflegenden in den Wohnbereich geführt werden, um kurz danach wieder vor der Küchentür zu stehen. Auch schaute sie aus ihrem Fenster den Arbeiten auf einer nahe gelegenen Baustelle oft stundenlang zu. Meist war sie dabei jedoch unbekleidet, aber ohne jede Scham gegenüber den Arbeitern. Nachdem Frau M. plötzlich nicht mehr sprechen konnte, wurde ein Schlaganfall vermutet und ein CCT durchgeführt. Im CCT zeigte sich jedoch ein ausgeprägter Hirntumor, der einen großen Bereich des Frontalhirns verdrängte (☞ Abb. 3.7).

Unter einer frontotemporalen Demenz (FTD) versteht man eine Demenz, die durch eine Veränderung des **Vorderhirnbereichs** gekennzeichnet ist. Die Ursachen der Veränderung können dabei unterschiedlich sein, z. B. Durchblutungsstörungen, Hirntumoren oder Entzündungen. Typisch im Vergleich zur Alzheimer-Krankheit sind bei der frontotemporalen Demenz die früh auftretenden psychischen Veränderungen. Kognitive Symptome wie beispielsweise Gedächtnisstörungen sind zu Beginn der Erkrankung hingegen seltener. Häufig kommt es bei Menschen mit einer frontotemporalen Demenz dadurch zu Fehldiagnosen, so dass ihnen Krankheiten wie Persönlichkeitsstörungen, Psychosen, Schizophrenie oder Depressionen zugeschrieben werden.

- Die Betroffenen fallen meist durch unangemessenes Verhalten, Distanzlosigkeit, veränderte Essgewohnheiten oder stereotypes Verhalten auf.
- Zumeist fehlt eine Krankheitseinsicht.
- Oft ist aufgrund der Symptomatik eine stationäre psychiatrische Behandlung notwendig.
- In Altenpflegeeinrichtungen und in der häuslichen Umgebung führt das Verhalten von Menschen mit einer frontotemporalen Demenz oft zu schweren Konflikten, aber auch – aufgrund des gut erhaltenen Gedächtnisses und anderer kognitiver Leistungen – zu Über- oder Fehleinschätzungen des Betroffenen.
- Eine Unterform der frontotemporalen Demenzen ist der Morbus Pick. Diese Erkrankungsform tritt bereits in jungen Jahren auf und zeigt eine familiäre Häufung.
- Andere Verlaufsformen der FTD zeigen im Anfangsstadium nur sprachliche Auffällig-

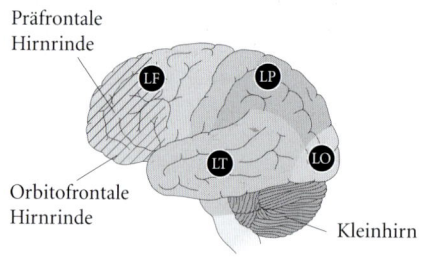
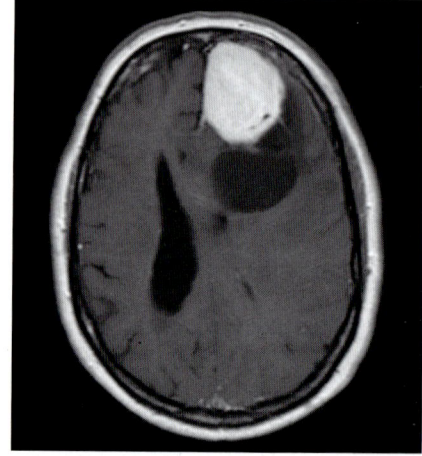

Abb. 3.7: Frontotemporale Demenz schematisch (links). Tumor im Frontalhirn (rechts).

keiten (semantische Demenz oder progressive Aphasie), sind aber nur schwer von der Alzheimer-Krankheit zu unterscheiden.
- Der Schwerpunkt der Therapie liegt in der Behandlung der psychischen Symptome und Verhaltensänderungen, eine ursächliche Therapie besteht nicht.

Lewy-Körperchen-Demenz (LBD)

Kennzeichen der Lewy-Körperchen-Demenz

- Wiederholte Stürze unklarer Ursache
- Leichtes Parkinson-Syndrom
- Demenzsyndrom (☞ Kapitel 2.1)
- Szenische optische Halluzinationen
- Wechselnder Verlauf
- Unverträglichkeit von Neuroleptika

Fallbeispiel Lewy-Körperchen-Demenz

Herr F. war bereits seit längerer Zeit im Gehen eingeschränkt. Die Familie hatte dies vor allem auf sein Alter zurückgeführt, genauso wie die verstärkt auftretenden Gedächtnislücken und die fehlende Orientierung im Haus. In den letzten Wochen war Herr F. zudem mehrfach gestürzt. Eine internistische Untersuchung hatte jedoch keine Hinweise auf kreislaufbedingte Ursachen erbracht und auch das CCT war für das Alter von Herrn F. unauffällig. Die Familie erwirkte eine fachärztliche Untersuchung, nachdem Herr F. mehrfach darüber berichtet hatte, dass Zigeuner in seinem Garten die Zelte aufschlagen und campieren würden. Er sagte, er hätte im Prinzip nichts dagegen, nur die Musik am Abend sei ihm zu laut. Auch fühlte er sich von den kleinen Kindern, die ihn ungefragt in der Wohnung besuchten, gestört. Der Facharzt verschrieb Herrn F. ein Antipsychotikum zur Behandlung der Halluzinationen. Bereits nach der ersten Einnahme wurden jedoch die Bewegungen von Herrn F. steif, er konnte nur noch liegen und kaum mehr schlucken oder sprechen.

Ähnlich wie die Alzheimer-Krankheit zeigt die Lewy-Körperchen-Demenz spezifische Veränderungen im Gehirn. Von Bedeutung ist das Krankheitsbild aber vor allem durch seine spezielle Symptomatik und seine Nähe zum Morbus Parkinson (☞ Abb. 3.8).

Die Betroffenen zeigen schon früh im Verlauf Parkinsonsymptome und stürzen wiederholt. Das Auftreten der Symptome variiert, tageweise erscheinen die Betroffenen unbeeinträchtigt, zeigen dann plötzlich wieder ausgeprägte Zeichen der Erkrankung, medizinisch ausgedrückt **fluktuiert** der Verlauf. Häufig berichten die Betroffenen über szenische Halluzinationen. Unter der Verdachtsdiagnose einer Psychose erhalten die Betroffenen dann nicht selten ein Antipsychotikum. Auf Antipsychotika (Neuroleptika) reagieren Menschen mit einer Lewy-Körperchen-Demenz aber bereits in niedrigen Dosierungen mit übersteigerten Nebenwirkungen, vor allem mit Nebenwirkungen aus dem Bereich der Parkinson-Symptomatik oder mit EPS (☞ Kapitel 5.3.3).

Da die Lewy-Körperchen-Demenz im Gegensatz zur Alzheimer-Krankheit eine nur untergeordnete Rolle spielt, stehen im Moment nur wenige Erfahrungen hinsichtlich der adäquaten Therapie zur Verfügung. Es häufen sich Hinweise, dass Antidementiva zu einer Besserung der Halluzinationen und des Demenzsyndroms führen können, ohne, wie die Antipsychotika, die Beweglichkeit zu verschlechtern.

3.2 Sekundäre Demenzformen

Als sekundäre Demenzformen bezeichnet man Demenzen, die durch außerhalb des Gehirns liegende Erkrankungen oder sonstige Schädigungen, die nicht primär im Gehirn zu suchen sind, ausgelöst werden (☞ Abb. 3.9). Die meisten sekundären Demenzen werden durch die typischen Ursachen wie Medikamente, Alkohol oder Stoffwechselveränderungen verursacht, gerade aber bei jüngeren Betroffenen oder unklaren Verläufen muss auch an Sonder-

Demenzformen

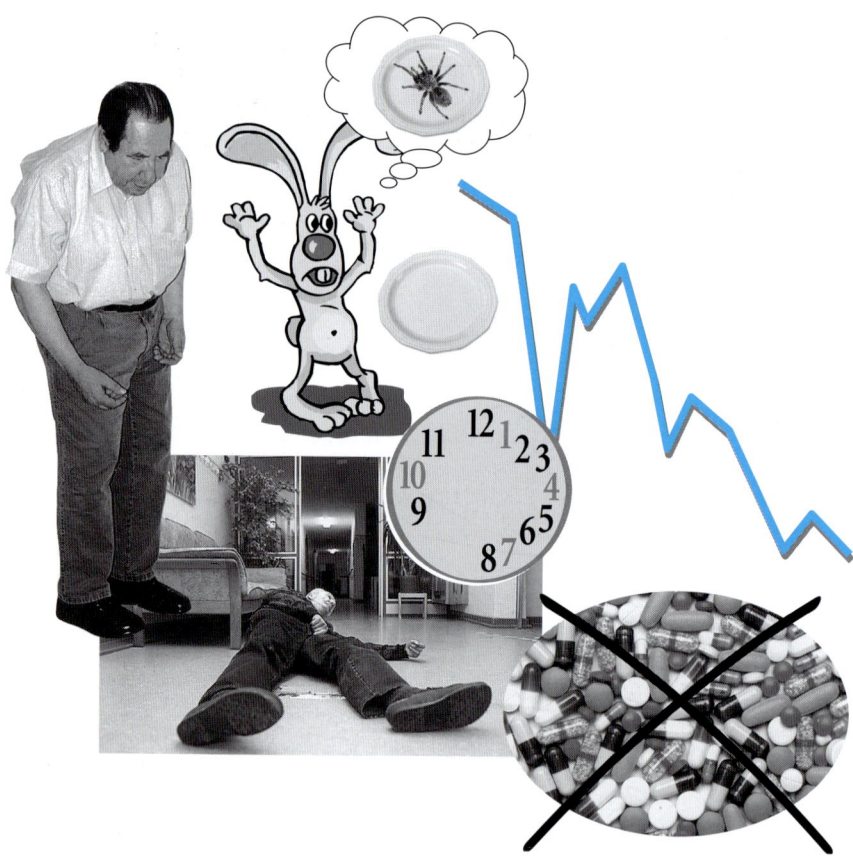

Abb. 3.8: Lewy-Körperchen-Demenz: Symptome. [J660, J666, K157, T147, R196]

formen, wie parasitäre Erkrankungen oder Vergiftungen, gedacht werden.

Ursachen

- Vergiftung (Intoxikationen mit Blei, Toluol, Benzol, Quecksilber)
- Vitaminmangelerkrankung, z. B. Mangel an Folsäure, Vitamine B1, B3, B6, B12
- Störungen des Salzhaushaltes (Elektrolytstörungen, Hyperkalziämie)
- Stoffwechselerkrankungen, z. B. Schilddrüsenunterfunktion, Morbus Wilson, Morbus Cushing
- Entzündungen (Enzephalitis, Neurosyphilis, Panarteriitis)
- Epilepsie
- Neurologische Krankheitsbilder (Multiple Sklerose)
- Schädelhirntrauma (Unfall, Boxer-Syndrom = Dementia pugilistica)
- Immunologische Erkrankungen (Lupus erythematodes)
- Trypanosomiasis (Schlafkrankheit durch Tsetse-Fliege)
- Lipidstoffwechselstörungen
- Tumore (Gliome, Meningeome)
- Psychiatrische Erkrankungen (Depression, Schizophrenie)
- Medikamentenintoxikationen

Viele dieser Ursachen und damit auch die daraus resultierende sekundäre Demenz sind be-

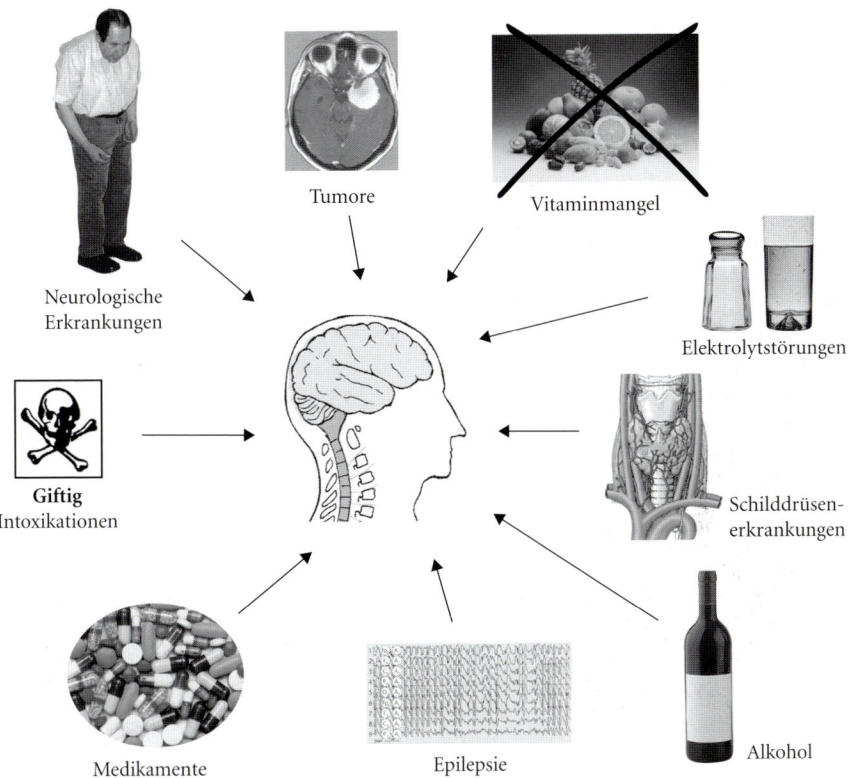

Abb. 3.9: Sekundäre Demenzformen. [A400-190, A300-157, T147, J660, J666, O403]

handelbar. Eine besondere Aufmerksamkeit in der Früherkennung ist daher besonders wichtig. So kann es notwendig werden, dass nicht primär ein Nervenarzt zur Behandlung der Demenz herangezogen sollte, sondern der Hausarzt oder Internist.

3.2.1 Medikamentös bedingte Demenzen

Eine Vielzahl an verschiedenen Medikamenten kann für sich alleine, in Kombination oder aber dosisabhängig deutliche kognitive Veränderungen verursachen, die das Ausmaß einer Demenz erreichen können. Zumeist sind diese Veränderung abhängig von der Medikamentengabe und lösen sich nach Dosisveränderung oder Absetzen des Wirkstoffes wieder auf. Aufgrund der unterschiedlichsten Präparate und Handelsnamen muss hier auf eine umfangreiche Auflistung verzichtet werden, exemplarisch werden einige Wirkstoffe zu den Einzelgruppen aufgeführt, hinsichtlich der Präparatnamen sei auf die einschlägige Literatur verwiesen.

Aufgrund der vielfältigen Krankheitsbilder im Alter ist es häufig nicht möglich, Medikamente, die im Verdacht stehen, demenzielle Symptome auszulösen, einfach abzusetzen. Ziel bleibt aber die Vermeidung einer Polypharmazie (weniger als 4 Präparate) oder unnötig langfristiger Medikamentengaben.

Benzodiazepine

Benzodiazepine sind auch heute die neben Schmerzmedikamenten am häufigsten eingesetzten Präparate. Trotz ihres weiten Wirkungsspektrums finden sie vor allem als Schlafmittel Verwendung. Neben dem weit reichend bekannten Abhängigkeitsproblem führen sie bei Betroffenen aller Altersgruppen zu kognitiven Einschränkungen, vor allem im Bereich Konzentration und Aufmerksamkeit, Reaktionsfähigkeit, aber auch Merkfähigkeit und Gedächtnisleistung. Nach Absetzen der Medikation bessert sich das kognitive Bild. Bedingt durch den jahrelangen Gebrauch und die daraus resultierende Abhängigkeit ist es jedoch häufig nicht, oder nur in begrenztem Umfang möglich, diese Mittel abzusetzen. Ein Absetzen muss über längeren Zeitraum mit schrittweiser Reduktion erfolgen, da sonst Entzugsphänomene auch nach Wochen erzeugt werden können. Die Dosisreduktion erfolgt zumeist in Schritten von 4–6 Wochen. Pausen der Benzodiazepin-Gabe sind zu vermeiden. Gerade Demenzerkrankte „vergessen" häufiger die zuvor regelmäßige Einnahme des Benzodiazepins, so dass, falls eine dauerhafte Weitergabe des Wirkstoffs erforderlich ist, eine kontrollierte Gabe erfolgen muss.

Analgetika

Der Schmerzbeurteilung und -behandlung Demenzerkrankter gebührt besondere Aufmerksamkeit. Oftmals geht dabei jedoch verloren, dass Analgetika an sich demenzähnliche Symptome auslösen können, mit kognitiven Störungen einhergehen oder für akute Verwirrtheitssymptome verantwortlich sind. Dies gilt insbesondere für Opioide, Opiate aber auch für die nicht-steroidalen Antiphlogistika, zu denen z. B. auch Aspirin gehört.

Beim Auftreten von kognitiven Symptomen bei Schmerzpatienten ist daher zunächst immer eine Medikamentennebenwirkung in Betracht zu ziehen. Sie unterscheidet sich aber in der Regel von einer primären Demenz darin, dass sie keine Progredienz zeigt. Insofern sollte

Tabelle 5: Demenzverschlechternde Medikamente und ihre Indikation

Medikamente	Eingesetzt bei
Anticholinergika	Morbus Parkinson, Blasenentleerungsstörungen
Anti-Parkinson-Präparate	Morbus Parkinson
Antidepressiva (vor allem klassische AD)	Stimmungsaufhellung, Schlafstörungen
Antipsychotika (Neuroleptika)	Unruhe, Schlafstörungen, Aggressivität
Schlafmittel (Hypnotika)	Schlafstörungen
Antikonvulsiva	Epilepsie
Antihistaminika	Allergien
Opioide	Schmerzen
Kardiaka und Beta-Blocker	Bluthochdruck, Herzinsuffizienz, Rhythmusstörungen
Immunsuppressiva	Tumorerkrankungen, Leukämie
Muskelrelaxanzien	Tonuserhöhung
Antibiotika	Infektionen

bei Verdacht auf eine medikamentös bedingte Demenz bei fehlender Möglichkeit zum Absetzen des Wirkstoffs (fehlende Alternative oder lebensnotwendig) der Verlauf über mindestes 1/2 Jahr beobachtet werden.

3.2.2 Alkoholdemenzen

Wernicke-Korsakow-Syndrom

Bei chronischem Alkoholkonsum kann es aufgrund eines Mangels an Vitamin B1 (Thiamin) zu verschiedenen Syndromen kommen:
- Die **Wernicke-Enzephalopathie** ist gekennzeichnet durch Augenmuskellähmungen, Desorientiertheit, Bewusstseinstörung, Ataxie, Sprech- oder Schluckstörungen.
- Das **Korsakow-Syndrom**, erste Beschreibungen existieren bereits seit 1880 durch den russischen Neurologen Korsakow, äußert sich in anterograder oder retrograder Amnesie, Desorientiertheit und Konfabulationen.

Beide Syndrome können kombiniert auftreten. Durch Therapie mit Vitamin B1 ist eine ursächliche Behandlung möglich. Unbehandelt kann eine Wernicke-Enzephalopathie auch tödlich verlaufen. Nach langjährigem Konsum von Alkohol oder bei mangelnder Therapie kann es zu chronifizierten Verläufen des Korsakow-Syndroms kommen, hier bestehen die Symptome auf Dauer fort.

Alkoholdemenz

Im Rahmen einer Abhängigkeit kann es aufgrund der toxischen Wirkung des Alkohols zu kognitiven Störungen kommen. Je nach Ausprägung der Störung spricht man von alkoholbedingtem amnestischen Syndrom oder einer Alkoholdemenz. Die Unterscheidung zu anderen primären Demenzformen oder dem Korsakow-Syndrom ist in der Praxis nicht immer möglich.

Symptomatisch zeigen sich häufiger Störungen der Handlungsausführung und Planung (Exekutivfunktionen), in der Anamnese findet sich die typische Suchtvorgeschichte, die Betroffenen sind im Schnitt jünger. Durch Alkoholkarenz kommt es vereinzelt auch zur Abmilderung der Symptomatik.

3.2.3 Stoffwechselbedingte Demenzformen

- Hyper- und Hypoglykämien
- Schilddrüsenerkrankungen (Hyper- und Hypothyreose)
- Andere Endokrinopathien
- Vitamin-Mangel-Erkrankungen, z. B. B1, B6, B12, Folsäure
- Chronische Leber und Nierenerkrankungen
- Hyper- und Hyponatriämien

3.3 Differenzialdiagnosen der Demenz

Erster Schritt in der Diagnostik ist das Erkennen des Demenzsyndroms. Im Anschluss daran versucht man, spezifische Krankheitsbilder zu identifizieren, die zwar Symptome aufzeigen, welche denen einer primären Demenz gleichen, deren Ursache aber nicht in einer organischen Hirnschädigung liegen. Diese sog. Differenzialdiagnosen sind insofern wichtig, da sie behandelbar sind, oder aber eine deutlich bessere Prognose zeigen:
- Schädel-Hirn-Trauma
- Delir
- Hirntumor
- Akuter Verwirrtheitszustand
- Postoperative Störung
- Funktionelle Störung
- Stoffwechselstörung
- Angststörung
- Medikamentennebenwirkung
- Belastungsreaktion
- Depression
- Posttraumatische Störung
- Leichte kognitive Störung
- Körperliche Erkrankungen
- Neurologische Erkrankungen
- Normales Altern

3.3.1 Leichte kognitive Störung

Der Begriff leichte kognitive Störung (LKS) ist gleichbedeutend mit mild-cognitive-impairment (MCI). Der Begriff des mild-cognitive-impairment wurde von **Petersen** (📖 2) für eine Gruppe von Betroffenen vorgeschlagen, die über die Altersnorm hinausgehende Veränderungen der Kognition erleben, klinisch aber als nicht demenzerkrankt einzustufen sind.

Kennzeichen der leichten kognitiven Störung (nach Petersen)

- Nachlassendes Gedächtnis
- Aktivitäten und existenzielle Erfahrungen des täglichen Lebens (AEDL) sind **nicht** beeinträchtigt
- Normale allgemeine kognitive Funktionen

Oft ist es nicht möglich, eine beginnende Demenz vom normalen Altern abzugrenzen, daher hat sich für diese Situation der Begriff „leichte kognitive Störung" etabliert. Der Begriff ist jedoch irreführend, da es sich nach der Definition auch um erhebliche Einbußen in einem Teilbereich der Denkfähigkeit (Kognition), z.B. der Merkfähigkeit, handeln kann. Wesentlich ist nur, dass kein anderer Bereich der Kognition betroffen ist.

Betroffene mit einer leichten kognitiven Störung alleine im Bereich des Gedächtnisses entwickeln in 10–30% der Fälle im weiteren Verlauf eine Demenzerkrankung. Zeigen sie auch in einem weiteren Bereich leichtere kognitive Einbußen und liegt ihr Alter über 75 Jahre, steigt das Risiko, eine Demenz vom Alzheimer-Typus zu entwickeln, bereits über 50% (📖 4).

Aufgrund des erhöhten Risikos werden alle von einer leichten kognitiven Störung betroffenen Personen regelmäßig nachuntersucht. Eine individuelle Vorhersage für den Einzelbetroffenen ist nicht möglich, auch gilt das Konzept der leichten kognitiven Störung, nach anfänglicher Euphorie in wissenschaftlichen Kreisen, im Moment als hypothetisches Konstrukt, weniger als eigenständiges Krankheitsbild.

Tabelle 6: Typische Depressionszeichen

Psychisch	Körperlich
Innere Leere	Appetitverlust und Gewichtsabnahme
Gedrückte Stimmung	Schwindel
Antriebs und Interessenverlust	Schmerzen
Müdigkeit	Kopfdruck
Verminderte Aufmerksamkeit und Gedächtnisstörungen	Kloßgefühl im Hals, Beklemmungen in der Brust
Innere Unruhe	Harndrang
Schlafstörung mit frühmorgendlichem Erwachen	Obstipation, Störungen des Magen-Darm-Traktes
Reizbarkeit	Sensibilitätsstörungen
Mangelndes Selbstwertgefühl, Insuffizienzgefühle	Lähmungserscheinungen
Schuld-, Verarmungs- oder Versündigungsideen	Sexuelle Störungen
Hoffnungslosigkeit	Menstruationsstörungen
Todessehnsucht oder Suizidgedanken	Herzrhythmusstörungen

Medikamentöse Behandlungen dieses Syndroms brachten bislang keine wesentlichen Erfolge.

3.3.2 Demenzsyndrom bei Depressionen

Kennzeichen des Demenzsyndroms bei Depressionen

- Schleichender Beginn über Wochen
- Depressive Begleitsymptome
- Gedächtnisstörungen
- Weitere kognitive Störungen fehlen

Im Rahmen einer depressiven Erkrankung, aber auch bei längeren psychischen Belastungen kann es zu Symptomen kommen, die den Symptomen einer Demenz ähneln. Die Betroffenen bemerken Gedächtnisstörungen, hinter denen sich bei näherer Untersuchung oft Konzentrations- oder Aufmerksamkeitsstörungen verbergen. Im Vergleich zu Alzheimer-Erkrankten klagen die Betroffenen stärker über ihre Gedächtnisstörungen und zeigen weitere typische depressive Symptome, wie innere Unruhe, Schlafstörungen, Gedankenkreisen oder Grübeln. Im Zweifelsfall wird der Betroffene zunächst antidepressiv behandelt, um eine eventuell wirksame Therapie nicht zu versäumen.

3.3.3 Akuter Verwirrtheitszustand (Delir)

Kennzeichen des akuten Verwirrtheitszustandes

- Beginn über Tage
- Zusammenhang mit Medikamenten, Operationen oder Infektionen
- Aufmerksamkeitsstörungen
- Wechselnder Verlauf

Im höheren Lebensalter steigt das Risiko, in einen akuten Verwirrtheitszustand zu geraten. Vor allem Medikamente, körperliche Erkrankungen, Flüssigkeitsmangel, Infektionen oder die Kreislaufbelastung durch eine Operation sind Auslöser für eine psychopathologische Veränderung. Anders als die Demenz ist der akute Verwirrtheitszustand gekennzeichnet durch einen akuten Beginn mit einer Störung der Aufmerksamkeit. Zudem können die Betroffenen optische Halluzinationen entwickeln. Zusätzliche Symptome wie Störung des Kurzzeitgedächtnisses, Antriebsstörungen oder Orientierungsstörungen machen eine Unterscheidung von der Demenz unmöglich. Demenzerkrankte haben ein erhöhtes Risiko zur Entwicklung eines Verwirrtheitszustandes. Die Therapie des akuten Verwirrtheitszustandes besteht in der Beseitigung des auslösenden Faktors, also z. B. Beseitigung des Flüssigkeitsmangels oder Therapie des Infektes.

Risikofaktoren Delir/akuter Verwirrtheitszustand

- Vorbestehende Hirnschädigung, einschl. Demenz
- Höheres Lebensalter
- Schlechtere Schulausbildung
- Depression
- Körperliche Erkrankungen
- Operative Eingriffe
- Medikamente
- Exsikkose

Tabelle 7: Ursachen für einen akuten Verwirrtheitszustand

Primäre Ursachen (im Gehirn)	Sekundäre Ursachen (andere Organe)	Psychische Ursachen
Tumore	Niereninsuffizienz	Stress
Infektionen	Anämie	Kommunikationsfehler
Schädel-Hirn-Trauma	Leberversagen	Konflikte
Durchblutungsstörung/ Sauerstoffmangel	Intoxikationen	Gewalt
Entzugssyndrom (Alkohol/ Medikamente)	Infektionen (Harnwege, Pneumonie)	Reizüberflutung
Epilepsie	Hypoglykämien	
	Medikamente	
	Herz-Kreislaufstörungen	
	Endokrine Störungen	
	Schmerzen	

Tabelle 8: Unterschiede Demenz, Depression, Delir

	Demenz	Depression	Delir
Beginn	Langsam, schleichend	Plötzlich	Akut
Dauer	Jahre	Monate	Tage bis Wochen
Krankheitswahrnehmung	Keine Krankheitswahrnehmung	Klagen über Vergessen	Nicht klärbar
Orientierung	Je nach Stadium zunehmend gestört	Unauffällig	Stark gestört
Bewusstseinslage	Unauffällig	Unauffällig	Wechselnd, teilweise getrübt
Gedächtnis	Deutlich Merkfähigkeit und Kurzzeitgedächtnis gestört	Leicht gestört, alle Bereiche	Deutlich gestört

Literatur

1. Gustavo CR,: Vascular Dementia: Distinguishing Characteristics, Treatment, and Prevention, 2003, JAGS, Suppl. 51:S296–304
2. Petersen RC, Doody R, Kurz A, et al.: Current concepts in mild cognitive impairment, Arch Neurol 58/ 2001, S. 1985–92.
3. Nagy Z, Esiri MM, Hindley NJ et al.: Accuracy of clinical operational diagnostic criteria for Alzheimer's disease in relation to different pathological diagnostic protocols. Dement Geriatr Cogn Disord 1998; 9: 219–226
4. Tabert MH, Manly JJ, Liu X, Pelton GH, Rosenblum S, Jacobs M, Zamora D, Goodkind M, Bell K, Stern Y, Devanand DP: Neuropsychological prediction of conversion to Alzheimer disease in patients with mild cognitive impairment. Arch Gen Psychiatry 63/2006, S. 916–924

4 Untersuchung demenzieller Erkrankungen

4.1 Allgemeine Informationen

Die Diagnostik einer demenziellen Erkrankung ist eine multiprofessionelle Aufgabe. Neben der ärztlichen Untersuchung muss die Alltagskompetenz des Betroffenen beurteilt werden, psychometrische Tests untersuchen die kognitive Leistungsfähigkeit.

Die Betroffenen bagatellisieren ihre Defizite häufig oder können sie krankheitsbedingt nicht erkennen. Erst indem die Angehörigen befragt werden, ist die eigentliche Ausprägung der Symptome im Alltag annähernd zu erfassen.

Diagnostik einer Demenz

- Anamnese des Betroffenen und seiner Angehörigen
- Internistische und neurologische Untersuchung
- Psychologische Leistungstests (☞ Kapitel 4.2)
- Bildgebung des Gehirns (CCT oder MRT) (☞ Kapitel 4.3)
- Basis-Laboruntersuchungen und eventuell Biomarker (☞ Kapitel 4.4)

Mittels dieser Untersuchungen (☞ Abb. 4.1) und Befragungen kann in über 80% der Fälle durch geübte Untersucher eine Demenz diagnostiziert bzw. ausgeschlossen und ggf. die Demenzunterform bestimmt werden. Die Erfassung des Schweregrades und der Begleitsymptome bilden die Grundlage der einzuleitenden Therapie.

Im Rahmen der **Erstdiagnostik einer Demenz** werden die Defizite aber auch Ressourcen in folgenden Teilbereichen erfasst:
- Kognition (Denkvermögen)
- Alltagskompetenz
- Begleitsymptome

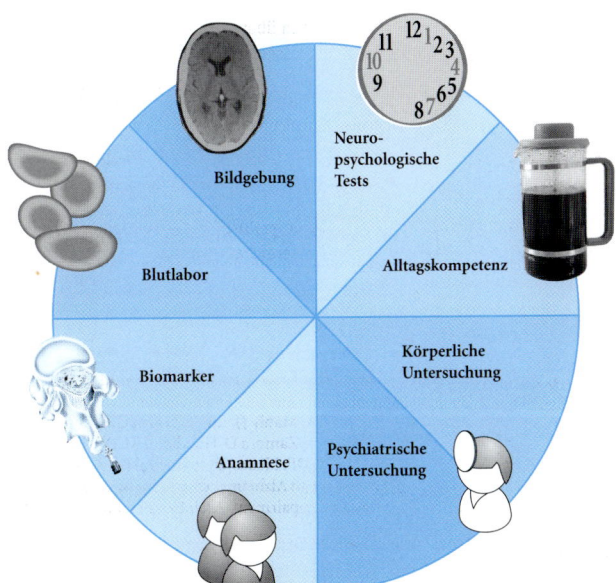

Abb. 4.1: Diagnostik demenzieller Erkrankungen. [A400–190, J666, M139, R196, S008–3, V152]

Neben den häufig offensichtlichen Einschränkungen des Denkvermögens werden vor allem auch psychische Störungen und Verhaltensänderungen erfasst. Zudem ist es wichtig, das Ausmaß der Alltagseinschränkungen in körperlicher sowie psychosozialer Hinsicht und die Belastung der Angehörigen festzustellen. Erst durch diese ganzheitliche Beurteilung können das normale Altern, eine leichte kognitive Störung und eine Demenz voneinander abgegrenzt werden. Erst anschließend kann die eigentliche Diagnose gestellt und der mögliche weitere Krankheitsverlauf eingeschätzt werden.

Neben der Krankengeschichte, die aus Eigen- und Fremdanamnese erhoben wird, stützt sich die Untersuchung vor allem auf psychologische Tests. Laborwerte und bildgebende Verfahren, z. B. die kraniale Computer-Tomographie (☞ Kapitel 4.3.1 CCT), dienen dazu, andere Krankheitsbilder, die ebenfalls mit Demenzsymptomen einhergehen können, auszuschließen.

4.2 Testpsychologie und Skalen

Symptome des normalen Alterns und von Demenzerkrankungen im Frühstadium liegen in der Regel nahe beieinander. Allein aufgrund des äußeren Eindrucks sind sie nur schwer zu trennen. Um sie voneinander zu unterscheiden, benötigt man psychometrische Tests, die gezielt die Kernsymptome einer Demenz erfassen. Zu den Kernsymptomen gehören:
- Gedächtnis- und Merkfähigkeitsstörungen
- Orientierungsstörungen
- Konzentrations- und Auffassungsstörungen
- Formale Denkstörungen
- Störungen der Urteils- und Kritikfähigkeit
Bei den Tests unterscheidet man:
- Tests, mit denen kognitive Störungen erfasst werden
- Skalen, mit denen die Alltagskompetenz erhoben wird
- Instrumente, mit denen psychische Begleitsymptome und Verhaltensstörungen erfasst werden

Skalen und Fragebögen können das persönliche Gespräch mit den Angehörigen und Betroffenen nicht ersetzen. Sie dienen als Leitfaden für das Gespräch, zur Objektivierung der geschilderten Einbußen und zur Verlaufsbeobachtung.

Im Alltag bewährt haben sich eine Vielzahl verschiedener Instrumente:
- Zunächst ist es wichtig, den Schweregrad der Erkrankung im persönlichen Kontakt einzuschätzen, da bestimmte Skalen nur abhängig vom Stadium sinnvoll eingesetzt werden können.
- Bei der Erfassung der Alltagskompetenz müssen zumeist Angehörige oder Pflegende befragt werden. Demenzerkrankte erleben ihren Alltag selbst oft als ungestört, überschätzen oder aber verleugnen ihre Defizite. Aus diesem Grund kann es sinnvoll sein, die gleiche Befragung jeweils mit Angehörigen und Betroffenen im Einzelgespräch durchzuführen, um diese Diskrepanz aufzudecken.
- Dem Hausarzt genügen zumeist so genannte Such- oder Screening-Tests, um den Verdacht einer Demenz zu erhärten. Mit diesen Such- bzw. Screening-Tests lassen sich erste Unterscheidungen zwischen Demenzsymptomen und normalem Altern oder anderen psychischen Krankheitsbildern, z. B. Depressionen, treffen.
- In den fachärztlichen Untersuchungen oder in Gedächtnisambulanzen (Memory Clinics) werden die Einzeltests zu speziellen Testbatterien zusammengefasst. Zudem werden Leistungstests und Tests zur Erfassung der Aufmerksamkeit ergänzt. Auf diese Weise lassen sich verschiedene Demenztypen unterscheiden.

Im mittleren Stadium der Erkrankung kommt es zu einem Symptomwechsel: psychische Störungen und Verhaltensauffälligkeiten werden wichtiger. Im schweren Stadium schließlich treten eher körperlich betonte Symptome hinzu. Die psychologischen Tests sind diesem

4.2 Testpsychologie und Skalen

Umstand angepasst. So hat es wenig Sinn, mit Betroffenen im schweren Stadium einer Demenz ausgefeilte Gedächtnistests durchzuführen. Viel bedeutender ist es jetzt, Handlungsabläufe zu erfassen und Angaben aus der Fremdbeobachtung von Angehörigen oder Pflegenden zu erfragen.

Da heute eine Vielzahl von Einzel- und Kombinationstests zur Verfügung stehen, können im Folgenden nur eine begrenzte Auswahl dargestellt werden.

4.2.1 Screening-Tests (Kognition)

Mini Mental Status Test (MMST)

Der wichtigste und international am häufigsten eingesetzte Screening-Test ist der **Mini-Mental-Status-Test nach** Folstein (MMST) (☞ Tabelle 9). Der MMST umfasst insgesamt 11 Fragen und überprüft

- zeitliche und örtliche Orientierung,
- Aufmerksamkeit,
- Konzentration,
- in begrenztem Maße das Kurzzeitgedächtnis.

Werte von 25 und weniger weisen auf eine kognitive Beeinträchtigung hin. Eine besondere Bedeutung hat der Test in der Verlaufsuntersuchung. Eine beginnende Alzheimer-Krankheit kann mit dem MMST jedoch nicht zuverlässig diagnostiziert werden. Zudem besteht – wie auch bei vielen anderen Tests – die Gefahr, dass der Betroffene nach jeder Durchführung des Tests hinzulernt und daher in der Folge besser abschneidet. Daher sollte zwischen zwei Testuntersuchungen ein Abstand von mindestens einem halben Jahr liegen.

Typischerweise zeigen Menschen mit einer Demenz im MMST Schwierigkeiten in den Bereichen zeitliche Orientierung, Rechenleistung, konstruktive Praxis sowie Umsetzen des dreiteiligen Befehls (📖 1).

Tabelle 9: Mini-Mental-Status-Test nach Folstein (MMST)

	Punkte
1. Orientierung	
• Welches Datum, Jahr, Jahreszeit, Tag, Monat haben wir heute? *5 Punkte max.*	5
• Wo sind wir? Ortschaft, Land, Bundesland, Praxis, Stockwerk? *5 Punkte max.*	5
2. Aufnahmefähigkeit Nachsprechen: Zitrone, Schlüssel, Ball *Im Rhythmus 1 Wort/Sekunde, max. 3 Punkte, bis 5-mal vorsagen*	3
3. Aufmerksamkeit und Rechnen Von 100 jeweils 7 subtrahieren *Jede richtige Subtraktion 1 Punkt, max. 5 Punkte*	5
4. Gedächtnis Frage nach den oben nachgesprochenen Wörtern (Punkt 2) *Pro Wort 1 Punkt*	3
5. Sprache Benennen: • Was ist das? (Bleistift oder Kugelschreiber) • Was ist das? (Uhr) • Nachsprechen: „Keine Wenn und Aber" *Jeweils 1 Punkt*	3

4 Untersuchung demenzieller Erkrankungen

Tabelle 9: Mini-Mental-Status-Test nach Folstein (MMST) (Forts.)

6. Ausführen eines dreiteiligen Befehls „Nehmen Sie ein Blatt Papier, falten Sie es in der Mitte und legen Sie es auf den Boden." *Maximal 3 Punkte*	3
7. Lesen (aus separatem Blatt) und Ausführen „Schließen Sie beide Augen" *1 Punkt*	1
8. Schreiben Einen Satz schreiben lassen *1 Punkt*	1
9. Konstruktive Praxis (kopieren) Sich überschneidende fünfeckige Figur nachzeichnen lassen. *1 Punkt*	1
Gesamtpunkte	30

25–30 Punkte = Keine Demenz
22–24 Punkte = Mäßige Demenz
16–21 Punkte = Demenz
< 16 Punkte = Erhebliche Demenz
< 9 Punkte = Schwere Demenz

Uhrentest

Einer der einfachsten und schnell durchzuführenden Tests ist der so genannte Uhrentest (☞ Abb. 4.2). Hier werden die zu testenden Personen aufgefordert, in einen Kreis die Ziffern einer Uhr einzutragen. Anschließend wird die Person gebeten, mit einem kleinen und einem großen Zeiger die Uhrzeit „10 nach 11" einzutragen. Bei dieser Aufgabe werden neben der räumlichen Konstruktionsfähigkeit auch die Kritikfähigkeit und das logische und abstrakte Denken untersucht. Im frühen Stadium der Alzheimer-Krankheit fällt es den Betroffenen lediglich schwer, die Zeiger korrekt zu legen (☞ Abb. 4.3).

Im späteren Stadium gelingt es nur noch mit erheblichen Schwierigkeiten oder später gar nicht mehr, die Ziffern räumlich korrekt in den Kreis einzutragen. Dagegen können die Betroffenen auch in mittleren Erkrankungsstadien noch gut die Uhr lesen.

Die Ausprägung im Uhrentest entspricht nicht dem Schweregrad der Demenz. Bereits in leichteren Stadien kann die Uhr nicht mehr korrekt gezeichnet werden, mittelschwer Demenzerkrankten gelingt häufig keine Konstruktion mehr. Eine genaue Aussage zu der Art von Gedächtnisstörung oder der Grunderkrankung kann aus dem Uhrentest ebenfalls nicht getroffen werden (📖 6).

4.2 Testpsychologie und Skalen

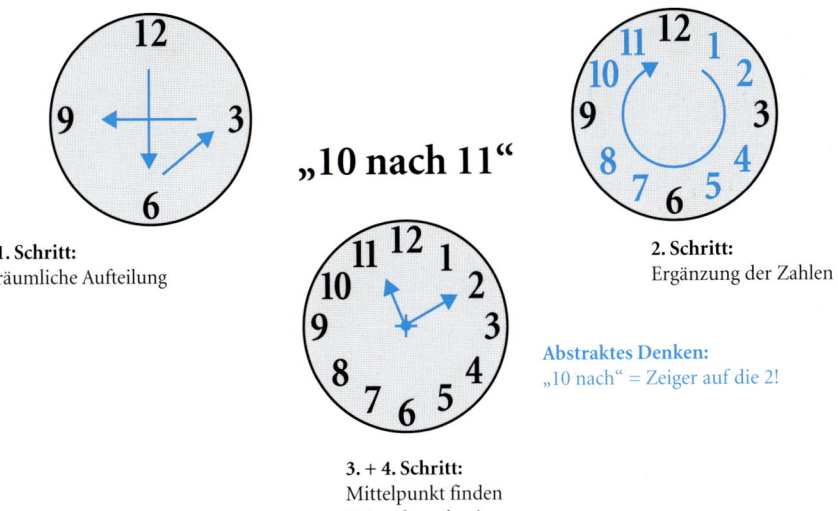

Abb. 4.2: Normale Durchführung des Uhrentests.

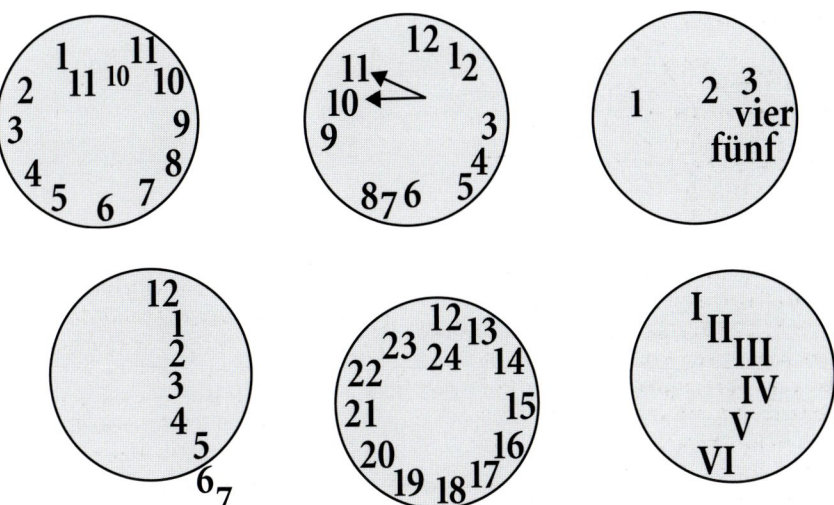

Abb. 4.3: Uhrentests in verschiedenen pathologischen Ausführungen.

1) Wortliste

1.	Teller ☐	Hund ☐	Lampe ☐	Brief ☐	Apfel ☐	Hose ☐	Tisch ☐	Wiese ☐	Glas ☐	Baum ☐
2.	Teller ☐	Hund ☐	Lampe ☐	Brief ☐	Apfel ☐	Hose ☐	Tisch ☐	Wiese ☐	Glas ☐	Baum ☐

2) Zahlen-Umwandeln

Beispiel 5 → fünf drei → 3

209 =

4054 =

sechshunderteinundachtzig =

zweitausendsiebenhundertzwanzig =

3) Supermarktaufgabe (1 Min.)

☐☐☐☐☐ ☐☐☐☐☐ ☐☐☐☐☐
☐☐☐☐☐ ☐☐☐☐☐ ☐☐☐☐☐ Genannte Begriffe (max. 30) ☐

4) Zahlenfolge rückwärts

1. Versuch	2. Versuch		
7-2	8-6	☐	2
4-7-9	3-1--5	☐	3
5-4-9-6	1-9-7-4	☐	4
2-7-5-3-6	1-3-5--4-8	☐	5
8-1-3-5-4-2	4--1-2-7-9-5	☐	6

Längste richtig rückwärts wiederholte Zahlenfolge (max. 6) ☐

5) Erneute Abfrage der Wortliste

Teller ☐	Hund ☐	Lampe ☐	Brief ☐	Apfel ☐	Hose ☐	Tisch ☐	Wiese ☐	Glas ☐	Baum ☐

Richtig erinnerte Begriffe (max. 10) ☐

Abb. 4.4: DemTect.

DemTect

In der Frühphase einer Demenz handelt es sich bei den Betroffenen weniger um eine Gedächtnisstörung, als eher um eine Störung der Merkfähigkeit. In größeren Testbatterien finden sich daher regelmäßig Wortlisten, die dieses Störungsbild am besten abbilden können. Diese Wortlisten wurden in einer abgewandelten Form im DemTect übernommen:

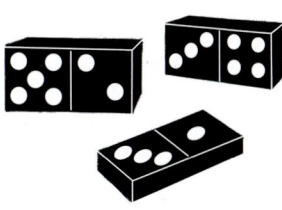

„Das spielen die Kinder – Würfel?"

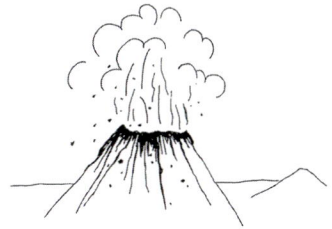

„Feuerspeiender Berg"

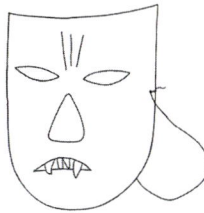

„Tasse mit Gesicht"

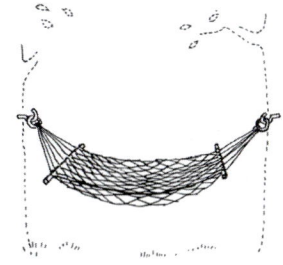

„Ein Netz zum drin liegen"

Abb. 4.5: Auszug aus der CERAD-Testbatterie, Wortfindungsstörung im Bosting Naming Untertest.

Dem Betroffenen werden nach der Reihe zehn Begriffe vorgesprochen, die er sich einprägen soll. Nach dem ersten Durchgang soll er sich an möglichst viele Begriffe erinnern. Danach gibt es einen zweiten Durchgang mit den gleichen zehn Wörtern. Auch jetzt soll sich der Betroffene wieder möglichst viele Begriffe einprägen (☞ Abb. 4.4).

Gesunde Probanden lernen nach den beiden Durchgängen dazu, auch wenn sie sich im ersten Durchgang nur wenige Begriffe merken konnten. Menschen mit der Alzheimer-Krankheit hingegen erinnern sich im zweiten Durchgang kaum an mehr Begriffe als im ersten. Bei einem dritten Durchgang erinnern sie sich in der Regel an keinen Begriff oder aber an falsche, zuvor nicht vorgelesene Worte.

Ein anderer Bereich des DemTect zeigt weitere spezifische Veränderungen bei Alzheimer-Erkrankten: Die Betroffenen werden angewiesen, Zahlen in Worte umzuwandeln und umgekehrt, z. B. 209 zu „zweihundertundneun" oder „sechshunderteinundachtzig" zu 681.

Hier haben die Betroffenen ebenfalls Probleme und schreiben dann z. B. „600 1 80" (🕮 3).

4.2.2 Erweiterte Testpsychologie

In Gedächtnisambulanzen wird die Testpsychologie um die Prüfung weiterer kognitiver Funktionen und zusätzliche Leistungstests ergänzt. Einen Testschwerpunkt bildet neben der verbalen Gedächtnisleistung das visuelle Gedächtnis. Daneben ist es von großer Bedeutung, die Sprache der Betroffenen zu beurteilen. Wortfindungsstörungen sind frühe Symptome der Alzheimer-Krankheit. Den Probanden werden daher Bilder angeboten, die sie benennen sollen. Bestimmte Begriffe wie Hängematte, Trichter oder Dominostein fallen erkrankten Personen deutlich schwerer ein als gesunden Menschen. Oft gebrauchen sie Umschreibungen wie „ein Netz, in dem man liegen kann", „damit füllt man Flaschen" oder „so etwas wie

Würfel", um den Begriff zu erklären. Die bekannteste Testsammlung zur Erfassung einer Alzheimer-Demenz ist die CERAD-Testbatterie (Consortium to Establish a Registry for Alzheimer's Disease) (📖 5) (☞ Abb. 4.5).

4.2.3 Erfassung der Depressivität

Die Diagnostik einer Depression erfolgt nach demselben Ablauf wie die demenzieller Syndrome. Nach Anamnese und körperlichen Befund schließen sich ebenfalls Testverfahren und Skalen an. Neben den Screening-Instrumenten zum Demenzausschluss (☞ Kapitel 3.3) werden Fremd- und Selbstbeurteilungsinstrumente eingesetzt, um das Auftreten, bzw. den Schweregrad der Depression zu beurteilen. In den Selbstbeurteilungsbögen beantworten die Betroffenen selbst den Fragenbogen, bei Fremdbeurteilungsbögen erfolgt die Befunderfassung aus der Beobachtung des Untersuchers, oder aber aus den Angaben der Angehörigen oder Pflegenden.
- Selbstbeurteilungsskalen
  - Self-Rating-Depression Scale (SDS)
  - Beck Depression Inventar (BDI)
- Fremdbeurteilungsskalen
  - Hamilton-Rating-Scale for Depression (HAMD)
  - Geriatric Depression Scale (GDS)
- Multidimensionale Skalen (d. h. Depression und Demenz)
  - Test zur Früherkennung von Demenzen mit Depressionsabgrenzung (TFDD)
  - Brief-Assessment Instrument (BAI)

4.2.4 Erfassung von Verhaltensstörungen

Cohen-Mansfield

Die Cohen-Mansfield-Skala bzw. das Cohen-Mansfield Agitation Inventory (CMAI) dokumentiert herausforderndes Verhalten. Eine Vielzahl von Verhaltensänderungen wie Kratzen, Stoßen, zielloses Umherwandern oder Schlagen werden in ihrer Auftretenshäufigkeit während einer Woche erfasst. Ziel ist es, entgegen globalen Äußerungen wie „Herr M. ist aggressiv", eine differenzierte Erfassung des Verhaltens durchzuführen, besonders häufige Veränderungen zu erkennen, um mit geeigneten Maßnahmen zu reagieren. Die Skala kann auch als Verlaufsinstrument eingesetzt werden, um therapeutische oder pflegerische Maßnahmen zu evaluieren.

BEHAVE-AD

In der von Reisberg entwickelten Skala werden neben Verhaltensänderungen auch psychische Symptome wie Wahn, Angst oder Halluzinationen betrachtet. In vielen Kategorien wird auch die Belastung der Pflegenden mit erfasst.

Neuropsychiatrisches Inventar (NPI)

Das NPI ist das in wissenschaftlichen Studien mit am häufigsten eingesetzte Instrument. In 12 Kategorien werden die Auftretenshäufigkeit, die Form und die daraus resultierende Auswirkungen der Verhaltensänderung auf die Pflegenden erfasst. Unter anderem werden die Bereiche Wahn, Angst, Depressivität, Antrieb aber auch Schlaf oder Essverhalten berücksichtigt. Aufgrund der detaillierten Erfragung ergibt sich ein relativ hoher Zeitaufwand, so dass die Skala trotz genauer Wiedergabe als Alltagsinstrument wenig Beachtung findet.

4.2.5 Schmerzbeurteilung

Die Kommunikation zwischen Arzt und Schmerzpatient setzt eine intakte Kognition voraus. Die Fähigkeit zur Lokalisationsbeschreibung, zur Schilderung der Intensität und Schmerzqualität oder Aussagen über die Dauer und Auslösemomente des Schmerzes sind integraler Bestandteil einer modernen und wirksamen Schmerztherapie. Gerade diese Fähigkeiten sind den Betroffenen im Verlauf der Erkrankung verloren gegangen.

Demenzerkrankte haben aus zweierlei Gründen Probleme, Schmerzen in adäquater Art und Weise zu äußern, nämlich zum einen bedingt durch die kognitiven Probleme, zum anderen aufgrund einer veränderten Schmerzphysiologie.

Daneben treten im Rahmen der Demenzerkrankung Störungen der Sensibilität und Schmerzwahrnehmung auf. Abgeschwächte, verstärkte oder qualitativ veränderte Schmerzwahrnehmungen sind häufige Symptome bereits in frühen Stadien.

Dadurch ist die Beurteilung der Schmerzsymptomatik erschwert. Demenzerkrankte erhalten häufig zu spät oder in nicht angepasster Dosierung Schmerzmedikationen.

Durch Fremdbeurteilungsinstrumente wie dem ECPA (Echelle comporemental de douteur pour personnes agées non commuicates) gelingt eine bessere Einschätzung der Schmerzsymptomatik. Maßgeblich sind hier Beobachtungen in der Pflege, der Kommunikation oder der Reaktion bei Aktivität (□ 4).

Beurteilungskategorien der ECPA

- Verbale Äußerungen
- Gesichtsausdruck
- Spontane Ruhehaltung
- Ängstliche Abwehr
- Reaktion bei Mobilisation
- Reaktion bei der Pflege von schmerzhaften Zonen
- Verbale Äußerungen in der Pflege
- Auswirkungen auf den Appetit
- Auswirkungen auf den Schlaf
- Auswirkungen auf die Bewegung
- Auswirkungen auf die Kommunikation

Aufgrund der Intensität wird der jeweiligen Kategorie ein Wert von 0 bis 4 zugeordnet, aus der Summierung der Einzelkategorien erhält man den Gesamtwert (□ 4a).

Tabelle 10: ECPA

Dimension 1: Beobachtungen außerhalb der Pflege

ITEM 1 – verbale Äußerungen: Stöhnen, Klagen, Weinen, Schreien

0	Patient macht keine Äußerungen
1	Schmerzäußerungen, wenn Patient angesprochen wird
2	Schmerzäußerungen, sobald jemand beim Patienten ist
3	Schmerzäußerungen oder spontanes leises Weinen, Schluchzen
4	Spontanes Schreien bzw. qualvolle Äußerungen

ITEM 2 – Gesichtsausdruck: Blick und Mimik

0	Entspannter Gesichtsausdruck
1	Besorgter, gespannter Blick
2	Ab und zu Verziehen des Gesichts, Grimassen
3	Verkrampfter und/oder ängstlicher Blick
4	Vollständig starrer Blick/Ausdruck

ITEM 3 – Spontane Ruhehaltung

0	Keinerlei Schonhaltung
1	Vermeidung einer bestimmten Position, Haltung
2	Patient währt eine Schonhaltung (aber kann sich bewegen)

Tabelle 10: ECPA (Forts.)

3	Patient sucht erfolglos eine schmerzfreie Schonhaltung
4	Patient bleibt vollständig immobil

Dimension 2: Beobachtungen während der Pflege

ITEM 4 – Ängstliche Abwehr bei Pflege

0	Patient zeigt keine Angst
1	Ängstlicher Blick, angstvoller Ausdruck
2	Patient reagiert mit Unruhe
3	Patient reagiert aggressiv
4	Patient schreit, stöhnt, jammert

ITEM 5 – Reaktionen bei der Mobilisation

0	Patient steht auf/lässt sich mobilisieren ohne spezielle Beachtung
1	Patient hat gespannten Blick/scheint Mobilisation und Pflege zu fürchten
2	Patient klammert mit den Händen/macht Gebärden während Mobilisation und Pflege
3	Patient nimmt während Mobilisation/Pflege Schonhaltung ein
4	Patient wehrt sich gegen Mobilisation und Pflege

ITEM 6 – Reaktionen während Pflege von schmerzhaften Zonen

0	Keinerlei negative Reaktionen während Pflege
1	Reaktionen während Pflege, ohne weitere Bezeichnung
2	Reaktion beim Anfassen oder Berühren schmerzhafter Zonen
3	Reaktion bei flüchtiger Berührung schmerzhafter Zonen
4	Unmöglichkeit, sich schmerzhafter Zone zu nähern

ITEM 7 – Verbale Äußerungen während der Pflege

0	Keine Äußerung während der Pflege
1	Schmerzäußerung, wenn man sich an den Patienten wendet
2	Schmerzäußerung, sobald Pflegende beim Patienten ist
3	Spontane Schmerzäußerung oder spontanes leises Weinen, Schluchzen
4	Spontanes Schreien bzw. qualvolle Äußerungen

Dimension 3: Auswirkungen auf Aktivitäten

ITEM 8 – Auswirkungen auf den Appetit

0	Keine Veränderungen bezüglich Appetit
1	Leicht reduzierter Appetit, isst nur einen Teil der Mahlzeiten

Tabelle 10: ECPA (Forts.)

2	Muss animiert werden, einen Teil der Mahlzeiten zu essen
3	Isst trotz Aufforderung nur ein paar Bissen
4	Verweigert jegliche Nahrung
ITEM 9 – Auswirkungen auf den Schlaf	
0	Guter Schlaf, beim Aufwachen ist der Patient ausgeruht
1	Einschlafschwierigkeiten oder verfrühtes Erwachen
2	Einschlafschwierigkeiten und verfrühtes Erwachen
3	Zusätzliches nächtliches Erwachen
4	Seltener oder fehlender Schlaf
ITEM 10 – Auswirkungen auf Bewegungen	
0	Patient mobilisiert und bewegt sich wie gewohnt
1	Patient bewegt sich wie gewohnt, vermeidet aber gewisse Bewegungen
2	Seltenere/verlangsamte Bewegungen
3	Immobilität
4	Apathie oder Unruhe
ITEM 11 – Auswirkungen auf Kommunikation/Kontaktfähigkeit	
0	Üblicher Kontakt
1	Herstellen von Kontakt erschwert
2	Patient vermeidet Kontaktaufnahme
3	Fehlen jeglichen Kontaktes
4	Totale Indifferenz
Totale Punkte (0 = kein Schmerz, 44 maximaler Schmerz)	

Ziel ist es, in der Betreuung Demenzerkankter eventuelle Schmerzen durch eine gute Fremdbeobachtung qualitativ und quantitativ zu beurteilen. Dabei kann man aufgrund von Mimik, ängstlicher Abwehr und aus den Auswirkungen auf den Alltag Rückschlüsse auf die Schmerzintensität und auf den Therapieerfolg ziehen. Sich allein auf die verbalen Äußerungen Demenzerkrankter zu verlassen, führt zu Über- und Unterschätzung der Symptomatik.

4.2.6 Ausmaß körperlicher Störungen

In der Betreuung Demenzerkrankter, v. a. im fortgeschrittenen Stadium, erhält die Beurteilung körperlicher Funktionen eine höhere Bedeutung, als die alleinige Einschätzung der kognitiven Leistungsfähigkeit oder psychischen Veränderungen. Sie dient zum einen der Abschätzung etwaiger Risikofaktoren, zum anderen des aktuellen Schweregrades.

Die existierenden Instrumente wie BMI, Tinetti-Test bei Sturzgefahr oder der Barthel-Index wurden zwar für den gesamten Bereich der Geriatrie entwickelt, sind aber auch gut übertragbar auf demenziell Erkrankte.

4.2.7 Einschätzung des Schweregrads und des Pflegeaufwandes

Bedingt durch das stetige Fortschreiten demenzieller Erkrankungen kommt der Beurteilung des jeweiligen Schweregrades und der damit verbundenen Pflegebedürftigkeit eine wichtige Rolle zu. Durch standardisierte Verfahren versucht man, eine objektive Einschätzung des Schweregrades zu erzielen. Die Ergebnisse werden in der Einstufung der Pflegeversicherungen, der Indikation bestimmter Medikamente oder deren Erfolg, aber auch zur prognostischen Abschätzung eines vermuteten Versorgungsaufwandes benötigt.

Reisberg Skalen

Die Global Deterioration Scale (GDS) nach Reisberg beschreibt in 7 Stadien kognitive Leistungseinbußen, die in einem Rating global eingeschätzt werden. Neben Merkfähigkeit, Orientierung und Wortfindung, werden auch die Gedächtnisleitung und einzelne alltagspraktische Fähigkeiten beurteilt. Körperliche Veränderungen und eine Einschätzung der Pflegebedürftigkeit werden dagegen in dem Functional Assessment Staging (FAST) erfasst. In ebenfalls 7 Stadien liegt der Beobachtungsfokus auf alltäglichen Routinen. In den schwereren Demenzstadien 6 und 7 erfolgt eine weitere Unterdifferenzierung von pflegerelevanten Veränderungen wie Inkontinenz, Gangstörung, Waschen mit Hilfe, Störung des Schluckreflexes bis hin zur Bewusstseinsstörung (📖 2).

Tabelle 11: GDS und FAST in Gegenüberstellung

Stadien		GDS	FAST
1	kein kognitiver Abbau	weder durch subjektive Klagen noch im Gespräch mit dem Arzt	
2	sehr leichter kognitiver Abbau	Subjektive Klagen lediglich über Gedächtnisverlust, z.B. man vergisst, wohin man vertraute Dinge gelegt hat. Keine objektiven Anzeichen für einen Gedächtnisverlust im Arztgespräch.	Name vergessen, Verabredung, Sachen verlegt, subjektiv erlebt, von Außenwelt nicht wahrgenommen
3	leichter kognitiver Abbau	Leistungsverschlechterung bei anspruchsvollen beruflichen Tätigkeiten und gesellschaftlichen Anlässen. Objektive Anzeichen einer Beeinträchtigung werden nur im intensiven Gespräch erkennbar.	wichtige Verabredung vergessen, Schriftstücke nicht zu Ende bringen, Orientierung in unvertrauter Umgebung erschwert, Routinen unbeeinträchtigt
4	mäßig kognitiver Abbau	Reduziertes Wissen um aktuelle Ereignisse. Verminderte Fähigkeit zur Durchführung komplexer Aufgaben. Verminderte Fähigkeit, finanzielle Angelegenheiten zu erledigen.	Probleme beim Einkaufen, Kontoführung, Termine, berufliche Schwierigkeiten

Tabelle 11: GDS und FAST in Gegenüberstellung (Forts.)

5	mäßig schwerer kognitiver Abbau	Betroffener kann sich nicht mehr an einen wichtigen Aspekt des aktuellen Lebens erinnern. Hat eventuell Schwierigkeiten beim Auswählen von Kleidungsstücken; kann nicht mehr ohne eine gewisse Hilfe auskommen.	Pflegeperson muss Angelegenheiten regeln, Kleidung auswählen, vernachlässigte Körperpflege, Autofahren nicht mehr möglich
6	schwerer kognitiver Abbau	Betroffener weiß größtenteils nichts mehr über kürzliche Ereignisse. Zunehmende Probleme mit Anziehen und Baden. Entwickelt schließlich Probleme beim Gang zur Toilette. Psychische Veränderungen wie unruhiges Verhalten können sich einstellen.	psychische Störungen/ Verhaltensstörungen
6a			fehlerhaftes Anziehen
6b			Baden/Duschen alleine nicht mehr möglich
6c			vergessen nach Toilettengang zu spülen
6d			Harninkontinenz
6e			Stuhlinkontinenz
7	sehr schwerer kognitiver Abbau	Sämtliche verbalen Fähigkeiten sind verloren. Inkontinenz, progressiver Verlust grundlegender psychomotorischer Fähigkeiten.	körperliche Störungen
7a			Verminderung des Wortschatzes
7b			„letzte gesprochene Wort", keine verständliche Sprache
7c			Gehstörung
7d			Sitzen im Sessel erschwert
7e			Reaktion auf Reize, Greif- und Schluckreflex funktioniert
7f			Bewusstseinsstörungen

Clinical Dementia Rating nach Berg

Das Clinical Dementia Rating bestimmt in den Kategorien Gedächtnis, Orientierung, Urteilsvermögen und Problemlösung, gesellschaftliche Aktivität, Heim (Leben zuhause) und Hobbies sowie in der Körperpflege das jeweilige Defizit (☞ Tabelle 12). Der Mittelwert der Einzelkategorien bestimmt den Gesamtschweregrad in 5 Stadien von gesund über fragliche, leichte und mittelschwere Demenz hin zu schwerer Demenz.

Tabelle 12: CDR – Clinical Dementia Rating

Bereich	Keine = 0	Fraglich = 0,5	Leicht = 1	Mäßig = 2	Schwer = 3
Gedächtnis	Kein Gedächtnisverlust oder leichte, nicht ständig auftretende Vergesslichkeit	Beständige leichte Vergesslichkeit, teilweise Erinnerung an Ereignisse, „gutartige" Vergesslichkeit	Mäßiger Gedächtnisverlust; ausgeprägter für kurz zurückliegende Ereignisse; Defizit beeinträchtig Alltagsaktivitäten	Schwerer Gedächtnisverlust; nur sehr gut Gelerntes wird behalten; neue Informationen gehen rasch wieder verloren	Schwerer Gedächtnisverlust, nur Fragmente bleiben übrig
Orientierung	Vollständig orientiert	Vollständig orientiert; nur leichte Zeitgitterstörung	Mäßig Zeitgitterstörung; zum Ort der Untersuchung orientiert; kann anderswo Probleme mit der topographischen Orientierung haben	Ausgeprägte Zeitgitterstörung; meist zur Zeit desorientiert, oft auch zum Ort	Nur zur eigenen Person orientiert
Urteilsvermögen und Problemlösen	Löst alltägliche Probleme, bewältig geschäftliche und finanzielle Angelegenheiten gut; Urteilsvermögen verglichen mit früherer Leistungsfähigkeit gut	Leicht beeinträchtig Lösen von Problemen und beim Beurteilen von Ähnlichkeiten und Unterschieden	Mäßige Schwierigkeiten beim Lösen von Problemen und beim Beurteilen von Ähnlichkeiten und Unterschieden; soziale Urteilsfähigkeit normalerweise erhalten	Stark beeinträchtigt beim Lösen von Problemen und beim Beurteilen von Ähnlichkeiten und Unterschieden; soziale Urteilsfähigkeit normalerweise beeinträchtigt	Unfähig, irgend etwas zu beurteilen oder Probleme zu lösen
Leben in der Gemeinschaft	Leistung, Selbständigkeit und Verhalten bei der Arbeit, beim Einkaufen, in ehrenamtlichen Tätigkeiten und bei sozialen Aktivitäten normal	Leichte Beeinträchtigung dieser Aktivitäten, geringe Verhaltensauffälligkeit, höchstens leichtgradige Störung sozialer Integration	Keine selbständige Leistung bei diesen Aktivitäten, obwohl sie z. T. noch ausgeübt werden; erscheint bei flüchtiger Betrachtung normal, mäßige Verhaltensauffälligkeiten, mäßige Störung der sozialen Integration	Keine selbständige Leistungsfähigkeit außer Haus. Wirkt gesund genug, um zu Festlichkeiten außer Haus mitgenommen zu werden, starke Verhaltensauffälligkeiten, starke Störung der sozialen Integration	Wirkt zu krank, um zu Festlichkeiten außer Haus mitgenommen zu werden, extreme Verhaltensauffälligkeiten, extreme Störung der sozialen Integration

Tabelle 12: CDR – Clinical Dementia Rating (Forts.)

Bereich	Keine = 0	Fraglich = 0,5	Leicht = 1	Mäßig = 2	Schwer = 3
Haushalt und Hobbies	Das Leben zu Hause, Hobbies und intellektuelle Interessen sind gut erhalten	Das Leben zu Hause, Hobbies und intellektuelle Interessen sind ein wenig beeinträchtigt	Leichte aber eindeutige Beeinträchtigung der Leistung zu Hause; schwierige Aufgaben werden nicht mehr ausgeführt; komplizierte Hobbies und Interessen werden aufgegeben	Nur einfache Aufgaben werden aufrecht erhalten; stark eingeschränkte Interessen	Keine nennenswerte Leistungsfähigkeit zu Hause
Körperpflege	Vollständig in der Lage, sich um sich selbst zu kümmern		Muss aufgefordert werden, vernachlässigt ihr/sein Äußeres und die persönliche Hygiene	Benötigt Hilfe beim Anziehen, bei der Körperpflege, würde alleine verwahrlosen	Benötigt viel Hilfe bei der Körperpflege; oft inkontinent, Zeichen der Verwahrlosung

BPS (Beurteilungsbogen der Pflegebedürftigkeit von Senioren) nach Gutzmann

In mittelschweren bis schweren Stadien bietet die von Gutzmann weiterentwickelte Skala die Möglichkeit, pflegerelevante Einschränkungen zu erfassen. Beurteilt werden unter anderem das psychoorganische Syndrom, körperbezogene Pflegebedürftigkeit, Störungen der sozialen Kompetenz, Aggressivität und Depressivität. In einer Untersuchung bestand gerade bei Heimbewohnern ein enger Zusammenhang zwischen Pflegestufenzuerkennung und psychischen Beeinträchtigung.

Pflegetagebuch

Durch die langsame Progredienz demenzieller Erkrankungen fällt es häufig schwer, den Zeitpunkt zu bestimmen, an dem der Betroffene die Kriterien erfüllt, die zu Erlangung einer Pflegestufe notwendig wären. Im Alltag hat sich hier der Einsatz von Pflegetagebüchern bewährt (☞ Abb. 4.9). Für einen begrenzten Zeitraum von zumeist einer Woche erfolgt eine Minutenerfassung der erbrachten notwendigen Pflegeleistung.

Aufgrund des bei Krankheitsbeginn bestehenden Ungleichgewichtes – hoher Aufwand im Bereich der hauswirtschaftlichen Versorgung und vergleichsweise niedriger Aufwand in der körperlichen Versorgung – kann es aufgrund der gesetzlich vorgeschriebenen Beurteilungsrichtlinien zu Ablehnungen der Pflegestufenzuerkennung kommen.

In dem ersten Gespräch mit dem MDK überbewerten viele Angehörige den Bereich der hauswirtschaftlichen Versorgung und Aufsicht, weil dieser sie psychisch in der Regel auch viel mehr belastet. Die tatsächlich zur Erreichung der Pflegestufe geleistete direkte körperliche Pflege wird schnell, weil als selbstverständlich angesehen, „vergessen zu erwähnen".

Insofern dienen Pflegetagebücher einerseits dazu, den tatsächlich geleisteten Pflegeaufwand zu erfassen, andererseits aber auch dazu, unrealistische Erwartungen der Angehörigen zu korrigieren. Pflegetagebücher sind zudem eine gute Ergänzung der Verlaufsbeurteilung.

Vordrucke sind im Internet frei verfügbar oder werden von verschiedenen Pflegekassen kostenlos zur Verfügung gestellt.

Pflegetagebuch

Pflegetag

Erforderliche Hilfe bei:	Zeitaufwand in Minuten					Art der Hilfe		
	Morgens	Mittags	Abends	Nachts (22–6 Uhr)		Anleitung oder Beaufsichtigung	Mit Unterstützung	Teilweise oder volle Übernahme
Körperpflege								
Waschen:								
• Ganzkörperwäsche								
• Teilwäsche								
Duschen								
Baden								
Zahnpflege								
Kämmen								
Darm- und Blasenentleerung								
Wasserlassen								
Stuhlgang								
Richten der Kleidung								
Wechseln von Windeln								
Wechseln/Entleeren des Urinbeutels/ Stomabeutels								
Ernährung								
Mundgerechte Nahrungszubereitung								
Aufnahme der Nahrung								
Mobilität								
Aufstehen/ Zu-Bett-Gehen								
Umlagern								

Pflegetagebuch (Forts.)						
Ankleiden						
Auskleiden						
Gehen/Bewegen im Haus						
Stehen						
Treppensteigen						
Verlassen/ Wiederaufsuchen der Wohnung						
Hauswirtschaftliche Versorgung						
Einkaufen						
Kochen						
Wohnung reinigen						
Spülen						
Wechseln/Waschen der						
• Wäsche/Kleidung						
Beheizen der Wohnung						

Auszug aus einem Pflegetagebuch (📖 7)

Instrumental Activities of Daily Living (IADL)

Die IADL-Skala nach Lawton und Brody ist ein auf der ADL-Score basierendes Verfahren zur Erfassung der Alltagskompetenz. Es erfasst 8 Aktivitäten des täglichen Lebens, z. B. die Benutzung öffentlicher Verkehrsmittel, des Telefons aber auch die Kompetenz bei der eigenen Körperpflege.

Bayer-ADL

Die Bayer-ADL Skala wird in der Fremdbeurteilung von Demenzerkankten im frühen Erkrankungsstadium eingesetzt. Die Beurteilungskriterien stammen dementsprechend eher aus dem Bereich der sozialen, als aus dem Bereich der physischen Kompetenzen. Die Beeinträchtigung erfolgt auf einer 10-Punkte-Skala. Aus dem Summenwert der 25 Einzelkriterien wird dann ein Durchschnittswert berechnet.

Barthel-Index

Der von Dorothea W. Barthel entwickelte Barthel-Index ist ein Verfahren zur Erfassung grundlegender Alltagsfunktionen und wird vor allem in der Geriatrie eingesetzt. Dabei werden vom Arzt oder vom Pflegepersonal 10 unterschiedliche Tätigkeitsbereiche mit Punkten bewertet, u.a. Körperpflege, Mobilität, Treppensteigen, Betttransfer, Toilettenbenutzung, An- und Auskleiden oder Körperpflege.

Nurses' Observation Scale for Geriatric Patients (NOSGER)

Die Nurses' Observation Scale for Geriatric Patients (NOSGER) erfasst mit 30 Unteritems Auffälligkeiten in 6 Dimensionen: Sozialverhalten, Verhaltensstörungen, Stimmung, ADL, IADL und Gedächtnis.

4.3 Bildgebende Verfahren

Lange Zeit dienten bildgebende Verfahren wie die Computer Tomographie (CT) nur zur Ausschlussdiagnostik einer Demenz vom Alzheimer-Typus. Man versuchte, Zeichen zu finden, die Hinweise auf andere Krankheitsbilder gaben. Fehlten diese und lagen eindeutige Demenzzeichen vor, war die Diagnose einer Alzheimer-Demenz wahrscheinlich.

Aus dieser Überlegung heraus entstand auch die lange Zeit sehr strikte Trennung zwischen der Alzheimer-Krankheit und der vaskulären Demenz. Fanden sich Hinweise auf Durchblutungsstörungen wurde eine gefäßbedingte Ursache postuliert, fehlten diese Hinweise, ging man von einer Demenz vom Alzheimer-Typus aus.

Seit der Verfeinerung der Untersuchungsmethoden, v. a. seit der Einführung der Kernspintomographie oder Magnetresonanztomographie (MRT), fiel diese Unterscheidung schwieriger. Auch bei klinisch relativ eindeutigem Krankheitsbild einer Alzheimer-Demenz finden sich Hinweise auf Durchblutungsstörungen und zudem auch bei einer großen Zahl an kognitiv Gesunden.

Der Fokus der Bildgebung verlagerte sich dann in den letzten Jahren zunehmend in Richtung einer Funktionsdiagnostik. Durch die funktionelle Kernspintomographie wird es möglich, ähnlich wie im PET oder im SPECT die Aktivierung bestimmter Hirnareale zu erkennen. In diesem heute noch experimentellen Bereich dürfte die Zukunft der bildgebenden Verfahren liegen.

Aktuell besteht der Anspruch an die Bildgebung im Erkennen von
- Ausmaß der globalen Atrophie,
- bestehende Atrophie bestimmter Hirnareale (frontal, temporal, ein- oder beidseitig),
- Anzeichen für Durchblutungsstörungen,
- Zeichen eines aktuellen oder früher stattgefundenen Hirninfarktes,
- Raumforderungen, wie Tumor oder Blutungen.

Die Diagnose einer primären Demenz alleine aufgrund der Bildgebung ist zum aktuellen Zeitpunkt nicht möglich.

4.3.1 CCT und MRT

Der Nachweis von Strukturveränderungen des Gehirns ist die Stärke der kranialen Computer-Tomographie (CCT). So können mit ausreichender Sicherheit Tumore, Blutungen aber auch ein Normaldruckhydrozephalus diagnostiziert werden. Daneben dient das CCT auch dem Erkennen von Schlaganfällen und bestimmten Atrophiemustern (globale Atrophie, Seitendifferenz oder Frontal-/bzw. Temporalatrophie) des Gehirns. Das CCT ist mittlerweile flächendeckend verfügbar und kostengünstiger als andere Verfahren.

Die Stärken der Magnetresonanztomographie (MRT) liegen in der feineren Darstellung der Hirnsubstanz, sie ist damit sensitiver als das CCT (Abb. 4.6). Im höheren Lebensalter kann dies jedoch zum Problem werden, da bei einer Vielzahl von Personen höherer Altersgruppen v. a. durchblutungsbedingte Veränderungen nachgewiesen werden können, ohne dass eine entsprechende Symptomatik vorliegt. Die genauere Darstellung von zentralen Strukturen wie dem Hippocampus gibt dem MRT Vorteile gegenüber dem CCT, vor allem in der Frühdiagnostik und bei jüngeren Betroffenen. Menschen mit Herzschrittmacher können im MRT nicht untersucht werden, auch führt die verhältnismäßig lange Untersuchungsdauer dazu, dass Demenzerkrankte die Untersuchung nicht tolerieren, so dass hier das CCT dann die bessere Alternative darstellt.

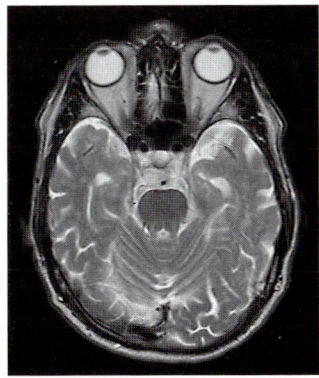
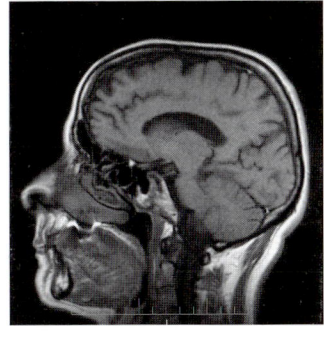

Abb. 4.6: CCT und MRT.

4.3.2 Weitere Verfahren

Neben der rein bildlichen Darstellung durch CCT und MRT kommen auch nuklearmedizinische Untersuchungen vor allem in der Frühdiagnostik zum Einsatz. Aufgrund der hohen Kosten gelten sie aber nicht als Routineverfahren und können eigentlich nur im wissenschaftlichen Bereich eingesetzt werden. Durch die gesetzlichen Krankenkassen werden die Kosten nicht übernommen. Die Positronen-Emissions-Tomographie (PET) und das SPECT weisen durch radioaktiv markierte Zucker den Stoffwechsel im Gehirn nach und lassen so Rückschlüsse auf Unterfunktionen bestimmter Regionen im Gehirn zu.

4.4 Laboruntersuchungen

Zum aktuellen Zeitpunkt gibt es keinen geprüften Einzeltest zur Untersuchung des Vorliegens einer bestimmten Demenz, v. a. aber keinen Alzheimer-Test. Blutlaboruntersuchungen und Urinuntersuchungen dienen dazu, sekundäre Krankheitsbilder auszuschließen. Die Untersuchung des Nervenwassers (Liquor) kann, neben dem Erkennen von neurologischen Krankheitsbildern und Entzündungen, auch durch den Nachweis bestimmter Eiweiße den Verdacht auf eine bestimmte primäre Demenzform erhärten.

4.4.1 Routinelaboruntersuchung

Als Minimallabor wird ein Blutbild, Leber- und Nierenwerte, Glukose im Serum, Cholesterin, Schilddrüsenparameter und VitB12/Folsäure gefordert. Weitere Untersuchungen werden auf die jeweilige Krankengeschichte abgestimmt, so z. B. eine Vergiftung mit Blei.

In der Regel werden Untersuchungen durchgeführt, die Hinweise auf folgende **häufigeren Erkrankungsbilder** geben können:
- Schilddrüsenerkrankung → TSH
- Anämie → Blutbild
- Leberschädigung → GOT, GPT, Gamma-GT
- Nierenschädigung → Kreatinin
- Mangelerkrankung → VitB12, Folsäure
- Elektrolytstörungen → Natrium, Kalium, Kalzium
- Exsikkose → Hämatokrit, Blutbild
- Alkoholismus → Gamma-GT
- Diabetes mellitus → BZ, Urin-Teststreifen
- Benzodiazepinmissbrauch → Urinnachweis

Seltenere Krankheitsbilder sind:
- Borreliose → Borrelientiter
- HIV → Serologie
- Neuro-Lues (Syphilis) → TPHA im Urin
- Vergiftungen → Blei, Benzol, Quecksilber

4.4.2 Biomarker

Als Biomarker werden messbare Substanzveränderungen des Organismus bezeichnet, die den Verdacht einer Demenzkrankheit, bzw. einer spezifischen Unterform bestärken können. Aktuell werden Biomarker nur im Liquor von Betroffenen gewonnen und können die Diagnose einer Alzheimer-Krankheit bestärken oder entkräften. Die Diagnose alleine auf Veränderungen dieser Biomarker zu stellen, ist dagegen nicht möglich:

- Beta-Amyloid (erniedrigt bei Alzheimer-Krankheit)
- Tau-Protein (erhöht bei Alzheimer-Krankheit)

Die gleichen Biomarker spielen auch bei weiteren Demenzerkrankungen eine Rolle. Andere Substanzen stehen für den Routineeinsatz noch nicht zur Verfügung.

Literatur

1. Folstein MF, Folstein SE, Mc Mugh PR.: „Mini Mental State": A practical Method for grading the cognitve state of Patientes for the clinician. J Psychiatr Res 1975; 12: 189–198
2. Ihl R., Fröhlich L.: Die Reisberg-Skalen GDS BCRS FAST – Manual. Weinheim: Beltz-Test, 1991
3. Kessler J., Calabrese P., Kalbe E., Berger F.: DemTect: Ein neues Screening-Verfahren zur Unterstützung der Demenzdiagnostik, Psycho, 26/2000, 343–347.
4. Landendörfer P, Hesselbarth S: Schmerz-Beurteilung bei „sprachlosen" Patienten, Der Allgemeinarzt 10/2003; S 822– 828
4a. Morelle R. 1998, deutsche Version Kunz R. 2000
5. Morris JC., Heymman A., Mohs RC. Et al.: The Consortium to Establish a Registry for Alzheimer's disease. Neurology, 39/1997, S. 1159–1165
6. Shulman K. et al.: The challenge of time. Clock drawing and cognitive function in the elderly. International Journal of Geriatric Psychiatry, 1/1986, S. 135–140
7. www.kkh.de/download/pflegetagebuch.pdf, Zugriff März 2007

5 Therapie der Demenzerkrankungen

Da eine Heilung der primären Demenzerkrankungen zum aktuellen Zeitpunkt nicht möglich ist, richten sich alle therapeutischen Bemühungen auf eine Stabilisierung oder Verlangsamung der Progredienz, auf eine Verminderung der Begleitsymptome, eine Entlastung und Unterstützung Angehöriger und Pflegender sowie auf die Sicherung des Hilfssystems.

In wissenschaftlichen Untersuchungen finden sich neben der Symptomreduktion auch Ziele wie die Verzögerung einer Heimaufnahme oder Kostenersparnisse durch Reduktion des Pflegeaufwands.

Therapieziele
- Progressionsverzögerung
- Reduzieren der Beschwerden
- Reduzieren von Krankheitsauswirkungen
- Prävention
- Subjektives Wohlbefinden
- Steigerung des Selbstwertes
- Abwehr einer Fremdgefährdung
- Schutz vor Eigengefährdung
- Schutz vor körperlicher Überlastung des Angehörigen/Pflegenden
- Schutz vor psychischer Überlastung des Angehörigen/Pflegenden
- Kostenreduktion
- Verzögerung der Heimaufnahme

Da viele Behandlungskonzepte aus dem praktischen Alltag heraus entstehen, fehlen häufig wissenschaftlich überprüfbare Studien hinsichtlich ihrer Wirksamkeit. Nur in wenigen Bereichen existieren neben Erfahrungswerten übertragbare und wissenschaftlich überprüfbare Ergebnisse.

Wir versuchen, eine möglichst große Übersicht über bestehende Therapieansätze oder Maßnahmen darzustellen, auch um Anregungen für den Alltag zu geben.

Die Gruppe der Demenzerkrankungen oder deren Lebensumfeld ist dabei zu heterogen, um Empfehlungen für eine bestimmte Therapie zu geben – selbst innerhalb der Gruppe der Alzheimer-Demenzen muss sich die Therapie an der individuellen Situation des Einzelnen orientieren.

Alle Bemühungen müssen sich an die Bedürfnisse des Erkrankten richten und nicht der Erkrankte an mögliche Konzepte der Therapeuten oder Institutionen.

5.1 Gesamtbehandlungskonzept

Ein Gesamtbehandlungskonzept sieht eine Reihe von Maßnahmen und Therapieempfehlungen ausgerichtet auf die individuelle Situation des Betroffenen vor (☞ Abb. 5.1). Das Konzept muss multiprofessionell orientiert sein und wird im Krankheitsverlauf wiederholt angepasst oder ergänzt.

Die **allgemeinmedizinische Basisbehandlung** ist die Grundvoraussetzung für eine erfolgreiche Therapie. Da viele Demenzkranke ein vermindertes Krankheitsgefühl auch für somatische Krankheitsbilder haben, sollte die Behandlung neben der Kontrolle allgemeiner Alterserkrankungen vor allem auch den Ernährungszustand, Schmerzsymptome und Polypharmazie im Blick haben. Sekundäre Ursachen für die Verschlechterung der Kognition müssen ausgeschlossen oder behandelt werden.

- Zu Beginn einer Demenzerkrankung stehen die progressionsverhindernden Maßnahmen und Beratungsangebote für betreuende Angehörige im Vordergrund. Ein wirksames Hilfssystem muss unter Berücksichtigung finanzieller, juristischer oder pflegerischer Rahmenbedingungen etabliert werden.
- Im mittleren Stadium kommen vor allem medikamentöse Therapieformen der Begleitsymptome zum Tragen, neue Wohn- und Versorgungskonzepte müssen erarbeitet werden.

Therapie der Demenzerkrankungen

Medikamentös

antidementiv
antiaggressiv
antidepressiv
anxiolytisch
sedierend

Nichtmedikamentös

Psychotherapie
Soziotherapie
Erinnerungsarbeit
Biografie
Milieu
Kreativtherapie
Ergotherapie
Physiotherapie
Körperorientierte Therapie
Edukation

Internistische Basistherapie

Beratung

Juristisch
Pflegeversicherung
Wohnraum

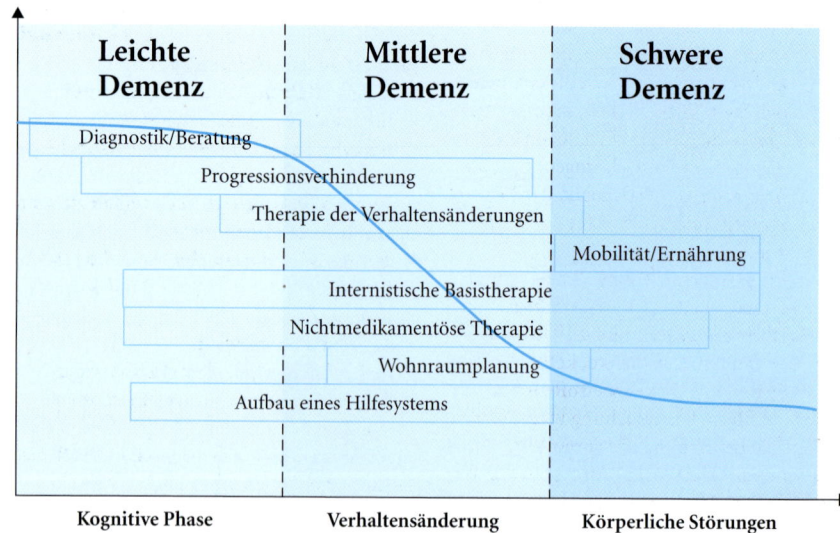

Abb. 5.1: Gesamtbehandlungskonzept bei demenziellen Erkrankungsbildern.

Abb. 5.2: Maßnahmen im Verlauf der Demenz.

- Im letzten Krankheitsstadium überwiegen die somatisch-pflegerischen Maßnahmen und es stellen sich ethische Fragen hinsichtlich Lebensverlängerung oder freiheitsentziehender Maßnahmen.
- Durch das Erreichen einer neuen Krankheitsstufe endet in der Regel nicht die Therapie,

sondern muss den neuen Anforderungen angepasst werden (→ Abb. 5.2). Durch alle Erkrankungsverläufe hindurch benötigen vor allem die Angehörigen durchgängig Begleitung und verlässliche Ansprechpartner. Spezielle Zentren können Hausärzte und Angehörige durch eine multiprofessionelle Personalzusammensetzung mit Pflegenden, Psychologen, Ärzten und Sozialarbeitern in dieser komplexen Aufgabe unterstützen (→ Kapitel 13.4).

5.2 Nichtmedikamentöse Therapie

Während die medikamentöse Therapie relativ überschaubar ist (→ Abb. 5.1), finden sich unter den Begriffen **nichtmedikamentöse Therapie** oder **nichtmedikamentöse Maßnahmen** eine Vielzahl an wissenschaftlich überprüften und evaluierten Therapieformen, Einzelberichten, Alltagskonzepten oder Individualtherapien. Die Therapien werden dem ärztlichen, psychologischen, pflegerischen, ergotherapeutischen, physiotherapeutischen, logopädischen oder geragogischen Bereich zugeordnet, also einem Teilbereich der Pädagogik, der sich mit Bildungsfragen und -hilfen für ältere Menschen befasst.

Nur die geringere Zahl der Therapien sind für eine umschriebene Patientenklientel wissenschaftlich untersucht und als wirksam beschrieben worden. Das Manko, keine homogenen Gruppen von Demenzbetroffenen für die wissenschaftliche Untersuchung zu finden, erschwert die Beurteilung der vorgestellten Therapieformen. Überschneidungen sind häufig und klare Zuordnungen zu den klassischen Kategorien, wie Psychotherapie oder Pflegemaßnahmen, oftmals nicht möglich. Trotzdem wollen wir versuchen aus den Bereichen

- Psychotherapie (→ Kapitel 5.2.1),
- Erinnerungs- oder Biografiearbeit (→ Kapitel 5.2.2),
- Milieutherapie oder Soziotherapie (→ Kapitel 5.2.3),
- Kreativtherapie (→ Kapitel 5.2.4),
- Ergo- und Physiotherapie (→ Kapitel 5.2.5)
- Logopädie (→ Kapitel 5.2.6) und
- körperorientierte/somatische Verfahren (→ Kapitel 5.2.7)

die aktuell gängigsten Verfahren und Konzepte darzustellen.

5.2.1 Psychotherapie

Die individuelle Psychotherapie bei Demenzerkrankten folgt keiner speziellen Psychotherapierichtung, sondern den individuellen Bedürfnisse der Betroffenen. Kürzere Therapiezeiten, kürzere Intervalle und der Verzicht auf eine allzu große Erwartungshaltung können in dieser Therapieform notwendig werde. Der Fokus liegt überwiegend in einem wertschätzenden stützenden Kontakt und der Förderung der bestehenden Ressourcen. Trotz bestehender kognitiver Veränderungen ist eine Psychotherapie bis in mittlere Erkrankungsstadien möglich, wenn auch unter Hinzuziehung von Angehörigen oder anderen Betreuungspersonen.

Wichtige Themen in den Sitzungen sind
- der erlebte Kompetenzverlust,
- der Umgang mit Stress und Stimmungsschwankungen,
- die Erarbeitung externen Gedächtnisstützen und anderer Hilfsmittel und
- die Wertschätzung des bisher im Leben Erreichten.

Ziele sind
- Krankheitsbewältigung,
- Reduktion von Verhaltensänderungen,
- Besserung psychischer Begleitsymptome und
- Förderung des Wohlfühlens des Betroffenen und seiner Familie.

Im besonderen Fokus steht der Schutz der Betroffenen vor möglichen kognitiven Überforderungen. So darf der Name des Therapeuten oder der letzte Sitzungsinhalt vergessen werden, es obliegt dem Therapeuten durch Wiederholungen, die Kontinuität zu gewährleisten.

Eine reine Einzeltherapie wird bei den meisten Betroffenen zu kurz greifen und sollte um

Beratungs- bzw. auch Therapieangebote der nächsten Angehörigen erweitert werden. Dies kann sich zu familientherapeutischen Sitzungen entwickeln, die auch den Regeln der systemischen Familientherapie folgen.

Hinsichtlich der Alltagsbewältigung finden sich auch immer wieder Elemente der kognitiven Verhaltenstherapie, die aber aus bekannten Gründen im fortgeschritteneren Stadium deutliche Einschränkungen erfährt.

Selbst-Erhaltungs-Therapie (SET)

In der von Romero und Eder entwickelten SET (12) wird als übergeordnetes Ziel der Erhalt des eigenen Selbst angestrebt. Man verbindet damit einen längeren Erhalt effizienteren Verhaltens, der Abwehr von psychischem Leiden, die Reduktion von Verhaltensstörungen. Aus dieser Überlegung heraus werden mit den Angehörigen Betreuungsprinzipien erarbeitet oder verstärkt, die folgenden Ziele folgen:
- Vermeidbar Veränderungen vermeiden
- Erlebnisarmut vermeiden
- Bewahren der Zuversicht der Bezugspersonen

Neben der Vermittlung des Wissens um das eigene Selbst wird in Erinnerungsgruppen versucht, durch Übungen zur Biografie und zum eigenen Wissen Verlusten entgegenzutreten oder selbstnahes Wissen zu reaktivieren und die Übungen im Alltag fortzusetzen. Die zentralen Anteile des Selbst werden mit einer speziellen Interviewtechnik ermittelt und dokumentiert. Aus persönlich bedeutsamem Material, wie Videos, Urlaubsfotos oder Zeugnissen, wird dann eine „Erinnerungsmappe" hergestellt.

Die Entlastung der Angehörigen ist ein weiterer zentraler Ansatz der SET, die stationär aber auch ambulant durchgeführt wird.

Validation und integrative Validation

☞ 8.3.5

Die von Naomi Feil begründete Methode der **Validation** versteht die Desorientiertheit eines hochaltrigen Menschen als eigene Lebensphase und vermutet, dass das Verhalten immer begründet ist. Aufgabe des Gegenübers ist es, die Gründe des Verhaltens zu erkennen und das eigene Handeln in empathischer Weise darauf abzustimmen. Feil geht davon aus, dass auch Demenzkranke im späten Stadium danach streben, unerledigte Aufgaben aufzuarbeiten. Die Aufgabe des Therapeuten/Betreuers ist es, den Betroffenen dabei zu unterstützen. Begründet wird die Methodik auf dem Stufenmodell der psychosozialen Entwicklung nach Erik H. Erikson, ergänzt um die letzte Phase „Aufarbeiten vs. Vegetieren". Dass im Stadium der Demenz unbewältigte Konflikte aus der Vergangenheit bearbeitet werden, gehört dabei zu den umstrittensten Thesen von Feil.

Nicole Richards hat die Methode abgewandelt, bzw. neu begründet und bezeichnet sie als **integrative Validation**. Sie geht dabei, anders als Naomi Feil, von zugrunde liegenden hirnorganischen Abbauprozessen und den damit in Verbindung stehenden Verlusten und Einbußen aus. Die Methodik konzentriert und orientiert sich an den Ressourcen und der Erfahrungswelt der Betroffenen.

Beide Verfahren fußen auf den Grundlagen der verbalen und nonverbalen Kommunikation, konzentriert auf die jeweilige Gefühlswelt des Betroffenen.

Bindungsarbeit

Stuhlmann (15) formulierte die Bedeutung von Bindungsaspekten und Biografie in der Betreuung und Behandlung demenziell Erkrankter. Unter Bindung versteht man ein biologisch angelegtes Bezugssystem zu nahe stehenden Personen, die Schutz und Sicherheit garantieren können. Bindungserfahrungen, die man vor allem in der frühen Kindheit entwickelt, bleiben oftmals zeitlebens bestehen. Im Rahmen einer demenziellen Erkrankung können vormals kompensierte Bindungsstörungen wieder aufbrechen und zu relevanten Verhaltensänderungen oder psychischen Symptomen führen. Die Arbeit mit Bindungserfahrungen geht demnach weit über eine reine Biografiearbeit hinaus und erfordert von den Bezugspersonen die Kenntnis von eigenen Bindungserfahrungen und den Umgang mit mitunter traumatischen Erlebnissen. Vor allem in der Paartherapie eines Erkrankten und dessen Lebenspartner spielen Bindungsaspekte eine übergeordnete Rolle, können sie doch Verlassensängste, Depression bei Überbehütung oder das Nichterfüllen von Erwartungsinhalten besser erklären und die Konflikte darüber auflösen helfen.

Reaktionen aufgrund von Bindungsstörungen seitens des Betroffenen:
- Rückzug
- Betonung der Selbstständigkeit
- Rasche Erschöpfung
- Eingeengte Einstellungen und Urteile
- Mangelnde Einfühlung
- Depression mit Anklammerung
- Vermeidungsverhalten
- Delegation von Verantwortung
- Vernachlässigung von Pflichten, Aussehen und Körperpflege
- Wahnhafte Umdeutung
- Suchen oder Sammeln
- Verweigerung von Hilfe
- Zurückweisung von Behandlung oder Nahrungsaufnahme
- Verleugnung

5.2.2 Erinnerungs- oder Biografiearbeit

Die Prinzipien der Erinnerungsarbeit mit demenziell Erkrankten finden sich in einer Vielzahl von eigenständigen Konzepten oder Verfahren wieder. Entwickelt zumeist im angloamerikanischen Bereich wird dies als Reminiszieren, Erinnerungsarbeit, Erinnerungspflege oder Biografiearbeit bezeichnet. Dabei bestehen wesentliche Unterschiede aufgrund berufsbedingter Perspektiven (psychologisch, geragogisch, soziologisch, medizinisch). Allen gemeinsam ist das vorrangige Ziel einer emotionalen Entlastung und nicht die Verbesserung der Kognition. Erfahrungsberichte zeigen aber auch, dass durch Gruppenarbeiten mit lebensgeschichtlichen Themen positive Auswirkungen auf den Verlauf der Erkrankung zu erzielen waren (📖 12).

Aber **Biografiearbeit ist keine Therapie**, sondern ein Mittel zum besseren Verstehen, zur Kommunikation, zur Stärkung der Identität oder zur geistigen Aktivierung.

Biografiearbeit beinhaltet daneben auch **Gefahren und Probleme** (gerade im Umgang mit psychotraumatisierten Personen oder psychiatrisch Erkrankten):
- Überbewerten lebensgeschichtlicher Ereignisse seitens der Bezugspersonen
- Retraumatisierung: Verleugnen, Verdrängen und Vergessen muss auch als Schutz vor nicht kontrollierbaren traumatischen Erlebnissen verstanden werden
- Fehlerhafte Erinnerungen
- Erwünschte Erinnerungen
- Konfabulationen (gefüllte Gedächtnislücken)
- Verletzung der Intimsphäre
- Verletzung der Schweigepflicht
- Reaktion auf Präsentation von Erinnerungsmaterial ist nicht vorher absehbar
- Informationen aus zweiter Hand können subjektiv gefärbt oder schlicht falsch sein

Vorraussetzung für Erinnerungs- und Biografiearbeit

- Zeit und Raum – zum Zuhören und Verstehen
- Vertrauen
- Unterscheidung zwischen persönlich Anvertrautem und Inhalten, die öffentlich bestimmt sind, vor allem auch hinsichtlich der Dokumentation (📖 7).

Eine zu intensive und nicht selektive Biografiearbeit kann bei einem Betroffenen verdeckte Traumatisierungen aus seiner Lebensgeschichte aufdecken, was zu unkontrollierbaren Abreaktionen führen kann. Das Arbeiten mit biografischen Inhalten sollte sich daher auf die Inhalte beschränken, die vom Betroffenen selbst geschildert werden und die für das Verstehen von Verhaltensweisen, z. B. bei auftretenden Verhaltensänderungen, notwendig sind. Biografiearbeit ist nicht nur eine reine

Formalität, z. B. mittels Fragebogen, sondern bedarf eines geschulten Umgangs.

Das Verwenden von biografischem Material „aus zweiter Hand" – z. B. von Angehörigen oder Bekannten, beinhaltet die Gefahr der subjektiven Veränderung oder falscher Erinnerungen.

Die individuelle Biografie ist ein sensibles und schützenswertes Gut. Der Wunsch nach einem besseren Verstehen von Verhaltensweisen endet mit der Privatsphäre des Gegenübers, gerade auch bei Demenzerkrankten.

Reminiszenztherapie

In England entstanden seit ca. 1983 in mehreren Orten sog. Age Exchange Reminiscence Centres (Abb. 5.3), in deren man sich in einer nicht-therapeutischen Umgebung zwischen den Generationen über Erinnerungen austauschen konnte. Die Zentren sind historisch eingerichtet, teilweise als Museum betrieben und bieten so vielfältige Möglichkeiten „in Erinnerung zu schwelgen" (1).

Der Schwerpunkt der dort sich entwickelnden Reminiszenz (lateinisch: reminiscentia, von reminisci = sich erinnern) lag in der Reflexion von Erlebtem. Teilweise wurde dieser Ansatz aber bis hin zu einer therapeutischen Technik weiterentwickelt, um auch den Umgang mit konfliktbehaftetem Erleben oder Traumatisierungen zu erlernen.

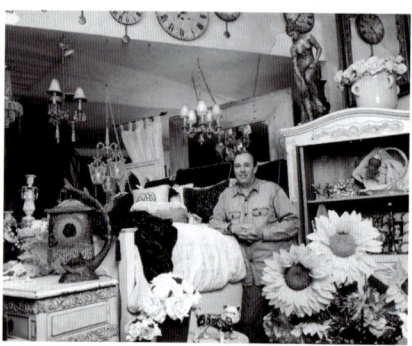

Abb. 5.3: Age Exchange Center. [J668]

In Deutschland wird die Reminiszenz vor allem in ihrer einfacheren, weniger belastenden Form in der Altenhilfe eingesetzt.

Formen der Reminiszenz:
- Einfache Reminiszenz. Die Idee liegt darin, die Vergangenheit in einer informativen und genussvollen Art zu reflektieren.
- Evaluative Reminiszenz. Eher therapeutischer Ansatz, der in der Lebensbetrachtung oder in Konfliktsituationen eingesetzt wird.
- Offensive-defensive Reminiszenz. Unangenehme oder Stress auslösende Informationen werden abgerufen. Dies kann Ursache oder Ergebnis von Verhaltensänderung oder emotionalen Belastung sein. Sich damit zu beschäftigen, kann die Belastung auflösen, im besten Fall die Erinnerung – im Sinne einer Traumaverarbeitung – auch beenden.

Eingesetzte Materialien:
- Visuell: Fotografien, Bilder, autobiografisch wichtige Gegenstände
- Musik: bekannte Melodien aus dem Radio, von CD oder Musik mit verschiedenen Instrumenten
- Geruch und Geschmack: Gerüche, Speisen
- Tasten: Berühren von Gegenständen, Oberflächen erfühlen, Malen oder Töpfern

5.2.3 Milieutherapie

Milieutherapie (14) oder Soziotherapie meint die Anpassung der materiellen und sozialen Umwelt an die veränderte Wahrnehmung, Empfindung und Kompetenzen von Demenzerkrankten oder Bewohnern. Das Prinzip stammt aus der Psychiatrie, wird aber mittlerweile in vielen medizinischen aber auch nicht-medizinischen Bereichen eingesetzt.

Der therapeutische Ansatz liegt in mehreren Bereichen, die miteinander in enger Beziehung stehen und sich auf:
- den Betroffenen selbst,
- sein soziales Umfeld,
- sein Wohn- und Lebensraum und
- die Betreuungsatmosphäre beziehen.

Ziele der Milieutherapie sind neben der Symptomlinderung psychischer Störungen oder Verhaltensänderungen auch der Erhalt von Alltagsfähigkeiten und die Kompetenzförderung des Betroffenen. Klassische Institutionen wie Krankenhäuser oder Altenhilfeeinrichtungen mit krankenhausähnlichem Charakter fördern dagegen die Unselbstständigkeit, die Regression und sozialen Rückzug. Sie erzeugen Angst, Unruhe bis hin zu psychotischen Symptomen.

Vordringliches Ziel ist daher die Annäherung an den Alltag des Betroffenen vor dem Kontakt mit der Institution, oder aber der Einsatz entspannender oder fördernder Maßnahmen.

Die Milieutherapie (☞ Abb. 5.4) verfolgt sicherlich den ganzheitlichsten Ansatz, ist dementsprechend aber auch am schwierigsten durchzuführen und am störungsanfälligsten. Hier genügt es nicht, Einzelmaßnahmen vorzuhalten, sondern der gesamte Lebensraum, einschließlich der darin Tätigen muss sich dem Ziel der Milieugestaltung unterwerfen. Wie schwierig dies im Alltag ist, zeigt sich an zahllosen Beispielen, in denen trotz guter Ansätze auch schon vermeintlich minimale Veränderung, wie die Krankheit eines Mitarbeiters oder ein neuer Bewohner, ein bislang funktionierendes Konzept kippten. Daher kann nie „das perfekte Milieu" das Ziel sein, sondern immer nur die Bemühung nach möglichst viel Normalität und Sicherheit.

5.2.4 Kreativtherapeutische Verfahren

Musik, Kunst und Sprache gelten gemeinhin als die Kommunikationsinstrumente des Menschen. Da die sprachliche Ausdrucksfähigkeit vieler Demenzerkrankter mit Fortschreiten der Erkrankung sich verschlechtert, erhalten therapeutische Verfahren, die sich dieser Techniken bedienen, eine höhere Bedeutung.

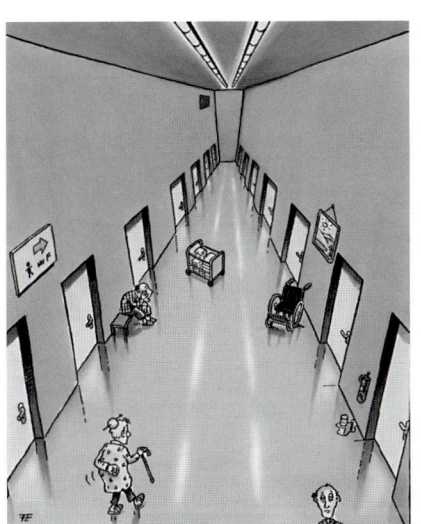
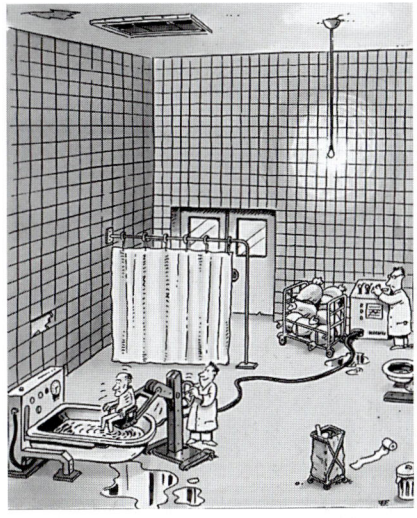

Abb. 5.4: Ein krankenhausähnliches Milieu in der Versorgung Demenzerkrankter im Altenheim fördert das Auftreten von herausfordernden Verhaltensweisen oder die Abwehr von Pflegemaßnahmen. [W249–01]

Musiktherapie

Gerade der **Musiktherapie** kommt zugute, dass offensichtlich die kognitiven Ressourcen hinsichtlich musikalischer Fähigkeiten deutlich länger erhalten bleiben, als die der Sprache (☞ Abb. 5.5). Selbst stumme (mutistische) oder stark sprachverarmte Betroffene „erwachen" beim Singen alter Lieder oder Gedichte. Musik erweist sich als Mittel, um das Selbsterleben zu fördern, das Erinnerungsvermögen anzuregen und gemeinsame, soziale Erfahrungen zu vermitteln.

Dabei haben Demenzerkrankte teilweise völlig andere Zugänge als heutige Generationen zur Musik. Während heute ein eher passiver Musikkonsum vorherrscht, kannten viele Ältere in ihrer Jugend noch kein Radio, geschweige denn andere Medien. Das aktive Musizieren hatte einen viel höheren Stellenwert als heute. Sichtbar ist dies alleine in dem Vergleich der Kenntnis alter Volkslieder zwischen Alzheimer-Erkrankten und deren deutlich jüngere betreuende Pflegepersonen in der Altenhilfeeinrichtung.

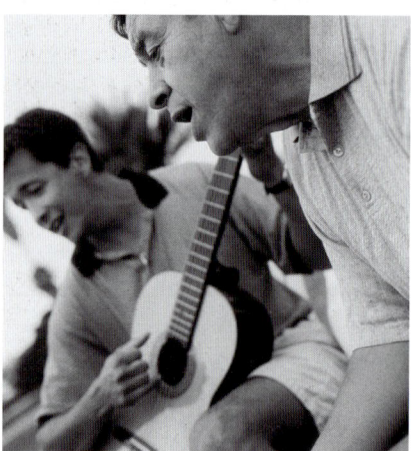

Abb. 5.5: Musiktherapie. [J668]

Kunsttherapie

Ähnliches wird auch aus der **Kunsttherapie** berichtet. Viele Demenzkranke kommen im Rahmen einer Therapie erstmals in Kontakt mit dem aktiven Malen. Anders als Nichterkrankte haben sie aber Schwierigkeiten im eigenständigen Malen, müssen geleitet werden, sonst verharren sie häufig im Zeichnen von abstrakten Zeichen.

Die Kunsttherapie kann einem Demenzerkrankten helfen
- Stress abzubauen,
- Selbstsicherheit zu gewinnen,
- Seine Konzentrationsfähigkeit zu verbessern und
- bei Verlust der Sprache ein andere Form der Kommunikation zu erfahren.

In fortgeschritteneren Stadien muss die Therapie den jeweiligen Möglichkeiten des Betroffenen angepasst werden. Wissenschaftliche Überprüfungen über Auswirkungen oder Therapieerfolge stehen aus, sind aber aufgrund des Therapieansatzes mit klassischen Studienmethoden auch schwierig zu erfassen.

5.2.5 Ergotherapie und Physiotherapie

Ergotherapie

„**Ergotherapie** begleitet, unterstützt und befähigt Menschen jeden Alters, die in ihren alltäglichen Fähigkeiten eingeschränkt oder von Einschränkungen bedroht sind, für sie **bedeutungsvolle Betätigungen** in den Bereichen **Selbstversorgung, Produktivität und Freizeit** in ihrer Umwelt durchführen zu können. Ziel der Ergotherapie ist es, durch den Einsatz von **Aktivitäten, Betätigung und Umweltanpassung** dem Menschen eine größtmögliche Handlungsfähigkeit im Alltag, Lebensqualität und gesellschaftliche **Partizipation** zu ermöglichen." (Definition Deutscher Verband der Ergotherapeuten e.V. 📖 5)

Anders als kreativtherapeutische Angebote und andere soziotherapeutische Maßnahmen ist die Ergotherapie ein anerkanntes Heilmittel und daher auch durch Haus- und Fachärzte verschreibungsfähig. In den einzelnen Krankheitsstadien kann der Beitrag eines Ergotherapeuten sehr unterschiedlich sein.

Zu Beginn stehen kognitive Funktionen und Alltagsfertigkeiten im Fordergrund, später Fragen der Biografiearbeit, Orientierung im Raum, Zeit und zur eigenen Person, sowie der Reduktion von Begleitsymptomen oder die Unterstützung bei zunehmenden apraktischen Symptomen.

Ergotherapie kann in Einzelsitzungen oder aber auch in Gruppen stattfinden und sollte im Idealfall in den Alltag übertragbar sein, damit andere Berufsgruppen oder Angehörige die Maßnahmen fortführen können.

Ziele der Ergotherapie:
- Förderung der motorisch-funktionellen Fähigkeiten, Erhaltung der Grundmobilität und der Geschicklichkeit
- Aktivierung und Förderung geistig kognitiver und neuropsychologischer Fähigkeiten
- Selbsthilfetraining zur Erhaltung größtmöglicher Selbstständigkeit, vor allem in den Bereichen Essen und Trinken, Körperpflege und Bekleidung, Fortbewegung und Kommunikation, inkl. Beratung der Angehörigen, Hilfen zur Anpassung des Wohnumfeldes und Versorgung mit den notwendigen Hilfsmitteln
- Erhaltung der Kontaktfähigkeit, Kommunikation und Orientierung
- Psychische Stabilisierung und Hilfestellung zur Verarbeitung veränderter Lebensumstände und von Verlusten

Physiotherapie

Schwerpunkt der Physiotherapie ist die Krankengymnastik, sie beinhaltet aber auch andere Verfahren wie Massagen, Elektro- oder Hydrotherapie (☞ Abb. 5.6). Ärztlicherseits verordnet dient sie dazu, bei Demenzkranken Mobilität, Aufmerksamkeit und Orientierung zu unterstützen oder zu fördern. In frühen Stadien liegt dabei der Schwerpunkt auf der Mobilisierung antriebsgeminderter Betroffener oder in der Unterstützung der Kognition durch Bewegungsangebote. In fortgeschritteneren Sta-

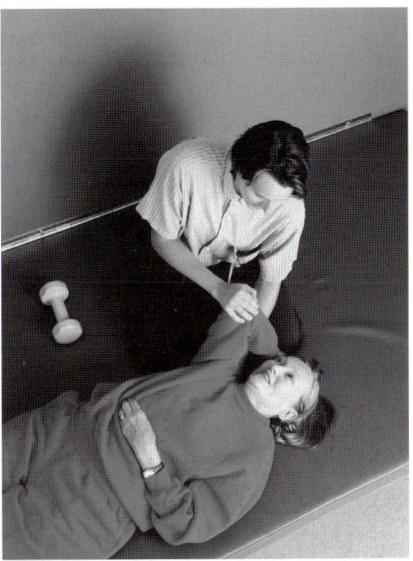

Abb. 5.6: Physiotherapie mit Demenzkranken. [J666]

dien wird mehr der Erhalt der Mobilität, die Sturzprophylaxe, die Gleichgewichtsförderung oder die Kontrakturprophylaxe berücksichtigt. Daneben beraten Physiotherapeuten Angehörige oder Institutionen bei Hilfsmitteln oder häuslichen Gefahrenquellen hinsichtlich der Mobilität und Sturzgefahr.

5.2.6 Logopädie

Die Logopädie befasst sich mit der Behandlung von Sprach- und Sprechstörungen. In der Demenztherapie stellt zudem die Therapie von Schluckstörungen einen zusätzlichen Schwerpunkt dar. Während Sprachstörungen und die damit verbundenen Veränderungen der Kommunikation im Wesentlichen nur in frühen Stadien begrenzt beeinflusst werden können, zeigen sich durch logopädische Behandlungen bei Schluckstörungen auch in schwereren Stadien der Demenz gute Erfolge. Durch Stimulation des Schluckreflexes, Schlucktraining und Maßnahmen zur Verbesserung der Zungenbewegung kann der Schluckakt positiv beeinflusst werden. Ziel ist letztlich die Vermeidung von Magensonden, und daher ist die Logopädie als vorangestellte Maßnahme auch seitens der Krankenkassen genehmigungsfähig.

5.2.7 Körperorientierte/ somatische Verfahren

Zu den körperorientierten (somatischen) Verfahren zählt man die Basale Stimulation® (☞ 8.3.7), die Kinästhetik, Entspannungsverfahren und das Snoezelen (☞ 8.3.7).

Kinästhetik

Durch den zunehmenden Sprachverlust versagt das vertraute Kommunikationsinstrument für den Demenzerkrankten. Mehr denn je ist er auf neue Sinnesmodalitäten angewiesen, um in Kontakt zu seiner Umwelt zu treten. Durch Bewegung und Berührung eröffnen sich hier neue Möglichkeiten. Die Kinästhetik zielt darauf ab, Bewegungsempfindungen im Alltag einzusetzen. Daneben ist sie als Bewegungstherapie bei den sich verstärkenden körperlichen Einschränkungen therapeutisch wirksam (📖 3).

Die **6 Themenbereiche der Kinästhetik** sind:
- Interaktionen,
- funktionale Anatomie,
- menschliche Bewegung,
- menschliche Funktion,
- Anstrengung als Kommunikationsmittel und
- Gestaltung der Umgebung.

Entspannungsverfahren

Entspannungsverfahren wie Progressive Muskelrelaxation oder Autogenes Training setzen neben der Möglichkeit der motorischen Ruhe auch einen gewissen Grad an kognitiver Mitarbeit voraus, der nur in leichteren Demenzstadien gegeben ist. Hier jedoch können diese Verfahren zu einer guten Stressreduktion bei den Erkrankten führen. Die Verschlechterung depressiver Begleitsymptome, oder aber der stressbedingt beschleunigte kognitive Abbau können vermieden werden. In der Regel profitieren Demenzerkrankte wie auch viele ältere Menschen eher von geleiteten Entspannungsverfahren wie die Progressive Muskelrelaxation (nach Jacobson) als z. B. vom Autogenen Training, oder benötigen deutlich mehr externe Reize wie Licht, Musik oder Gerüche, um Entspannungszustände erreichen zu können. So hat sich die Aromatherapie (Einsatz von Lavendel) oder das Snoezelen als positiv bei Demenzerkrankten erwiesen.

5.3 Medikamentöse Therapie

Für die große Gruppe der Alzheimer-Demenzen stehen Antidementiva als medikamentöse Basistherapie zur Verfügung. Sie gelten als progredienzverzögernd und habe positive Wirkungen auf die nichtkognitiven Begleitsymptome. Jedoch reagieren nicht alle Erkrankten gleichermaßen auf die Therapie, teilweise zeigen sich keinerlei Wirkungen oder nur ein Abschwächen der Progression im begrenzten Umfang.

Zwei Substanzgruppen sind aktuell für die Indikation **Alzheimer-Krankheit** zugelassen: Zum einen die Acetylcholinesterase-Hemmer bei leichter und mittelschwerer Demenz, zum anderen der NMDA-Rezeptorantagonist Memantin für die mittelschwere und schwere Demenz. Für die vaskuläre Demenz und die Lewy-Körperchen-Demenz liegen erste positive Ergebnisse vor, eine Leitlinienempfehlung existiert jedoch noch nicht.

Verhaltensänderungen und andere **psychische Störungen** können mit Antipsychotika, Antidepressiva oder Anxiolytika (angstlösende Arzneimittel) behandelt werden, sobald nichtmedikamentöse Maßnahmen nicht zielführend waren, oder eine akute Eigen- oder Fremdgefährdung befürchtet werden muss.

Schlechter behandelbar sind dagegen Schlafstörungen oder unruhiges Umherwandern.

Betrachtet man die reale Verschreibungssituation erhalten nur 10–20% der Demenzerkrankten Antidementiva, deutlich häufiger werden Medikamente verordnet, die zur Beruhigung oder zur Schlafanstoßung eingesetzt werden. Zwar kann in den letzten Jahren ein deutlicherer Trend zu weniger Psychopharmaka in Altenheimen beobachtet werden, trotzdem erhalten immer noch 70 % aller Bewohner Psychopharmaka. Die größte Verschreibungsgruppe sind weiterhin die niederpotenten Antipsychotika und Benzodiazepine.

Aufgrund einer ähnlichen Problematik wurde 1987 in den USA ein Gesetz verabschiedet, das den Umgang mit Psychopharmaka in Altenheimen regelte. Ziel war der Rückgang der nicht indizierten Medikamente (☞ Kapitel 5.3.3 OBRA-Richtlinien).

5.3.1 Psychopharmaka

Psychopharmaka greifen in den Stoffwechsel im Gehirn (Transmitter bzw. Botenstoffe) ein und wirken in der Regel symptomatisch.

Entwickelt wurden Psychopharmaka anhand von **Transmitterhypothesen:**
- Der Mangel an **Acetylcholin** führt zum Demenzsyndrom
- Der Mangel an **Serotonin** führt zum depressiven Syndrom
- Die Störung des **Serotoninspiegels** kann Aggressivität verursachen
- Der Überschuss an **Dopamin** führt zu psychotischem Erleben
- Ein Mangel an **Dopamin** führt zum Parkinson-Syndrom

Wirkweise von Psychopharmaka

- Blockade von Rezeptoren, damit Transmitter keine Wirkung erzielen können (☞ Abb. 5.7)
- Blockade der Wiederaufnahme, d. h. eine verstärkte Verfügbarkeit
- Störung des enzymatischen Abbaus der Transmitter
- Direkte Wirkung an Rezeptoren

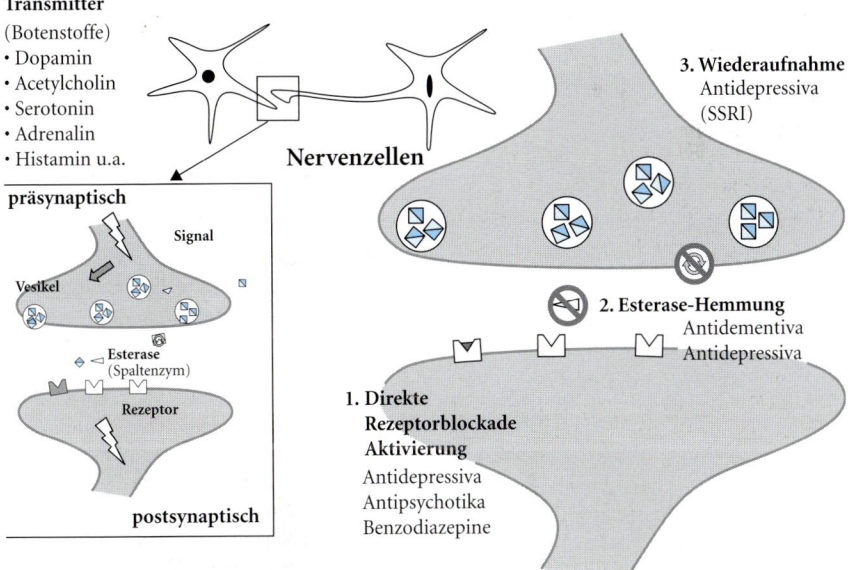

Abb. 5.7: Transmitter im synaptischen Spalt und Wirkweise von Psychopharmaka.

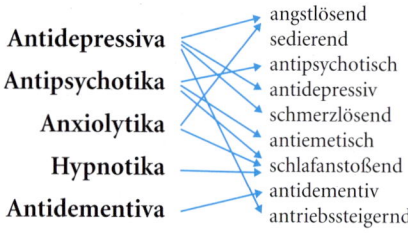

Abb. 5.8: Schema Psychopharmaka.

Gruppen von Psychopharmaka

Antidementiva ☞ Kapitel 5.3.2

Antipsychotika (Neuroleptika)

- Hauptwirkung der niederpotenten Neuroleptika ist die Sedierung
- Hochpotente Neuroleptika wirken gegen Halluzinationen
- Hohe Rate an Nebenwirkungen
- Eingeschränkte Zulassung bei Demenzerkrankten
- Zeitlich begrenzte Gaben notwendig
- Deutliche niedrigere Dosis im Vergleich zu jüngeren Betroffenen notwendig
- Keine disziplinarische Gabe erlaubt

Antidepressiva

- Stimmungsaufhellend, angstlösend, beruhigend oder aktivierend, schmerzlösend
- Einsatz als schlafanstoßende Medikation
- Klassische Antidepressiva erzeugen Obstipation oder Mundtrockenheit
- Neuere Antidepressiva können Unruhe oder Übelkeit erzeugen
- Gleiche Dosen wie bei jüngeren Betroffenen notwendig
- Erzeugen auch ungewöhnliche Wechselwirkungen, z. B. Blutungszeiterhöhung unter Marcumar®
- Trizyklische Antidepressive (TZA) werden auch als klassische Antidepressiva bezeichnet
- Selektive Serotonin-Wiederaufnahmehemmer (SSRI) sind spezielle Entwicklungen
- TZA und SSRI unterscheiden sich nicht wesentlich in ihrer Wirksamkeit, zeigen aber verschiedene Gruppen von Nebenwirkungen

Hypnotika

- Schlafmedikamente (☞ Kapitel 2.2.5, 🕮 10)
- Zumeist aus der Gruppe der Benzodiazepine (☞ unten), Benzodiazepin-Rezeptoragonisten (Zopiclon, Zolpidem) als 1.Wahl
- Präparate aus anderen Wirkstoffgruppen (Tryptophan, Chloraldurat, niederpotente Antipsychotika, Antidepressiva) oder pflanzliche Präparate (Baldrian, Hopfen – 1. Wahl bei leichteren Schlafstörungen)

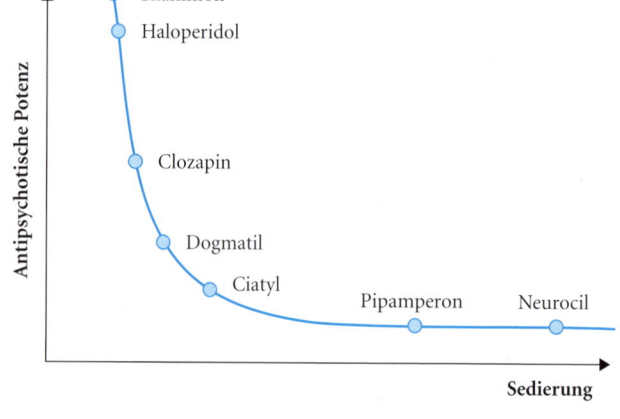

Abb. 5.9: Antipsychotika nach Potenz/Sedierung

- Nach längerfristigem Gebrauch Wirkungsverlust möglich
- Abhängigkeitspotenzial bei Benzodiazepinen, bei Benzodiazepin-Rezeptoragonisten unklar
- Intermittierende Gaben empfohlen
- Bei Einschlafstörungen, Durchschlafstörungen
- Erzeugen in der Regel keinen physiologischen Schlaf (durch Fehlen verschiedener Schlafstadien)
- Wirkung sedierend, Schlaf häufig nicht erholsam, bei den Benzodiazepin-Rezeptoragonisten ist die Störung der Schlafphasen geringer
- Erzeugen kognitive Veränderungen, bzw. können demenzielle Symptome verstärken
- Verwirrtheit möglich

Benzodiazepine

- ☞ 3.2.1
- Schlafanstoßend, muskelrelaxierend, angstlösend
- Hohes Abhängigkeitspotenzial
- Kognitive Störungen bis sekundäres Demenzsyndrom
- Entzugssymptome auch Wochen nach dem Absetzen
- Im Alter lange Wirkdauer (Diazepam bis 72 Stunden)
- Sedierung und Sturzgefahr
- Verwirrtheit
- Kopfschmerz
- Gangstörungen

5.3.2 Antidementiva

Antidementiva sind Psychopharmaka, die speziell für die Therapie von Demenzerkrankungen eingesetzt werden.

Besonderheiten von Antidementiva:
- Verzögern das Fortschreiten der demenziellen Symptomatik
- Zugelassen für Alzheimer-Erkrankung
- Acetylcholinesterase-Hemmer (Aricept®, Exelon®, Reminyl®) wirksam in frühen und mittleren Stadien
- NMDA-Antagonisten (Axura®, Ebixa®) wirksam in mittleren und späten Stadien
- Wirkung auf Kognition, psychische Veränderungen, Verhaltensstörungen
- Nebenwirkung auf Herzrhythmus und Schlaf, lösen Übelkeit oder Erbrechen aus

Acetylcholinesterase-Hemmer

- Erste Wahl bei Alzheimer-Erkrankung im frühen und mittleren Stadium
- Wirksamkeit bzgl. Kognition, Alltagskompetenz und klinischem Gesamteindruck
- Ausgleich des Acetylcholindefizits im Gehirn
- Donepezil (Aricept®), Rivastigmin (Exelon®) und Galantamin (Reminyl®) zugelassen
- Nebenwirkungen (bei schneller Aufdosierung häufiger):
  – Übelkeit, Erbrechen
  – Durchfall
  – Schlafstörungen
  – Kopfschmerzen, Schwindel
  – Muskelkrämpfe

Glutamatantagonisten

- Memantin wirkt gegen Neurotoxizität des Glutamats im Gehirn
- Früher Akatinol®, heute Axura® oder Ebixa®
- Früher bei zerebral bedingten Bewegungsstörungen, heute nur Zulassung für Alzheimer-Demenz
- Für mittelschweres und schweres Stadium wirksam
- Wirksamkeit bzgl. Alltagskompetenz, klinischem Gesamteindruck, nicht Kognition
- Evtl. Kombination mit Acetylcholinesterase-Hemmern sinnvoll
- Nebenwirkungen:
  – Schwindel, Stürze
  – Übererregbarkeit
  – Unruhe, Halluzinationen
  – Kopfschmerzen

Andere Wirkstoffe

- Früher als Nootropika bezeichnet
- Klinische Relevanz umstritten
- z. B. Ginkgo biloba Extrakt, Piracetam, Nimodipin
- Keine Leitlinienempfehlung

5.3.3 Medikamentöse Behandlung von Begleitsymptomen

Psychopharmaka sollte nur dann eingesetzt werden,
- wenn nichtmedikamentöse Maßnahmen scheiterten,
- bei akuter Eigengefährdung,
- bei akuter Fremdgefährdung,
- mit Einverständnis des Betroffenen oder gesetzlichen Vertreters,
- unter kontinuierlicher Beobachtung und Dokumentation von Nebenwirkungen,
- nach Klärung des Sturzrisikos,
- nach Ausschluss von Kontraindikation (Glaukom, Herzrhythmusstörungen) und
- für einen begrenzten Zeitraum (Absetz- oder Reduktionsversuche nach 12 Wochen).

Ein häufiger Wunsch von Angehörigen und Pflegenden ist eine „gute Einstellung" des Betroffenen oder das Wiederherstellen des Zustandsbildes vor Eintreten der Veränderung. Dass dies zumeist nicht möglich ist, darüber müssen alle Berufsgruppen und die Angehörigen, die häufig ebensolche Erwartungen formulieren, aufgeklärt werden.

Bei richtiger Indikationsauswahl und in angepasster Dosierung können Psychopharmaka aber sicherlich einen wertvollen Beitrag in der Behandlung Demenzerkrankter bieten.

Indikationen für Psychopharmaka

- Schwere Aggressivität, Halluzinationen oder Unruhe
  – Atypische Antipsychotika (Neuroleptika) – nur eingeschränkte Zulassungen, Gefahr für Durchblutungsstörungen im Gehirn steigt (zerebrovaskuläres Risiko)
  – Klassische Antipsychotika – deutliche Nebenwirkungen
- Depressivität
  – Klassische Antidepressiva – Delirgefahr
  – Selektive Serotonin-Wiederaufnahmehemmer – Unruhe
  – Andere Antidepressiva
- Angst
  – Antidepressiva
  – Anxiolytika (Benzodiazepine) – Vorsicht Suchtgefahr, Sturzgefahr, kognitive Störung, erhöhtes zerebrovaskuläres Risiko
- Unruhe
  – Niederpotente Antipsychotika
  – Antidepressiva
  – Carbamazepin (Antiepileptikum)
- Schlafstörungen
  – Hypnotika
  – Antidepressiva
  – Niederpotente Neuroleptika – Sturzgefahr, Bewegungsstörungen

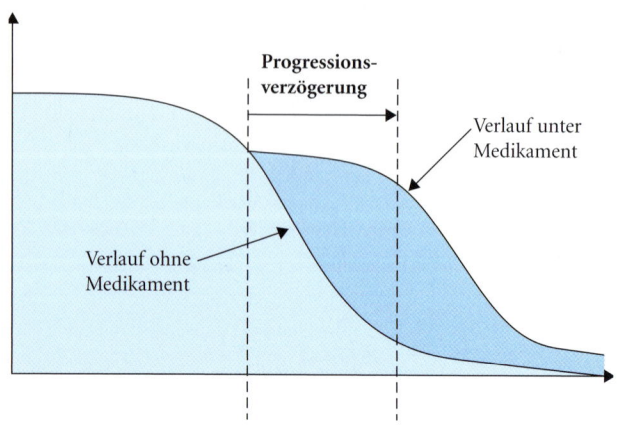

Abb. 5.10: Wirkung von Antidementiva.

Nebenwirkungen von Psychopharmaka

Tabelle 13: Nebenwirkungen von Psychopharmaka

Symptom	Neuroleptika	Antidepressiva		Antidementiva	Anxiolytika
		TZA	SSRI		
Abhängigkeit					X
Blutdruckabfall		X			X
Blutdruckanstieg	X	X			
EKG-Veränderungen	X	X			
Pulsanstieg	X	X			
Pulsabfall			X	X	
Schwindel			X		
Orthostatische Dysregulation	X	X			
Übelkeit			X	X	X
Erbrechen			X	X	X
Gewichtszunahme	X	X	X		
Gewichtsverlust		X	X	X	
Speichelfluss vermehrt				X	
Mundtrockenheit	X	X	X		X
Durchfall			X	X	
Obstipation	X	X			
Harnverhalt	X	X			
Sehstörungen	X	X			
Allergische Hautreaktion	X	X	X	X	
Parkinsonsyndrom und EPS	X				
Frühdyskinesien	X				
Kognitive Verschlechterung	X	X			X
Müdigkeit	X	X		X	X
Metabolisches Syndrom	X	X			
Hormonelle Störungen	X				

Wichtige Begriffe der Psychopharmaka-Therapie

Orthostatische Dysregulation

Bei der orthostatischen Dysregulation handelt es sich um eine Fehlfunktion der Kreislaufregulation. Unter anderem ausgelöst durch Psychopharmaka fällt bei dem Betroffenen der Blutdruck nach dem Aufstehen schnell ab. Die Regelmechanismen des Körpers, die sonst verhindern, dass das Blut im Stehen der Schwerkraft folgend in den Beinen versackt, funktionieren nicht. Als Folge können Schindel, Ohrensausen oder Kopfschmerzen auftreten. Durch langsames Aufrichten, Wechsel in eine sitzende Position und erst dann der Übergang in das Stehen können die Probleme verringert werden.

Extrapyramidal-motorische Symptome (EPS)

Unter EPS fasst man eine Gruppe von Symptomen zusammen, die typischerweise unter dem Einsatz von Antipsychotika, aber auch anderen Psychopharmaka auftreten können. Neben einem Parkinsonsyndrom werden innere Bewegungsunruhe (Akathisie) und andere Bewegungsstörungen (Dystonien oder Dyskinesien) beobachtet. Je nach ihrem zeitlichen Auftreten nach Beginn der Therapie werden sie als Frühdyskinesien (nach Stunden oder Tagen) oder Spätdyskinesien (nach Monaten und Jahren) unterschieden. Frühdyskinesien können als Blickkrampf oder Zungen-Schlund-Krampf auftreten, Spätdyskinesien als das sog. Pillendreher-Phänomen oder ein unwillkürliches Lecken mit der Zunge oder andere Mundbewegungen. Durch neuere Antipsychotika konnte das Auftreten reduziert, aber nicht verhindert werden.

Metabolisches Syndrom

Als metabolisches Syndrom bezeichnet man das Auftreten von erhöhten Blutfettwerten, Bluthochdruck, erhöhtem Blutzucker und bauchbetontem Übergewicht. Unter dem Einsatz von atypischen Antipsychotika konnte beobachtet werden, dass es neben einer Gewichtszunahme auch zu einer Veränderung im Blutzuckerstoffwechsel mit Veränderung der Insulinresistenz kommt. Das Phänomen, das zunächst nur bei jüngeren Schizophreniepatienten beobachtet und deren ungesunden Lebensweise zugeschrieben wurde, spielt auch im Alter eine Rolle. Gerade auf mögliche neu auftretende erhöhte Blutzuckerwerte ist zu achten.

OBRA Richtlinien

Wie auch in Deutschland (☞ Abb. 5.11) bestand in Amerika lange Zeit das Problem der Übermedikation oder Fehlmedikation von Heimbewohnern mit Psychopharmaka. Während man in Deutschland den Weg der Aufklärung und Information ging, wählte man in Amerika eine Gesetzesinitiative.

1987 wurde in den Vereinigten Staaten in Gesetz (OBRA= Federal Nursing Home Reform Act from the **O**mnibus **B**udget **R**econciliation **A**ct) verabschiedet, das neben vielen anderen Regelungen (z.B. Fixierung) auch die Vergabe von Psychopharmaka bei Altenheimbewohnern regeln sollte. Hierdurch gelang es in den Folgejahren, den Gebrauch von Psychopharmaka deutlich zu reduzieren. Die wesentlichen Regelungen werden im Folgenden dargestellt.

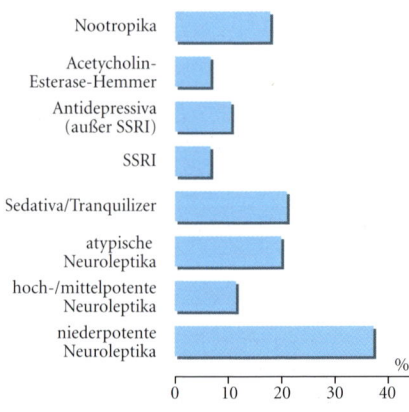

Abb. 5.11: Psychopharmakagaben in deutschen Altenheimen (📖 6).

Regeln zur Psychopharmagabe nach OBRA 1987

- Betroffener hat das Recht, die Medikation zu verweigern
- Betroffener hat das Recht, frei von Medikamenten zu sein, die aus disziplinarischen oder praktischen Erwägungen verabreicht werden
- Neuroleptika/Antipsychotika dürfen nur gegeben werden:
  – Bei Psychosen oder psychotische Symptome
  – Bei Demenz, wenn Verhaltensstörungen eine Fremd- oder Eigengefährdung beinhalten
  – Nicht zur Behandlung von Schlafstörungen, Unruhe, unkooperativem Verhalten oder als Bedarfsarznei
  – Müssen reduziert und diskontinuierlich gegeben werden, es sei denn, spezifische Kontraindikationen liegen vor

5.4 Prophylaxe und Vorbeugung

Da man bis heute die Entstehungsbedingungen demenzieller Störungsbilder nicht sicher klären kann, fällt eine eindeutige Aussage auf die Frage einer möglichen Prävention schwer. Die Empfehlungen zur Prophylaxe sind häufig widersprüchlich und werden teilweise heftig diskutiert.

Im Folgenden werden daher nur die aktuell gängigen Thesen zu Risikofaktoren und Prophylaxen aufgeführt, die aber sicherlich noch in den nächsten Jahren weiter beforscht werden (modifiziert nach J. Andrews).

5.4.1 Risikofaktoren

Bis auf wenige klar genetisch bedingte Alzheimer-Demenzformen geht man von einer heterogenen Entstehung der Alzheimer-Krankheit und anderer Demenzformen aus.

Das **Alter** ist der wichtigste Risikofaktor für alle Demenzerkrankungen, besonders aber für die Alzheimer-Krankheit.

Daneben treten bei Menschen mit **leichten kognitiven Störungen** erwartungsgemäß gehäuft demenzielle Störungsbilder auf. Das Risiko im Vergleich zu unbeeinträchtigten Altersgruppen ist mehr als um das 20-fache erhöht.

Daneben konnte in vielen Studien das **Rauchen** als wesentlicher Risikofaktor identifiziert werden.

Bei vielen anderen statistisch erfassbaren Risikofaktoren sind die genauen Zusammenhänge weit weniger gut nachvollziehbar: So konnte gezeigt werde, dass Menschen mit einer geringeren Schulbildung ein höheres Risiko aufweisen.

Eine mögliche Erklärung dafür wäre, dass eine gute Schulbildung eng mit höherem sozialem Niveau, gesundheitsbewusstem Verhalten, höherem finanziellen Einkommen und mit der Möglichkeit einer besseren medizinischer Versorgung verknüpft ist.

Bekannte Risikofaktoren:
- Vorerkrankungen in der Familie
- Genetische Ursachen
- Rauchen
- Verstärkter Alkoholkonsum
- Fettreiche Ernährung
- Niedrigere Schulbildung
- Schädel-Hirn-Traumata in der Vorgeschichte

Die genetischen oder familiären Risikofaktoren sind heute noch nicht abschließend geklärt (☞ Abb. 5.12). Man geht von einer familiären Häufung für die Alzheimer-Krankheit von 5–10% aus. Die Mehrheit der Alzheimer-Erkrankten erleidet dagegen eine so genannte sporadische Demenz (ohne familiäre Häufung). Innerhalb der Gruppe der familiär gehäuften Demenzerkrankungen konnten Genveränderungen ermittelt werden, in deren Folge es unausweichlich zu einer Alzheimer-Krankheit kommt. Es häufen sich Hinweise, dass die Genveränderungen daneben für das frühe Auftreten der Erkrankung (vor dem 65. Lebensjahr) verantwortlich sind (📖 17).

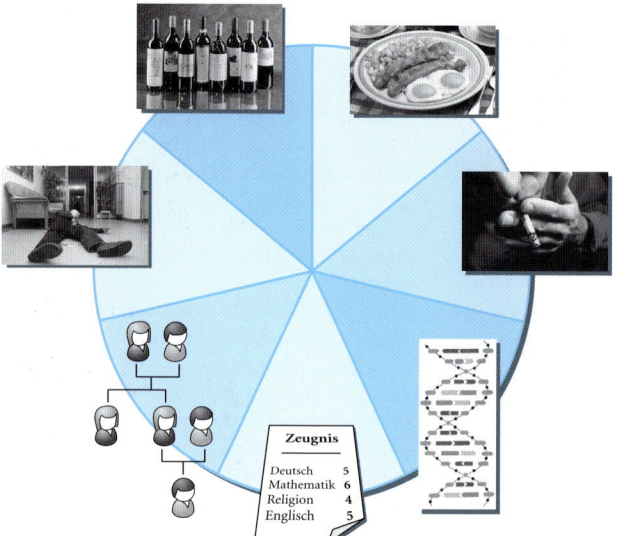

Abb. 5.12: Risikofaktoren. [J660, K157, R164]

5.4.2 Anitoxidanzien

Seit längerem ist bekannt, dass durch oxidative Prozesse und sog. freie Radikalbildung im Organismus auf molekularer Ebene und damit auch im Zellbereich unter anderem Schäden des Gehirns hervorgerufen werden. Freie Radikale entstehen als Stoffwechselprodukte, werden aber auch über die Atemluft oder die Nahrung aufgenommen. Die Schädigungen sind unspezifisch, spielen aber in der Entstehung demenzieller Erkrankungen wahrscheinlich eine gewichtige Rolle.

Antioxidative Substanzen gehören zumeist zu den sog. Radikalfängern. Zu ihnen gehören die Vitamine C und E, sie sind aber auch in vielen Lebensmitteln, wie Tomaten, Spargel, in Tee, Kaffee oder Knoblauch, vor allem aber in verschiedenen Obst- und Gemüsearten enthalten.

Neben der Empfehlung zum regelmäßigen Fischkonsum (ungesättigte Fettsäuren als Entzündungshemmer ☞ Prophylaxe) gehen daher in die Ernährungsrichtlinien zur Reduktion des Demenzrisikos auch der Verzehr von Obst und Rohgemüse ein (📖 9).

5.4.3 Prophylaxe und Vorbeugung

- Eine höhere Bildung schützt! Diskutiert wird, ob die Betroffenen nur später auffällig werden, da sie über längere Zeit eine gute Fassade aufrechterhalten können.
- Vitamine helfen! Studien konnten zeigen, dass Vitamin E, Folsäure und Vitamin B6 das Risiko einer Alzheimer-Demenz reduzieren. Gerade aber Vitamin E muss dabei in hohen Dosen zugeführt werden. Ernährungsphysiologen verweisen auf eine ausgewogene Ernährung.
- Fischöl konnte in einigen Versuchen mit Alzheimer-Mäusen das Fortschreiten der Demenz dramatisch reduzieren. Länder mit höherem Konsum von Seefisch haben einen geringeren Erkrankungsanteil.
- Grüner Tee soll bei der Aktivierung verschiedener Enzyme helfen, die in der Proteinbildung bzw. beim Abbau im Gehirn eine entscheidende Rolle spielen.
- Der Genuss von Rotwein reduziert das zerebrovaskuläre Risiko, und damit wahrscheinlich auch das Risiko demenzieller

5.4 Prophylaxe und Vorbeugung

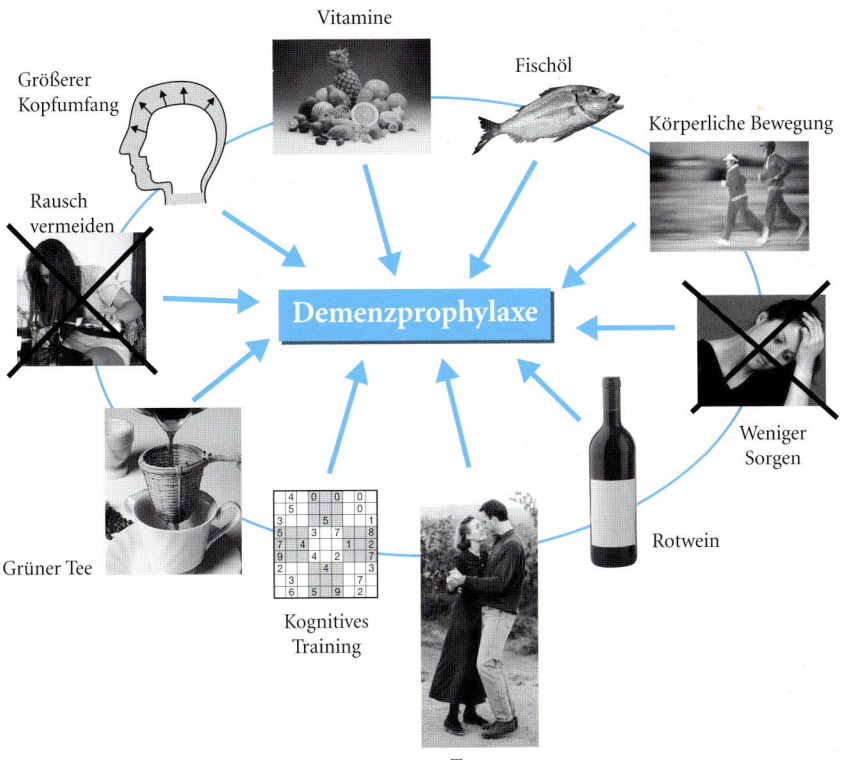

Abb. 5.13: Prophylaxe und Vorbeugung demenzieller Erkrankungen. [J660, J666, J668, V224]

Erkrankungen. Die Wirkung von Rotwein konnte auch für andere vaskuläre Erkrankungsbilder, wie den Schlaganfall oder Herzinfarkt, gezeigt werden. Über die Menge des täglichen Alkohols wird diskutiert. Ein Alkoholrausch muss aber auf alle Fälle vermieden werden, er führt zu Gehirnschäden. Der Konsum von anderen alkoholhaltigen Getränken führt zu keiner bekannten Risikominimierung.

- Körperliche Aktivität reduziert das vaskuläre Risiko. Das tägliche Bewegen, sei es durch einen Spaziergang oder mit Gymnastik kann das Risiko minimieren.
- Eine stimulierende Umgebung ist wichtig und Gehirntraining im gesunden Alter hilft. Bei bereits erkrankten Personen kann aber ein Gedächtnistraining zum gegenteiligen Effekt führen.
- Menschen mit einem großen Kopfumfang – häufig gleichgesetzt mit einem größeren Gehirnvolumen – sind besser gegen Demenz geschützt. Begründet wird diese These durch ein größeres Reservevolumen des Gehirns.
- Tanzen verzögert kognitive Einbußen.
- Wer sich weniger Sorgen macht, ist weniger anfällig für das Auftreten einer Demenz, denn Stress erhöht das Risiko einer Demenzerkrankung (📖 3).

5.4.4 Impfung gegen Alzheimer?

Setzt man den Organismus einer Fremdsubstanz, Bakterien oder viralen Bestandteilen aus, bildet er in großer Menge Antikörper, die die Vorraussetzung dafür sind, dass durch die Immunabwehr der „Eindringling" unschädlich gemacht werden kann. Dieses Prinzip der Impfung wurde zunächst bei Mäusen erforscht, um die Ablagerung von Amyloid zu verhindern, oder bereits bestehendes Amyloid abzubauen (☞ Abb. 5.14). Dass dabei die Blut-Hirn-Schranke überwunden wurde, war die wesentliche Vorraussetzung für die ersten Versuche mit Alzheimer-Erkrankten. In einer großen Studienreihe wurden 300 Betroffene immunisiert. Dabei erlitten 6% der Behandelten eine teilweise intensivbehandlungspflichtige Entzündung des Gehirns. Keiner der Testpersonen starb, jedoch wurden die Versuche 2002 abgebrochen. Da aber viele der behandelten Betroffenen auch nach 3 Jahren keine weiteren Veränderungen der Kognition erlebten, forscht man erneut an einer nebenwirkungsärmeren Immunisierung.

Der Hauptkritikpunkt gegen die Immunisierung ist, dass von einigen Wissenschaftlern die Amyloid-Hypothese grundsätzlich in Frage gestellt wird. Sie halten die Bildung des Amyloids unter anderem für einen Selbstheilungsversuch des Körpers gegen die neurofibrillären Tangles. Diese werden aber durch die Impfung in keiner Weise beeinflusst.

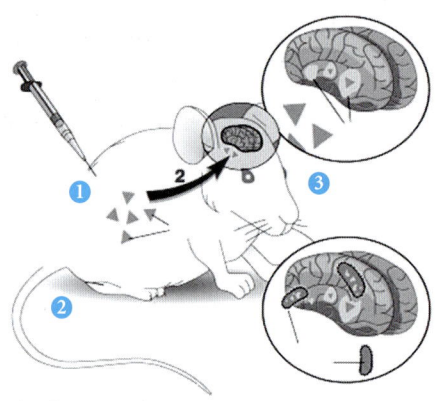

❶ Ein Impfstoff aus Eiweiß-Fragmenten, die in den Ablagerungen im Gehirn gefunden wurden, wird muskulär injiziert.

❷ Es bilden sich Antikörper, die ins Gehirn gelangen und dort die Amyloiden Plaques als Ziel markieren.

❸ Die Antikörper markieren das Amyloid, damit Gliazellen es als Ziel identifizieren und abbauen können.

Abb. 5.14: Impfung bei Alzheimer – Tierversuch (modifiziert nach 📖 16).

Literatur

1. Age Exchange Centres: http://www.age-exchange.org.uk/centre/index.html, 01/ 2007
2. Andrews J.: Keeping dementia at bay? http://www.dementia.stir.ac.uk/pdf/keeping_dementia_at_bay.pdf, The Dementia Services Development Centre at the University of Stirling, 02/ 2007
3. Asmussen M.: Praxisbuch Kinaesthetics, München: Elsevier 2006
4. Baillon S: A comparison of the effects of Snoezelen and reminiscence therapy on the agitated behaviour of patients with dementia, International Journal of Geriatric Psychiatry 19/2004, S. 1047–1052
5. Deutscher Verband der Ergotherapeuten e.V., http://www.ergotherapie-dve.de/informationen/ueber_die_ergotherapie/definition.php, 02/2007
6. Hirsch RD. und Kastner U.: Heimbewohner mit psychischen Störungen – Expertise, Köln: Kuratorium Deutsche Altershilfe, 2004
7. Hirt R.: Biografiearbeit zwischen Erinnerung und Therapie, Aufsatz, 2003, http://www.sw.fh-jena.de/people/rainer.hirt/aufsaetze/Biografiearbeit_zwischen_Erinnerung_und%20_Therapie.pdf, 2/2007
8. Holtkamp CC, 1997, Effect of snoezelen on the behaviour of demented elderly, Tijdschr Gerontol Geriatr. 28(3)/1997, S. 124–128
9. Kellermann J, Schmitz B, 2001, Zur Bedeutung von oxidativem Stress für die Alzheimer Demenz, in Ernährungs-Umschau 48/2001, S. 312–317
10. Lüpke NP.: In BDA Manual – Schlaf, http://www.ifap.de/bda-manuale/schlaf/therapie/aspekte.html, 2/2007
11. Romero B., Eder G.: Selbst-Erhaltungs-Therapie. Konzept einer neuropsychologischen Therapie bei Alzheimer-Kranken, Zeitschrift für Gerontopsychologie u. -psychiatrie 5/1992, S. 267–282
12. Romero B.: Selbsterhaltungstherapie: Konzept, klinische Praxis und bisherige Ergebnisse, Zeitschrift für Gerontopsychologie u. -psychiatrie, 2/2004, S. 119–134
13. Spaull D.: An evaluation of the effects of sensory stimulation with people who have dementia, Cambridge University Press, 26/1998, S. 77–86
14. Staack S.: Milieutherapie. Ein Konzept zur Betreuung demenziell Erkrankter, Hannover: Vincentz Verlag, 2004
15. Stuhlmann W.: Demenz – Wie man Bindung und Biografie einsetzt, München: Reinhardt Verlag, 2004
16. Thomas S.: PG Online graphic: A cure for Alzheimer's?, 1999, http://www.post-gazette.com/healthscience/19990708alzgraphic2.asp, 2007
17. Weyerer S.: 2005, Gesundheitsberichterstattung des Bundes, Heft 28, Altersdemenz, Robert Koch Institut

6 Pflegekonzepte und -modelle bei Demenz

6.1 Chancen und Grenzen der Pflege

6.1.1 Pflegedefinition

Der amerikanische Pflege-Berufsverband ANA (American Nurses Association) definiert Pflege wie folgt (📖 7):
„Pflege ist die Diagnose und Behandlung menschlicher Reaktionen auf vorhandene oder potenzielle Gesundheitsprobleme."

Diese kurze und prägnante Definition macht die enge Beziehung zwischen Pflege und Medizin, aber auch die Abgrenzung der Pflege zur Medizin deutlich. Sowohl die Pflege, als auch die Medizin stellen den Menschen mit Gesundheitsproblemen in den Fokus ihres professionellen Handelns.

Während es in der Medizin um Diagnostik und Therapie von Krankheiten und Störungen geht, befasst sich die Pflegeprofession im Unterschied dazu mit den **Reaktionen** eines Menschen auf eine entweder bereits vorhandene Erkrankung, Behinderung oder durch andere Faktoren bedingte Beeinträchtigung der Alltagskompetenzen oder seinen Umgang mit Gesundheitsgefährdungen. Dabei steht die Alltagsbewältigung im Mittelpunkt des pflegerischen Interesses.

6.1.2 Aufgabenprofil

Im Altenpflegegesetz (📖 1) wird in der Ausbildungsordnung für die Altenpflege bezüglich der Ausbildungsziele in Paragraf 3 ausgeführt:
„Die Ausbildung in der Altenpflege soll die Kenntnisse, Fähigkeiten und Fertigkeiten vermitteln, die zur **selbstständigen und eigenverantwortlichen Pflege einschließlich der Beratung, Begleitung und Betreuung** alter Menschen erforderlich sind."

Dies umfasst insbesondere:
- die sach- und fachkundige, den allgemein anerkannten pflegewissenschaftlichen, insbesondere den medizinisch-pflegerischen Erkenntnissen entsprechende, umfassende und geplante Pflege,
- die Mitwirkung bei der Behandlung kranker alter Menschen einschließlich der Ausführung ärztlicher Verordnungen,
- die Erhaltung und Wiederherstellung individueller Fähigkeiten im Rahmen geriatrischer und gerontopsychiatrischer Rehabilitationskonzepte,
- die Mitwirkung an qualitätssichernden Maßnahmen in der Pflege, der Betreuung und Behandlung,
- die Gesundheitsvorsorge einschließlich der Ernährungsberatung,
- die umfassende Begleitung Sterbender,
- die Anleitung, Beratung und Unterstützung von Pflegenden,
- die Betreuung und Beratung alter Menschen in ihren persönlichen und sozialen Angelegenheiten,
- die Hilfe zur Erhaltung und Aktivierung der eigenständigen Lebensführung einschließlich der Förderung sozialer Kontakte und
- die Anregung und Begleitung von Familien- und Nachbarschaftshilfe und die Beratung pflegender Angehöriger.

Darüber hinaus soll die Ausbildung dazu befähigen, mit anderen in der Altenpflege tätigen Personen zusammenzuarbeiten und diejenigen Verwaltungsarbeiten zu erledigen, die in unmittelbarem Zusammenhang mit den Aufgaben in der Altenpflege stehen.

6.1.3 Die Grenzen und die Chancen der Pflege

„Glück heißt, seine Grenzen kennen – und sie lieben." R. Rolland (📖 3)

Zwischen Allmachtsphantasien und Ohnmachtsgefühlen

Die Fähigkeit der Pflegenden, Grenzen wahrzunehmen und anzuerkennen, ist wichtig, um das eigene Berufsprofil auszufüllen und um sich be- und abgrenzen zu können, einerseits von anderen Professionen hinsichtlich einer konstruktiven Zusammenarbeit, andererseits aber auch von unangemessenen Erwartungen durch andere, die schnell überfordern und frustrieren können.

Das eigene Berufsprofil auszufüllen, bedeutet auch, sich begrenzen zu können und andere Professionen, Anschauungen und Blickwinkel anzuerkennen und zu respektieren.

Die Pflege wird im Berufsalltag durch viele Faktoren begrenzt, die von den Pflegenden selbst nicht, oder nur geringfügig beeinflusst werden können. Die konstruktive Auseinandersetzung mit diesen begrenzenden Faktoren führt zur Anerkennung der Realität und stellt damit das Gegenteil von Resignation dar, weil sie beispielsweise in der konkreten Pflegeprozessplanung vor unangemessenen Zielsetzungen und ungeeigneten Interventionen bewahrt und damit Erfolge ermöglicht.

Wer Grenzen nicht anerkennt, findet keine konstruktiven Lösungsansätze, sondern schafft sich und anderen in der Konsequenz seines Handelns häufig noch zusätzliche Probleme und Konflikte!

Im Folgenden werden mögliche begrenzende Faktoren, aber auch die Möglichkeiten des pflegerischen Handelns näher betrachtet.

Grenze und Chance: Die Profession

Pflege ist nicht Medizin. Folglich besteht die Aufgabe der Pflegenden nicht in der eigenständigen (eigenmächtigen) Diagnostik und Therapie von Krankheiten. Pflegende sind nicht dann professionell, wenn sie dem Arzt in dessen Fachgebiet „hineinpfuschen" und statt seiner Krankheiten diagnostizieren, oder beispielsweise Medikamente anordnen möchten.

Die Mitwirkung bei medizinischer Diagnostik und Therapie besteht vor allem in der genauen Krankenbeobachtung, der Kenntnis und Berücksichtigung von erwünschten und unerwünschten Arzneimittelwirkungen, der zuverlässigen Durchführung und Dokumentation von ärztlichen Verordnungen und im Bedarfsfall der unverzüglichen Weitergabe von detaillierten Beobachtungen und Informationen an den Arzt in einer sachlichen und exakten Sprache.

Andererseits kann und soll die Pflege ohne ärztliche Verordnung eigenständig tätig werden, wenn dies erforderlich erscheint. So ist beispielsweise keine ärztliche Verordnung erforderlich, sondern es ist das ureigenste Gebiet der Pflegefachleute, die allgemeine Befindlichkeit eines ihnen anvertrauten Menschen im Rahmen des Pflegeassessments umfassend einzuschätzen, seine Vitalzeichen zu messen, seinen Ernährungszustand und sein Gewicht festzustellen, ihn nach seiner Stimmung zu befragen oder sein Verhalten gezielt zu beobachten und vieles mehr, sofern sie mit der Pflege dieses Menschen beauftragt sind. Angezeigte und korrekt angewandte pflegerische Interventionen werden grundsätzlich nicht durch den Arzt verordnet oder abgesetzt, sie können gleichrangig neben medizinischen Verordnungen stehen, die ebenfalls durch die Pflegenden durchgeführt werden, oder diese ergänzen und unterstützen.

Der Austausch, sowie das gemeinsame Planen von Vorgehensweisen und das Entwickeln von Handlungsstrategien stellt die Verbindung zwischen ärztlicher und pflegerischer Profession her, wie übrigens auch zu allen anderen in der Altenpflege tätigen Berufen und soll nicht deren Grenzen verwischen.

Pflegende, die sich in Konkurrenz zu Medizinern sehen, sind in der Berufspraxis ebenso ungeeignet wie Pflegende, die eher im Sinne von Assistenten nicht eigeninitiativ, sondern ausschließlich auf Anordnung des Arztes tätig werden.

Grenze und Chance: Die Nähe zum Betroffenen

Um tätig zu werden, hat die Pflege die Einschränkung der Alltagskompetenz des Betroffenen zur Voraussetzung.

Pflege konfrontiert den Betroffenen ihrem Wesen nach also immer mit Beeinträchtigungen in seinen Alltagsfähigkeiten, was von dem Betroffenen bereits als kränkend erlebt werden kann. Außerdem müssen Pflegende dem Betroffenen naturgemäß immer sehr nahe kommen, entweder bei der somatischen Pflege im körperlichen, oder bei der psychiatrischen Pflege im seelisch-emotionalen oder kognitiven Bereich, wenn etwa Wille, Entscheidungsfähigkeit, Stimmung oder Wahrnehmung gestört sind.

Pflegende müssen also immer in den intimsten Bereich eines Menschen eindringen, der sonst höchstens dem Partner oder den nächsten Angehörigen offenbart wird, und der Betroffene muss dies zulassen, obwohl die Pflegenden eben nicht Partner oder nahe Angehörige sind.

Für die Pflegenden gilt andererseits, sich darüber bewusst zu sein, dass sie sich zwar in einem Bereich bewegen, der sonst ausschließlich diesen nahen Bezugspersonen vorbehalten ist, sie selbst aber tatsächlich nicht Partner oder Angehörige sind und sich deswegen auch nicht so verhalten dürfen, sondern bei ihrer Berufsrolle bleiben sollen.

Allein diese Tatsachen können beim Betroffenen zu enormen Widerständen führen und die potenziellen Möglichkeiten der Pflege de facto stark einschränken.

Pflegende müssen ihre Interventionen so auswählen und anbieten, dass sie für den Betroffenen annehmbar und erträglich werden.

Dies kann beispielsweise durch eine bewusst zurückhaltende, dabei jedoch höflich-freundliche Art der Kontaktaufnahme und Beziehungsgestaltung geschehen, die die unvermeidliche Penetranz der Situation gewissermaßen ausgleicht und die sich dem Betroffenen niemals aufdrängt. Pflegende, die diskret vorgehen und dabei verlässlich und gelassen auftreten, die um Erlaubnis fragen, bevor sie handeln und eher „re-agieren", statt voranzustürmen, haben gute Chancen, dass die notwendigen Interventionen von den Betroffenen und deren Angehörigen auch zugelassen werden.

Schließlich ist es aber trotz allem möglich, dass der Betroffene oder seine Angehörigen sich nicht kooperativ zeigen, oder scheinbar wider besseres Wissen die Angebote der Pflege ablehnen.

Hier wird das Akzeptieren der Begrenzung für die Pflegenden vielleicht dadurch erleichtert, dass man sich auf das Wesen eines Angebots besinnt, das nämlich darin besteht, es auch ablehnen zu dürfen.

Man kann sicher sein, dass es immer gute Gründe für den Betroffenen gibt, sich nicht einzulassen bzw. Angebote abzulehnen, und häufig eröffnen sich gerade dadurch neue Möglichkeiten, dass die Pflegenden ihre Sicht der Dinge zwar darlegen und die Notwendigkeit einer Maßnahme erläutern und begründen, sie jedoch auch deutlich Respekt und Verständnis für die Entscheidungsfreiheit des Betroffenen zeigen, womit die Verantwortung letztlich auch dort bleibt, wo sie hingehört, nämlich beim Betroffenen, bzw. seinem Betreuer.

Grenze und Chance: Die gesetzlichen Rahmenbedingungen

Die Diskrepanz zwischen den realen Anforderungen an die Pflegenden im Berufsalltag, dem in der Ausbildungsordnung, im Pflegeprozess und in den verschiedenen Pflegemodellen der Pflegeprofession zugeordneten umfassenden Aufgabenprofil und den von der Pflegeversicherung tatsächlich finanzierten Tätigkeiten ist beträchtlich.

Nicht selten befinden sich Pflegende im Berufsalltag vor allem in der ambulanten Pflege bei Hausbesuchen in Situationen, in denen die Arbeit in Fülle und offensichtlich vor ihnen liegt, die Pflegenden dafür ausgebildet sind und sich auch zuständig fühlen, die notwendigen Tätigkeiten aber trotzdem nicht ohne vorherige Absprache bzw. vertragliche Vereinbarung ausgeführt werden dürfen, weil sie nicht durch die Pflegeversicherung als pflegerische Tätigkeiten im Sinne der Versicherung definiert sind. Damit werden sie auch nicht von dieser finanziert, sondern zählen zu den privat zu zahlenden Pflegeinterventionen, was den Betroffenen oder deren Angehörigen meist nicht bekannt ist.

Hierzu zählen entlastende oder stützende Gespräche (z. B. zur Bewältigung der Einschränkungen im Alltag, zur Stärkung des Selbstwertgefühls), Betreuungs- und Beschäftigungsangebote (z. B. Spaziergang, Gesellschaftsspiele, Singen, Bewegungsspiele) und die Begleitung der Betroffenen bei Alltagstätigkeiten (z. B. zum Einkauf, zum Arztbesuch, zu Begegnungsstätten, bei der Zubereitung einer Mahlzeit).

Auch die (gemeinsam mit den Betroffenen bzw. Angehörigen durchzuführende) Planung des Pflegeprozesses, dessen Erläuterung und Evaluation, sowie Dokumentation ist von Seiten der Versicherung nicht mit gesonderten Zeitwerten versehen, aber nichtsdestoweniger obligatorisch.

Die in ihren Erwartungen enttäuschten Angehörigen begegnen den Pflegenden dann möglicherweise mit Unverständnis und unterstellen ihnen eventuell sogar, bequem oder faul zu sein, oder den Beruf nicht mit der nötigen Sorgfalt oder Haltung auszuüben.

Dies ist ein Dilemma, das sich nur durch genaue Sachkenntnis über die Pflegeversicherung als „Teilkasko" und die konsequente Aufklärung der Betroffenen bzw. Angehörigen über diesen Sachverhalt auflösen lässt.

Professionelle Pflege umfasst weitaus mehr, als die von der Versicherung finanzierten Tätigkeiten, auf die das gesamte Berufsbild reduziert zu werden droht, was nicht nur für die Pflegenden schwer zu ertragen ist.

Umso wichtiger ist es, dass Pflegefachleute eine klare Vorstellung ihres Berufsbildes haben, diese selbstbewusst nach außen vertreten und weitest möglich umsetzen und sich nicht auf die versicherungsfinanzierten Interventionen reduzieren lassen.

Bezogen auf die Pflege von demenzerkrankten Personen muss an dieser Stelle noch einmal darauf hingewiesen werden: Begleitungs- und Betreuungstätigkeiten, die vor allem im frühen und mittleren Stadium der Erkrankung erforderlich sind und für die Altenpfleger/innen umfassend ausgebildet werden, sind keine durch die Versicherung finanzierten Leistungen, da die Betroffenen in diesem Stadium eben meist noch nicht „pflegebedürftig" im Sinne der Pflegeversicherung sind.

Grenze und Chance: Die demenzielle Erkrankung

Demenzerkrankungen verlaufen in den meisten Fällen progredient, d. h. diese Erkrankungen sind bis heute ganz überwiegend nicht heilbar, sondern schreiten fort, was bedeutet, dass sich der Zustand trotz bester Pflege meist weiter verschlechtert.

Von „gesund pflegen" im üblichen Sinne kann also nicht die Rede sein, vielmehr stellt die Pflege von Personen mit Demenz eine Begleitung der Betroffenen auf deren Weg, der mit zunehmenden Verlusten einhergeht und schließlich zum Tod führt, dar.

Nicht nur von dem Betroffenen selbst, sondern auch von seinen Angehörigen und nicht zuletzt auch von den Pflegenden kann dieser Krankheitsverlauf so bedrohlich und schockierend erlebt werden, dass es zur inneren Ablehnung und Verleugnung der Erkrankung oder ihrer unvermeidlichen Symptome kommt. Wenn die bewusste Auseinandersetzung mit der Erkrankung und dem Tod unterbleibt, das Loslassen vom Ziel der Heilung des Betroffenen im körperlichen Sinne nicht gelingt und eine „Versöhnung" mit dem Schicksal durch die Krankheit ausbleibt, besteht die Gefahr, dass verzweifelt nach dem „Stein der Weisen", sprich der heilenden Arznei, Therapie oder Pflegetechnik gesucht wird und eine Entwicklung hin zur Annahme und Bewältigung nicht in Gang kommt.

Pflegende werden hier unvermeidlich mit der eigenen Haltung gegenüber zunehmenden Begrenzungen und Verlusten, Abhängigkeit und Tod konfrontiert.

Sie nehmen eine Schlüsselrolle im Umgang mit den Betroffenen und deren Angehörigen ein, weil diese sich unbewusst häufig emotional an der Haltung der Pflegenden orientieren und bei ihnen Rat und Unterstützung suchen, oder ihr Tun mit Ängsten und Zweifeln kritisch beobachten.

Pflegende, die Kompetenzverluste des Betroffenen nicht als eigenes Versagen erleben, flexibel reagieren und kreativ mit Begrenzungen umgehen, die „loslassen" können, ohne „davonzulaufen", die schmerzhafte Abschiedsphasen nicht verleugnen, sondern „präsent" bleiben in der zwischenmenschlichen Beziehung, wirken „heilsam" auf den Betroffenen und sind hilfreich und unterstützend für die Angehörigen.

Fazit

„Sozial tätige Menschen haben oft ein hohes Ideal. Sie möchten ganz für andere da sein. Doch ihr Ideal macht sie nicht selten blind für ihre eigenen Bedürfnisse. Sie geben ständig, aber empfangen kaum etwas. Am Anfang ihrer Tätigkeit machte es ihnen Spaß, sich für andere hinzugeben. Wenn ihr Einsatz aber nicht entsprechend honoriert, oder gar ausgenutzt wird, reagieren sie mit Bitterkeit, Zynismus und Ironie. Weil sie auf sich zuwenig geachtet haben, werden sie auf einmal hart, nicht nur zu sich selbst, sondern auch zu denen, denen sie eigentlich helfen möchten. Ihr Idealismus ist verflogen. Zurück bleibt Enttäuschung und das Gefühl, ausgenutzt worden zu sein." (📖 3)

Die Beachtung der eigenen Grenzen und die Wertschätzung der eigenen beruflichen Tätigkeit helfen, im Pflegeberuf gesund zu bleiben und dem „Burn-out" zu entgehen.

Es ist deswegen zunächst einmal wichtig, sein eigenes Berufsprofil innerhalb der umfassenden Aufgaben von Therapie, Betreuung und Pflege von Menschen mit Demenz zu kennen, um es engagiert und professionell auszufüllen und sich vor krank machenden Überforderungen zu schützen.

Die Pflege von Personen mit Demenz ist immer Mitwirkung in einem Gesamtgeschehen, das nicht Heilung im klassischen Sinne, sondern vielmehr Bewältigung der Erkrankung und ihrer Folgen zum Ziel hat.

Die Pflege ist dabei unersetzlicher Teil eines den Erkrankten und dessen Bezugspersonen mit einbeziehenden multiprofessionellen Behandlungskonzepts, sie ist jedoch nicht allein tätig und verantwortlich für die nachfolgend formulierten, im Rahmen dieses Konzepts angestrebten Ziele.

Übergeordnetes Pflegeziel ist die Bewahrung, Förderung bzw. Wiederherstellung von relativem physischem und psychischem Wohlbefinden, Fähigkeiten und Sicherheit der betroffenen Person im Alltagsleben.

Die Interventionen passen sich dem Verlauf der Erkrankung an und werden allmählich umfassender, um die zunehmenden Beeinträchtigungen der Alltagskompetenzen möglichst diskret auszugleichen.

Die Pflege wirkt dabei im Rahmen ihrer Möglichkeiten und insofern aktivierend, als sie den Betroffenen in seiner Erkrankung und mit seinen Einschränkungen als Person mit individuellen Wünschen, Bedürfnissen und eigenen Zielen wahrnimmt, anerkennt und unterstützt.

In der Konsequenz haben diejenigen Pflegeinterventionen Priorität, die das Selbstwertgefühl und die Selbstachtung des Betroffenen stärken und sich auf diese Weise anregend und motivierend auswirken.

Maximen zur Psychohygiene für Pflegende

- Ich gehe achtsam mit mir selbst um (Körper/Geist/Seele).
- Ich habe eine klare Vorstellung von meiner Profession, kenne meine Aufgaben und schätze meinen Beruf.
- Ich arbeite sorgfältig und rechtfertige nicht ohne besonderen Grund meine sorgfältige Arbeit vor anderen.
- Ich bin verantwortlich und übernehme die Verantwortung für meine Arbeit (nicht ohne weiteres für die Arbeit von anderen).
- Ich mache keine Schuldzuweisungen (auch nicht mir selbst gegenüber).
- Ich registriere, anerkenne und beachte die gegebenen Grenzen der aktuellen Arbeitssituation.

- Ich übernehme keine unlösbaren Aufträge, sondern informiere über die mir, bzw. meiner Profession zur Verfügung stehenden Möglichkeiten.
- Ich verhalte mich konstruktiv, zugewandt und freundlich.
- Ich erweise meinem Gegenüber Respekt und verlange diesen auch für mich.
- Ich bedränge, verfolge, zwinge niemanden (Ausnahme: Notwehr/Nothilfe).

6.2 Die personenzentrierte Pflege n. Kitwood

☞ 8.3.6
„Personsein ist ein Stand oder Status, der Menschen von anderen Menschen verliehen wird im Kontext von Beziehungen und sozialer Existenz. Er impliziert Anerkennung, Respekt und Vertrauen. Das Verleihen dieses Status oder seine Verweigerung zeitigen empirisch überprüfbare Auswirkungen."   T. Kitwood (📖 6)

Zur Person: Tom Kitwood

(📖 5)
- Englischer Sozialpsychologe.
- Arbeitete an der Universität Bradford UK zusammen mit der Bradford Dementia Group.
- Erkannte und formulierte in zahlreichen Buchveröffentlichungen den wirkmächtigen Zusammenhang zwischen der Bedeutung der Haltung (Sozialpsychologie), die Menschen einem Menschen mit Demenz gegenüber einnehmen, für dessen Wohlbefinden und deren Auswirkung auf den Krankheitsverlauf.
- Entwickelte das Dementia Care Mapping (DCM), ein Verfahren zur Wahrnehmung und Einschätzung des Verhaltens und der Befindlichkeit von Menschen mit Demenz und der eng damit verbundenen, inhaltlichen Qualität der Beziehungsgestaltung und

Betreuung dieses Personenkreises (☞ Kapitel 8.4.2).
- Verstorben 1998.

Personales Wohlbefinden

Die Grundlage von personalem Wohlbefinden der Menschen besteht nach Kitwood in vier wesentlichen Gefühlszuständen, nämlich in
- dem Gefühl, etwas wert und für andere Menschen wichtig zu sein,
- dem Gefühl, etwas tun und bewirken zu können, Kontrolle zu haben,
- dem Gefühl, mit anderen Menschen in Kontakt treten zu können und etwas einbringen/geben zu können und
- dem Gefühl des Vertrauens in das Leben und dem Sicherheitsgefühl eines Menschen.

In diesen Gefühlen drückt sich das elementare Bedürfnis des Menschen nach „Personsein" aus. Wer diese Gefühle erlebt, kann sich als Person erfahren. Das Wohlbefinden eines Menschen hängt in erheblichem Maß davon ab, ob dieses Bedürfnis von den Mitmenschen erfüllt wird. Menschen mit Demenz sind nicht in der Lage, gezielt Kontakte mit anderen herbeizuführen und so zu gestalten, dass diese das Gefühl des eigenen „Personseins" stärken.

Maligne, bösartige Sozialpsychologie

Mit diesem Begriff bezeichnet Kitwood die entpersonalisierende, die Person untergrabende Haltung von anderen Menschen gegenüber Personen mit Demenz, die sich auf unterschiedliche Art und Weise im Verhalten äußern.

Er betont jedoch, dass der Begriff „maligne" keineswegs bewusst böswilliges Verhalten seitens der Betreuenden/Pflegenden impliziert, sondern betrachtet die Malignität als Teil des kulturellen Erbes im Sinne einer ererbten Pflegetradition, die Menschen mit Demenz stigmatisiert, ausgrenzt und ihres „sozialen Selbst" beraubt.

Kitwood beschreibt siebzehn entpersonalisierende Verhaltensweisen, so genannte „Personale Detractions" (PDC), die in der Beobachtungsmethode des Dementia Care Mapping (☞ Kapitel 8.4.2) operationalisiert sind.

Beispiele für Personale Detractionen (PDC)

Betrug

Person mit Demenz wird mittels Täuschungsstrategien abgelenkt, manipuliert, zum Mitwirken gezwungen.

Zur Machtlosigkeit verurteilen

Person mit Demenz wird nicht erlaubt, vorhandene Fähigkeiten zu nutzen, bzw. kompensatorische Hilfe zur Vollendung eines Handlungsversuchs wird versagt.

Infantilisieren

Person mit Demenz wird väterlich/mütterlich autoritär behandelt.

Einschüchtern

Person mit Demenz wird durch Drohungen/ körperliche Gewalt unter Druck gesetzt.

Stigmatisieren

Person mit Demenz wird behandelt, als sei sie ein verseuchtes Objekt/ein Ausgestoßener.

Überholen

Person mit Demenz erhält Informationen, bzw. wird mit Alternativen konfrontiert in einem Tempo, das für die Person zu schnell ist, um sie zu verstehen bzw. angemessen zu reagieren.

Ignorieren

Person mit Demenz wird nicht beachtet, so als sei sie nicht anwesend.

Unterbrechen

Person mit Demenz wird in ihrem Handeln plötzlich und in roher Weise unterbrochen.

Personenzentrierte Pflege

Das Ziel der personenzentrierten Pflege besteht deshalb darin, das Bedürfnis des pflegebedürftigen Menschen nach „Personsein" zu befriedigen und seinen Personenstatus zu erhalten. Dies ist insbesondere dadurch zu erreichen, dass Pflegende sich immer wieder um eine therapeutische Grundhaltung bemühen, die die eigenen Ängste vor Demenz wahrnimmt und die aus diesen Ängsten entstehenden Abwehrmechanismen gegenüber den Betroffenen, die sich im Verhalten der Pflegenden ausdrücken, abbauen hilft.

Die personenzentrierte unterstützende Haltung der Pflegenden stellt sich im Kontakt mit den Betroffenen in gezielt angewendeten, positiven Interaktionsformen dar, über die die Pflegenden in jeder Situation verfügen können und die die besonderen psychischen Bedürfnisse von Menschen mit Demenz nach **Trost, primärer Bindung, Einbezogensein, Beschäftigung, Identität und Liebe** berücksichtigen.

Diese werden in Kapitel 8.3.6 (Positive Interaktionen n. Kitwood) detailliert dargestellt und erklärt.

6.3 Das psychobiografische Pflegemodell n. Böhm

„Bevor der Körper mobilisiert wird, muss erst die Seele bewegt werden." E. Böhm (📖 2)

Zur Person: Erwin Böhm

- Geboren 1940 in Österreich
- Krankenpfleger, Pflegeforscher, Professor, Begründer des Psychobiografischen Pflegemodells
- Seit mehreren Jahrzehnten in der Psychogeriatrie (entspricht in Deutschland der Gerontopsychiatrie) tätig
- Fortbildungsbeauftragter des Österreichischen Krankenanstaltenverbundes

- Präsident der „Österreichischen Gesellschaft für geriatrische und psychiatrische Fachkrankenpflege sowie angewandte Pflegeforschung"
- Dozent für psychogeriatrische Pflege

Definition: Pflegemodell

Ein Pflegemodell ist (nach Riehl/Roy 1980) „…ein systematisch konstruiertes, auf einer wissenschaftlichen Grundlage basierendes, logisch aufgebautes Konzept, das die grundsätzlichen Komponenten der Pflege, ihre theoretische Basis und die erforderliche Werthaltung bei der Anwendung in der Praxis definiert."

Das psychobiografische Pflegemodell n. Böhm

Das psychobiografische Modell ist in oben genanntem Sinne **kein** klassisches Pflegemodell, da es nicht auf Erkenntnissen beruht, die aus wissenschaftlich anerkannten und nachweisbaren Forschungsmethoden gewonnen wurden, sondern auf jahrzehntelang aufgebautem Erfahrungswissen des Begründers, und sich also aus der Praxis heraus entwickelt hat. E. Böhm betont, dass sein Modell sich auch weiter verändert, entwickelt und dynamisch verhält, wie die Umstände und die Zeit, in denen die Menschen hineingeboren werden und sich diesen anpassen.

Das Modell richtet seinen Fokus speziell auf die Pflege der erkrankten Seele eines Menschen.

Gefordert wird, die verhaltensauffälligen Personen mit Demenz zunächst verstehen zu lernen und das erworbene Verständnis in die direkte Pflege individuell einzuarbeiten.

Es stellt den Erhalt, bzw. die Förderung von sozialen Kompetenzen, Autonomie, Selbstwertgefühl und Eigenständigkeit in den Mittelpunkt der pflegerischen Arbeit und zielt auf das „Aufleben" und die Reaktivierung der Seele alter Menschen, um Lebenslust wiederzugewinnen.

In dem Modell werden die (herausfordernden) Verhaltensweisen der Betroffenen nicht aus Sicht der Krankheitsbilder, sondern auf der Basis biografischer Phänomene gedeutet (Prägungsphase/Auswirkung auf die individuelle Thymopsyche des Menschen).

Böhm geht in seinem Modell davon aus, dass alle Erfahrungen und Erlebnisse, die für einen Menschen in den ersten zwei bis drei Lebensjahrzehnten bedeutungsvoll waren, diesen geprägt haben und sein Verhalten und seine Gefühlswelt (Thymopsyche) mit zunehmendem Alter und in Belastungssituationen wieder stärker beeinflussen.

Er definiert die Pflege von Personen mit fortgeschrittener Demenz als **reaktivierende Pflege,** bei der die Pflegenden zunächst eine so genannte **thymopsychische Biografie** erheben, in der die prägenden Faktoren im Leben des Betroffenen benannt und aufgezeichnet werden.

Zeitgeist, persönliche Erinnerungen, Anekdoten, persönliche Redewendungen, Dialekt, individuelle Lebenssicht, persönliches Normalitätsprinzip (gewohntes Geschehen/vertraute Abläufe bzgl. Wohnort, Beruf, Gesellschaftsschicht usw.) und das persönliche Problembewältigungsverhalten des Betroffenen sind Faktoren, die bedeutungsvoll sind und in der thymopsychischen Biografie eruiert werden. Durch die Kenntnis und Interpretation der individuellen, thymopsychischen Biografie können die Pflegenden dem Betroffenen anregende Impulse geben, indem sie an vertraute Abläufe und gewohnte Handlungen gezielt wiederanknüpfen.

Böhm geht von der Notwendigkeit der Reaktivierung der „Altersseele" vor jeder weiteren körperlichen Mobilisation und Aktivierung aus.

Demenzielle Prozesse sind durch eine fortschreitende Veränderung des Krankheitsgrads gekennzeichnet und nach Böhm muss sich dementsprechend auch die Zugangsweise in der Kommunikation mit den Betroffenen dieser Dynamik anpassen, um den Kontakt und die Verständigung zu der demenzerkrankten Person nicht zu verlieren und eine Reaktivierung der Seele zu erreichen.

Er unterscheidet in seinem Modell sieben Interaktions- oder Erreichbarkeitsstufen, in denen ein Mensch mit Demenz sich befinden kann und die den Stadien der **Global Deterioration Scale (GDS)** (☞ Kapitel 4.2.7) gegenübergestellt werden.

Erreichbarkeitsstufe 1: Sozialisation – GDS: kein kognitiver Abbau

Diese entspricht der Erwachsenen-Stufe. In dieser Stufe befinden sich Betroffene, die noch kognitiv ausgerichtete Gespräche führen können.

Sozialisation ist lebenslanges Lernen von Normen und Verhaltensweisen, um sich in eine Gesellschaft einfügen zu können.

Dieses Lernen wird in der Kindheit zunächst durch die Eltern, die übrige Familie und die unmittelbare Umgebung bestimmt. Später sind Kindergarten, Schule, Freunde prägend und schließlich wird die berufliche Sozialisation wichtig.

Für die Verständigung mit dem Betroffenen ist die Kenntnis der von ihm internalisierten individuellen Normen und Verhaltensweisen, die auch von regionalen und „zeitgeistigen" Faktoren bestimmt wurden, von Bedeutung.

Erreichbarkeitsstufe 2: Mutterwitz – GDS: sehr leichter kognitiver Abbau

Mit dem Begriff „Mutterwitz" ist das offene direkte Reden gemeint, bei dem „kein Blatt vor den Mund genommen wird". Laut Böhm ist bei den Betroffenen auf dieser Stufe mit humorvollen Redewendungen oder durch das Sprechen im vertrauten, regionalen Dialekt häufig ein guter Kontakt herzustellen.

Erreichbarkeitsstufe 3: Seelische, soziale Grundbedürfnisse – GDS: leichter kognitiver Abbau

In dieser Stufe befindet sich der Betroffene im Alltag bereits häufiger in für ihn irritierenden Situationen, die an seinem Selbstwertgefühl kratzen und ihn ängstigen oder bedrücken können. Die reaktivierende Pflege setzt hier ein und zielt auf die Befriedigung von vor allem seelischen und sozialen Grundbedürfnissen wie akzeptiert werden, erfolgreich sein, dazugehören, Beachtung erfahren. Geistige, oder körperliche Überforderungen durch die Pflegenden begünstigen Regression bzw. Abbau.

Erreichbarkeitsstufe 4: Prägungen – GDS: mäßiger kognitiver Abbau

Die Stufe 4 der GDS beschreibt Einbußen bei der Durchführung komplexer Aufgaben, wie beispielsweise die eigenständige Regelung finanzieller Angelegenheiten, aber auch das Kochen von Mahlzeiten oder der selbstständige Einkauf.

Ein Betroffener auf der Stufe der Prägungen zeigt vor allem die fest verankerten, in der Kindheit erlernten Rituale und Eigenarten, die durch Wiederholungen gekennzeichnet sind und ihm in erster Linie ein Gefühl von Sicherheit vermitteln, da die Umgebung aufgrund von Gedächtniseinbußen und Konzentrationsschwächen in diesem Stadium zunehmend als unverständlich und beängstigend erlebt wird.

Erreichbarkeitsstufe 5: Höhere Antriebe – GDS: mäßig schwerer kognitiver Abbau

Der Betroffene kann in dieser GDS-Stufe häufig nicht mehr eigenständig angemessene Kleidung auswählen, die Körperpflege wird nachlässiger, weil sie immer öfter vergessen wird. Die Fähigkeit, zu planen und vorausschauend zu denken, ist deutlich beeinträchtigt. Er erlebt immer häufiger sein Versagen und die Irritation der Menschen in seiner Umgebung.

In dieser Erreichbarkeitsstufe sind nach Böhm die Wünsche, Träume, physische und psychische Grundbedürfnisse (Hunger, Durst, Sexualität, Schlaf, Rang, Macht) des Betroffenen maßgeblich für sein Interesse und Verhalten.

Die Zugangsweise der Pflegenden soll sich nach diesem Fokus ausrichten, und die Gespräche sollen sich dementsprechend mit einfachen Worten auf diese Themen beziehen und nicht mehr an die Rationalität appellieren.

Erreichbarkeitsstufe 6: Intuition – GDS: schwerer kognitiver Abbau

Diese GDS-Stufe beschreibt schwere Defizite in der Kognition. Der Betroffene weiß nichts mehr von aktuellen Ereignissen, kann sich an Absprachen nicht erinnern, sich nicht mehr eigenständig baden und an- und auskleiden. Es kommt zur Inkontinenz.

Der Betroffene nimmt am Geschehen in seiner Umgebung zunehmend intuitiv teil und reagiert gefühlsmäßig auf sie. Poetisches Denken, religiös gefärbte und magische Motive aus der frühen Kindheit können die Wahrnehmung und die Gefühle stark beeinflussen. Dies muss in der Kommunikation von den Pflegenden berücksichtigt werden. Pflegende sollen Symbole und Rituale im Kontakt mit den Betroffenen verwenden (z. B. Hausaltar, Rosenkranz, Gebete und Gesänge, Glücksbringer). Kontakt und Verständigung sind über die Emotion möglich.

Erreichbarkeitsstufe 7: Urkommunikation – GDS: sehr schwerer kognitiver Abbau

In diesem GDS-Stadium sind die verbalen Fähigkeiten zur Kommunikation verloren. Schwere körperliche Beeinträchtigungen treten auf. Die Fähigkeit zu gehen und später auch zu sitzen, die Orientierung des eigenen Körpers im Raum (Tiefensensibilität) und die Fähigkeit, den Körper aus eigener Kraft aufrecht zu halten, geht schließlich verloren.

Der Kontakt zum Betroffenen erfolgt ausschließlich nonverbal über die Stimme und Geräusche, über Gerüche, Mimik und Gestik und über Berührungen, die den Betroffenen anregen, beruhigen und ihm deutlich machen, dass er nicht allein ist.

Böhm betont die Wichtigkeit des gezielten und verlässlichen Einsatzes der nonverbalen Kommunikation, vor allem des Körperkontaktes der Pflegenden zum Betroffenen als notwendige, eigenständige Pflegeintervention.

Die Erreichbarkeitsstufen sollen den Pflegenden (und anderen) als Leitlinie für die Zugangsweise und Interaktion dienen. Sie sind entsprechend flexibel zu handhaben und schließen beispielsweise körperliche Ursachen für auffälliges Verhalten von Personen mit Demenz nicht aus.

Die Erreichbarkeitsstufen können sich überschneiden und sind ausdrücklich nicht kategorisch zu sehen.

Gelingt der Zugang, die Verständigung zum Betroffenen in der zunächst gewählten Erreichbarkeitsstufe nicht, so versucht man, über die nächste Stufe mit dem Betroffenen zu kommunizieren.

Böhm stellt in seinem psychobiografischen Pflegemodell das individuelle Erleben der Betroffenen auf dem Hintergrund der eigenen Biografie in den Mittelpunkt. Er fordert, dass die Pflegenden sensibel beobachten, mögliche Zusammenhänge erkennen und biografisch orientiert auf die Person mit Demenz „re-agieren", statt schematisch nach starren Standards auf ein vorformuliertes Ergebnis gerichtet zu handeln.

Die Pflege verwirrter alter Menschen ist somit ein anspruchsvolles Geschehen, welches auch die Pflegenden belebt und deren Kreativität und Selbstverständnis fördert.

6.4 Das „Drei-Welten-Konzept"

Beim „Drei-Welten-Konzept" (□ 4) handelt es sich um ein spezielles, dreistufiges Betreuungskonzept für Menschen mit Demenz vom Alzheimer-Typ, die im Heim leben.

Die sich im Krankheitsverlauf verändernde Art und Weise von demenzbetroffenen Menschen, ihre Umwelt zu erleben, wurde von dem Gerontopsychiater C. Held unter dem Begriff der „drei Welten" beschrieben.

Das „Drei-Welten-Konzept" ordnet das jeweils dominante Erleben der Betroffenen den Alzheimer-typischen Verlaufsstadien zu.

Konsequent am Erleben des Betroffenen ausgerichtet ist es ein personenzentriertes Konzept, welches den segregativen Ansatz, also möglichst homogene Bewohnergruppen favorisiert.

Es beschreibt für die drei verschiedenen, dominanten Erlebniswelten der Betroffenen, nämlich
- die Welt der kognitiven Erfolglosigkeit,
- die Welt der kognitiven Ziellosigkeit und
- die Welt der kognitiven Schutzlosigkeit

jeweils spezielle Formen der Milieugestaltung, Beziehungsgestaltung, der Anregung und Entspannung.

Im „Drei-Welten-Konzept" wird der Verlauf der Demenz vom Alzheimer-Typ reflektiert und berücksichtigt und die damit einhergehende Abnahme der Kompetenzen beim Betroffenen bewusst zugelassen, ohne jedoch resignativ die Anregung und Förderung bzw. den Erhalt der beim Betroffenen noch vorhandenen Restfähigkeiten aus den Augen zu verlieren.

Bei Eintritt des Betroffenen von einer Erlebenswelt in die im Rahmen des Fortschreitens der Erkrankung nächstfolgende Erlebenswelt, ist ein Umzug innerhalb des Hauses in eine andere, speziell auf seine aktuell in den Vordergrund getretenen Bedürfnisse ausgerichtete Wohngruppe vorgesehen.

Dies stellt kein „Versagensereignis" dar, sondern ist lediglich Ausdruck eines den Krankheitsverlauf annehmenden, flexiblen Begleitungsgeschehens mit dem Ziel, den Betroffenen weiterhin angemessen zu betreuen, ihn vor im bisherigen Setting drohenden Überforderungen zu schützen und seine Lebensqualität zu bewahren.

Im Folgenden werden die verschiedenen Erlebniswelten, die der Mensch mit Alzheimer-Krankheit typischerweise durchläuft, kurz charakterisiert.

Die Welt der kognitiven Erfolglosigkeit

Menschen mit leichter Demenz sind eingeschränkt in ihrer Merkfähigkeit und haben Wortfindungsstörungen. Auch sind Aufmerksamkeit und Konzentration häufig gestört. Es fällt ihnen schwer, sich an Absprachen oder Termine zu erinnern und Gesprächsinhalten aufmerksam zu folgen.

Unterhaltungen zu führen, die sich auf aktuelle Ereignisse beziehen und/oder an denen mehrere Personen beteiligt sind, erfordern jedoch, dass man die eigene Aufmerksamkeit teilen, die Situation angemessen einschätzen und schnell und angemessen reagieren kann.

Die Betroffenen nehmen ihre Beeinträchtigungen noch deutlich wahr und versuchen, sie zu kaschieren, aber es fällt immer schwerer, unauffällig zu bleiben, da sich die Fehlleistungen häufen, nach Worten gesucht wird, der Gesprächsfaden verloren geht, an Inhalte nicht angeknüpft werden kann oder diese schlicht nicht verstanden werden.

Sie geraten im Kontakt mit anderen Menschen immer stärker unter Druck und befinden sich schließlich in permanenter Anspannung, da es ihnen trotz aller Bemühungen immer seltener gelingt, die Fassade von selbstverständlicher Kompetenz aufrecht zu erhalten.

Jeder Kontakt birgt die Gefahr der Bloßstellung und die Betroffenen reagieren mit Verunsicherung, Angst, Wut, Gereiztheit oder Trauer auf ihre Beeinträchtigungen.

Häufig „verstummen" die Betroffenen oder ziehen sich so weit wie möglich von Sozialkontakten zurück, um Kränkungen zu vermeiden und nicht das eigene Versagen erleben zu müssen.

Es besteht ein großes Bedürfnis nach Entspannung und Stärkung des Selbstwertgefühls sowie nach angenehmem, nicht bedrohlichem Sozialkontakt.

Ziele der Betreuung und Pflege:
- Entspannung und Entlastung
- Schutz vor Bloßstellung im Sozialkontakt
- Stärkung des Selbstwertgefühls durch angemessene Begleitung, Beziehungs- und Milieugestaltung

Wohnen und leben in einer Kleingruppe, begleitet von Betreuungspersonen, die nötigenfalls diskrete Unterstützung anbieten, sowie das Angebot eines geregelten, nicht jedoch starren Tagesablaufs, der Tätigkeiten, wie sie üblicherweise in den meisten Haushalten vorkommen, vorsieht und familienähnlich organisiert ist, stellen den angemessenen milieutherapeutischen Rahmen für die Erlebenswelt der kognitiven Erfolglosigkeit im „Drei-Welten-Konzept" dar.

Die Welt der kognitiven Ziellosigkeit

Diese Erlebenswelt wird der mittleren bis schweren Demenz zugeordnet und ist dadurch gekennzeichnet, dass die Betroffenen immer weniger geplant bzw. absichtsvoll handeln können.

Auf Ansprache oder Aufforderungen, die gleichzeitig nonverbal, d.h. mit entsprechenden Gesten kommuniziert werden, reagieren sie häufig spontan zugewandt und angemessen, da die Schwingungsfähigkeit im Gegensatz zur verbalen Kommunikationsfähigkeit meist weitgehend intakt ist und vor allem die Gefühlsbotschaften nonverbal mitgeteilt und verstanden werden.

Die Erkenntnisfähigkeit und die Orientierung sind jedoch stark beeinträchtigt, sodass die Umgebung, Gegenstände und auch Personen nicht wieder erkannt, sondern immer wieder neu entdeckt und erkundet und deshalb betrachtet, betastet, geschmeckt werden.

Die Aufmerksamkeit wird schnell abgelenkt, die Betroffenen laufen viel scheinbar ziellos oder suchend umher und lassen sich dabei von inneren oder äußeren Impulsen steuern.

„Dein und mein" wird nicht mehr unterschieden und der Sinn für „schickliches" Verhalten geht verloren.

Ziele der Betreuung und Pflege:
- Zulassen von Absichtslosigkeit und Spontaneität
- Schutz vor psychischen und physischen Verletzungen
- Kontakt und Verständigung mit den Betroffenen

Zur milieutherapeutischen Unterstützung dieser Ziele sieht das Konzept bei Eintritt eines Betroffenen in diese Erlebenswelt einen Umzug in eine Wohnumgebung innerhalb des Heimes vor, die so gestaltet ist, dass sie dem Bewegungsdrang genügend Raum lässt, dabei zusätzlich Schutz vor Gefahren bietet und sowohl Anregung als auch Entspannung fördert.

Im Kontakt mit den Betroffenen geht es vor allem darum, mittels therapeutischer Beziehungsgestaltung (bedingungslose Wertschätzung, Kongruenz, Empathie) Stress zu reduzieren und individuelle Autonomie zu fördern.

Toleranz und Flexibilität bei gleichzeitiger Gelassenheit sind deshalb unverzichtbar erforderliche Werthaltungen bei den Pflegenden.

Die Welt der kognitiven Schutzlosigkeit

In der schwersten Stufe der Demenz sind die Betroffenen weder verbal noch nonverbal in der Lage, ihre Bedürfnisse und Empfindungen zu äußern.

Sie können keine gezielten Bewegungen mehr ausführen, schließlich sind sie nicht mehr fähig, zu gehen, zu stehen oder den Körper eigenständig in einer bestimmten Position zu halten, und werden vollständig immobil.

Die Betroffenen können ebenfalls nicht mehr eigenständig Nahrung und Flüssigkeit zu sich nehmen, zuletzt auch nicht mehr schlucken.

In dieser Welt erleben sie völliges Ausgeliefertsein und sind Außenreizen schutzlos ausgesetzt, weil sie sie nicht mehr abwehren oder ihnen ausweichen können und weil sie angenehme Reize suchen, sich aber nicht mehr selbst stimulieren können.

Ziele der Betreuung und Pflege:
- Herstellen von relativem Wohlbefinden durch das Angebot von anregenden bzw. individuell als angenehm empfundenen Reizen bei gleichzeitigem Schutz vor Reizüberflutung und Stress
- Vermeidung von Schmerz
- Unterstützung bei der Empfindung des eigenen Körpers, seiner Lage im Raum sowie der eigenen Körpergrenzen

Literatur

1. Ausbildungsordnung d. Altenpflege; Bundesgesetzblatt Jahrgang 2003, Teil 1, 2003
2. Böhm, E.: Psychobiografisches Pflegemodell. Wien/München/Bern: Maudrich, 2004
3. Grün, A./Robben, R.: Grenzen setzen – Grenzen achten. Freiburg: Herder, 2004
4. Held, C./Ermini-Fünfschilling, D.: Das demenzgerechte Heim. Basel: Karger, 2004
5. Kitwood, T.: Demenz; Der personenzentrierte Ansatz im Umgang mit verwirrten Menschen. Bern: Hans-Huber, 2000
6. Kitwood, T.: Dementia Reconsidered; The Person Comes First. Buckingham, Open University Press, 1997
7. Sauter, D./Abderhalden, C./Needham, I./Wolff, S.: Lehrbuch Psychiatrische Pflege. Bern: Hans Huber, 20

7 Das AEDL-Pflegemodell

7.1 Grundlagen des Modells

Das Modell der „**Fördernden Prozesspflege**" (📖 2) wurde von Monika Krohwinkel entwickelt, einer Professorin für Pflegewissenschaft, die 1941 geboren, selbst ausgebildete Krankenschwester und Hebamme ist und nach in Manchester (England) erfolgreich absolviertem Studium der Pflege- und Erziehungswissenschaften in Darmstadt an der evangelischen Fachhochschule Gründungsprofessorin für den Bereich Pflegewissenschaft wurde, wo sie noch bis in die jüngste Vergangenheit tätig war.

Sie benennt in ihrem Pflegemodell 13 Bereiche, die „Aktivitäten und Erfahrungen des täglichen („daily") Lebens" (AEDL) eines Menschen, die in Wechselbeziehung zueinander stehen, aber keiner Hierarchie unterliegen.

Inzwischen hat Monika Krohwinkel die Strukturierungshilfe der AEDL in modifizierter Form als „Aktivitäten, Beziehungen und existenzielle Erfahrungen des täglichen Lebens (ABEDL)" bezeichnet, wobei sie die Inhalte der bisher für sich stehenden 13 AEDL in die 12 übrigen AEDL integriert. In jeder der 12 AEDL werden nun die Bereiche „Existenzfördernde Erfahrungen machen können", „Mit belastenden und gefährdenden Erfahrungen umgehen können" und „Erfahrungen, welche die Existenz fördern oder gefährden können, unterscheiden und sich daran entwickeln können", aufgenommen (📖 5).

Diese AEDL sind integraler Bestandteil des Modells. Darüber hinaus beschreibt Monika Krohwinkel in ihrem Pflegemodell die Aufgaben und die dazugehörigen notwendigen Werthaltungen der Pflegenden zur Ausübung dieser Aufgaben, die ebenso wichtig sind wie die AEDL selbst.

Monika Krohwinkel teilt die Aufgaben der Pflegeprofession grundsätzlich in zwei Bereiche ein. Sie unterscheidet in **Hauptaufgaben**, für die Pflegefachleute sowohl ausschließlich entscheidungsbefugt, als auch vollständig eigenverantwortlich sind, und in **Nebenaufgaben**, für die Pflegende lediglich die Durchführungsverantwortung tragen.

Hauptaufgabe der Pflegenden ist die jeweils individuelle Anwendung/Umsetzung des Pflegeprozesses im Sinne einer fördernden Prozesspflege.

Nebenaufgabe stellt beispielsweise die Mitwirkung der Pflegenden bei der medizinischen Diagnostik und Therapie dar.

Pflegepersonen sollen kompensatorisch arbeiten, gründlich beobachten, empathisch zuhören, die existenziellen Erfahrungen der pflegebedürftigen Person im Pflegeprozess angemessen berücksichtigen und die Kommunikation aller am Prozess beteiligten Personen untereinander fördern.

Dies wird mit Hilfe von fünf verschiedenen Methoden des pflegerischen Handelns erreicht:
- 1. Durch die Beratung und Unterrichtung der pflegebedürftigen Person und/oder ihrer Bezugspersonen
- 2. Durch Gestaltung/Anpassung der Umgebung, damit sie einer positiven Entwicklung der pflegebedürftigen Person förderlich sein kann (Milieugestaltung)
- 3. Durch individuelle Interventionen, die die pflegebedürftige Person in ihren Handlungen unterstützen
- 4. Durch Anleitung und Führung der pflegebedürftigen Person
- 5. Durch die Übernahme von Handlungen für die pflegebedürftige Person

Krohwinkel formuliert in ihrem Modell außerdem fünf Merkmale („**Indikatoren**") der „Fördernden Prozesspflege", die sich an den Bedürfnissen und Ressourcen der pflegebedürftigen Person und ihrer Bezugspersonen orientieren.

Indikatoren der „Fördernden Prozesspflege":
- **Die Sichtbarkeit:** Die Pflegenden nehmen nicht nur die Probleme, sondern auch die diesbezüglichen (Rest-)Fähigkeiten und

individuellen Bedürfnisse der pflegebedürftigen Person bewusst wahr, stellen diese dar (**Dokumentation**) und berücksichtigen sie im Pflegeprozess.
- **Die Ganzheitlichkeit:** Zusammenhänge werden wahrgenommen, Wechselwirkungen zwischen den AEDL werden erkannt und berücksichtigt. Keine AEDL wird isoliert betrachtet.
- **Die Kongruenz:** Pflegende kommunizieren eindeutig und verhalten sich echt und ehrlich in der Pflegebeziehung.
- **Die Kontinuität:** Kontinuität in der Pflegebeziehung wird bewusst angestrebt und in der Organisation (Pflegesystem) der Pflegeabläufe angemessen berücksichtigt. Ein Unterbrechen von Pflegehandlungen durch Funktionalisierung wird vermieden.
- **Die Förderung von Wohlbefinden und Unabhängigkeit:** Oberstes Ziel aller Pflegeinterventionen ist die Förderung von Unabhängigkeit und individuellem Wohlbefinden der pflegebedürftigen Person in den für sie wesentlichen AEDL-Bereichen.

Im Gegensatz zur fördernden Prozesspflege steht die defizitorientierte und versorgende Pflege, die sich auszeichnet durch:
- **Unsichtbarkeit:** Individuelle Ressourcen und Bedürfnisse der pflegebedürftigen Person werden übersehen bzw. nicht berücksichtigt.
- **Fragmentierung:** AEDL werden isoliert betrachtet, Wechselwirkungen zwischen den AEDL nicht wahrgenommen, Zusammenhänge nicht hergestellt.
- **Inkongruenz:** Pflegende kommunizieren nicht eindeutig, verhalten sich widersprüchlich und wirken im Kontakt nicht aufrichtig, sondern beispielsweise so, als ob sie eine Rolle spielen.
- **Diskontinuität:** Pflegeabläufe werden immer wieder unterbrochen, die Organisation der Pflegeabläufe strebt nicht die Kontinuität an, sondern orientiert sich an anderen Parametern.
- **Hervorrufen oder Verstärken von Abhängigkeit und Unwohlsein:** Pflegende unterstützen die pflegebedürftige Person nicht in ihrem Bestreben nach einem ausgeglichenen Verhältnis von relativer Unabhängigkeit und individuellem Wohlbefinden, sondern fördert durch ungeeignete Haltungen und/oder Interventionen den Verlust von Autonomie und Wohlbefinden.

7.2 Aktivitäten und existenzielle Erfahrungen des täglichen Lebens (AEDL) bei Demenz

Menschen mit einer Demenz zeigen im Alltag ein verändertes Verhalten (📖 1). Zurückzuführen ist dieses auf die zugrunde liegende, zur Demenz führende Erkrankung. Besonders deutlich wird dieses veränderte Verhalten, wenn die betroffenen Personen auf Reize und Anforderungen im Alltag zunehmend mit unangemessenen Worten und Taten reagieren. Für die Menschen in der direkten Umgebung von dementen Personen sind deren Verhaltensweisen zunächst oft unverständlich, verwirrend oder gar peinlich und damit häufig belastend. Nicht selten reagieren die Menschen im sozialen Umfeld von dementen Menschen dann im Kontakt mit den Betroffenen gereizt oder ablehnend, sie machen ihnen Vorwürfe, belehren und ermahnen sie immer wieder. Damit weisen sie jedoch kontinuierlich auf Defizite des Betroffenen hin, setzen ihn damit noch zusätzlich unter Druck. Menschen mit einer Demenz machen daher nicht nur mit fremden, sondern insbesondere auch mit nahe stehenden, vertrauten Personen häufig Erfahrungen, die für sie beschämend oder sogar bedrohlich und damit existenzgefährdend sind.

Andererseits kann eine Demenz für den Betroffenen auch zu Erlebnissen führen, die er als angenehm oder entlastend und damit existenzfördernd erlebt. Tritt beispielsweise die erlernte Orientierung an Normen und Konventionen im Verlauf der Erkrankung in den Hinter-

7.2 Aktivitäten und existenzielle Erfahrungen des täglichen Lebens (AEDL) bei Demenz

grund, so kann eine bis dahin verschlossen und eher abweisend wirkende Person plötzlich „auftauen", geht nun vielleicht spontan auf andere Menschen zu und teilt ihre Gefühle mit. Wird dieses Verhalten vom jeweiligen Adressaten freundlich aufgenommen, kann dies für den Betroffenen eine neue und beglückende Erfahrung sein.

Aber ganz gleich, ob die Erfahrungen, die ein dementer Mensch im Alltag macht, sich als existenzfördernd oder -gefährdend erweisen, gemeinsam ist ihnen, dass Personen mit einer Demenz diesen Erfahrungen schlussendlich schicksalhaft ausgeliefert sind. Im Verlauf der Erkrankung verlieren die Betroffenen nämlich die Fähigkeit, für sie bedrohliche oder beängstigende Situationen und Erlebnisse aus der Vergangenheit zukünftig zu vermeiden bzw. sich ihnen bewusst zu stellen, um sie zu bearbeiten und zu bewältigen. Ebenso wenig sind Menschen mit einer Demenz ohne äußere Unterstützung in der Lage, angenehme Erfahrungen willentlich zu erinnern, zu antizipieren oder zu wiederholen. Schließlich werden demente Menschen bei allen Aktivitäten und existenziellen Erfahrungen des täglichen Lebens vollständig abhängig von anderen Menschen. Diese Tatsache gilt es zu akzeptieren und bei der Pflege und Betreuung zu berücksichtigen. Die Pflegeprozessplanung muss sich dementsprechend einerseits der Dynamik des Krankheitsverlaufs anpassen, das heißt Ziele und Maßnahmen der Pflege müssen der zunehmenden Hilfsbedürftigkeit der betroffenen Person Rechnung tragen. Andererseits darf die Pflegeprozessplanung nicht den Verlust noch vorhandener Ressourcen begünstigen, indem dem Betroffenen Tätigkeiten abgenommen werden, welche er noch selbstständig erledigen kann.

7.2.1 AEDL Kommunizieren können

Kommunikation (lat. communicare = teilen, mitteilen, gemeinsam machen, vereinigen) bezeichnet den wechselseitigen Austausch von Gedanken in Sprache, Gestik, Mimik, Schrift oder Bild zwischen zwei oder mehreren Menschen. Auch wird Kommunikation – eher technisch-formal ausgedrückt – als wechselseitige Übermittlung einer Nachricht zwischen einem Sender und einem Empfänger mittels eines Mediums definiert. Eine für beide Seiten befriedigende Verständigung über Sachinhalte, z. B. die Aufnahme von übermittelten Informationen oder die Annahme eines Auftrags, kommt jedoch nur dann zustande, wenn zuvor die Beziehungsgestaltung zwischen Sender und Empfänger gelungen ist. Kontaktaufnahme, Begegnung und Verständigung sind die zentralen Merkmale dieses kontinuierlichen Prozesses, der einen Menschen in seine Umwelt einbindet, unvermeidlich immer stattfindet und vermutlich erst mit dem Tod eines Menschen endet.

Das Gefühl eines Menschen, sozial integriert zu sein, wird in erster Linie durch die Qualität der Kommunikation mit anderen Personen bestimmt. Allein das Zusammensein mit anderen Menschen ist also noch kein Garant für befriedigende soziale Kontakte (📖 5)!

☞ AEDL 12 „Soziale Beziehungen und Bereiche des Lebens gestalten und sichern können"

☞ AEDL 13 „Mit existenziellen Erfahrungen des Lebens umgehen können"

Spezifische Aspekte bei Demenz

Die Fähigkeit zu kommunizieren ist bei Personen mit einer Demenz auf vielfältige Weise bedroht bzw. beeinträchtigt:

- Sie können ihre Aufmerksamkeit zunehmend weniger fokussieren.
- Sie werden leicht abgelenkt durch Reize, die nicht mehr wie früher gefiltert und unterdrückt werden können und deshalb die Aufmerksamkeit stören.
- Störende Reize können von innen, z. B. durch Schmerzen oder Hungergefühl, oder von außen kommen, z. B. durch Geräusche aus der Umgebung.
- Sinneseinbußen, wie Sehschwäche oder Schwerhörigkeit, beeinträchtigen zusätzlich

die Aufnahme von Informationen und begünstigen Fehldeutungen und Missverständnisse.

Die Fähigkeit, sich verbal mitzuteilen, kann durch die Demenz so stark eingeschränkt werden, dass die Äußerungen des Betroffenen vom Zuhörer kaum noch entschlüsselt werden können. Dies gilt insbesondere, wenn die Äußerungen nicht im Kontext mit der aktuellen Situation, der Persönlichkeit und der Lebensgeschichte des Betroffenen gesehen werden.

- Wortfindungsstörungen, Wortverständnisstörungen, stereotype Äußerungen oder schließlich völliges Verstummen zeigen sich als Symptome der zunehmenden Beeinträchtigung.
- Den nonverbalen Botschaften des Betroffenen, die sich in Mimik, Gestik und vor allem in Handlungen mitteilen, kommt eine zentrale Bedeutung zu.
- Demente Personen drücken Gefühle und Bedürfnisse durch ihr Verhalten aus. Dabei sind sie darauf angewiesen, dass die Pflegenden diese wahrnehmen, verstehen und angemessen darauf reagieren.

Entsprechend besteht die Aufgabe der Pflegenden darin, die von den Betroffenen durch das Verhalten kommunizierten Inhalte zu erkennen und zu interpretieren. Besonders wichtig ist es dabei, die aktuelle Situation, die Persönlichkeit und die Lebensgeschichte des Betroffenen zu berücksichtigen, bzw. zueinander in Beziehung zu setzen.

Wichtig für Pflegende

In der **Pflegeanamnese** sollte demnach festgehalten werden, auf welche Weise sich die demente Person zum Zeitpunkt der Erhebung mitteilt. Auch aktuelle Beeinträchtigungen hinsichtlich
- Aufmerksamkeit,
- Sprachfähigkeit,
- Sprachverständnis und
- Sinneswahrnehmung

sollten dokumentiert werden.
Dabei achten die Pflegenden darauf, dass die individuelle Weise, wie der Betroffene Gefühle und Bedürfnisse äußert, zunächst einmal eine Fähigkeit bzw. eine Ressource darstellt. Ebenso wichtig ist es, in der Pflegeanamnese das Verhalten des Betroffenen im Kontakt mit anderen Menschen zu beschreiben. Besonderes Augenmerk sollten Pflegende darauf richten, ob der Betroffene noch selbstständig befriedigende Beziehungen zu anderen Personen herstellen und gestalten kann. Benötigt der Betroffene Unterstützung bei der Beziehungsgestaltung, um im Kontakt mit anderen Personen nicht überfordert zu werden, so wird auch dieses in der Dokumentation festgehalten.

7.2.2 AEDL Sich bewegen können

„Zu unserer Natur gehört die Bewegung, die vollkommene Ruhe ist der Tod." B. Pascal, Mathematiker

„Nur in der Bewegung, so schmerzlich sie sei, ist Leben." J. Burckhardt, Philosoph (📖 9)

Bewegung ist ein Charakteristikum des Lebens und ein menschliches Grundbedürfnis. Bewegung kann äußerlich, physisch und direkt sichtbar sein: ein Mensch, ein Tier oder eine Sache bewegt sich entweder aus eigener Kraft oder durch äußere Krafteinwirkung.

Bewegung kann aber auch innerlich, psychisch und nicht sichtbar sein. Damit ist das Ende der inneren Gleichmütigkeit gemeint, wenn eine Emotion oder Motivation entsteht.

Bewegung und Wohlbefinden stehen in einer engen Wechselbeziehung zueinander. Durch einen Spaziergang lassen sich beispielsweise Stress und Anspannung abbauen, was das Wohlbefinden steigert. Beim Tanz hingegen bietet sich die Möglichkeit, sich selbst auszudrücken und/oder Nähe zum Partner zu empfinden, die von intensiven Gefühlen begleitet sein kann. In diesem Fall finden innere und äußere Bewegung gleichzeitig statt. Stehen Bewegung und Ruhe, Anspannung und Entspannung in einem ausgewogenen Verhältnis zueinander, so führt dies dazu, dass sich der Mensch ausgeglichen fühlt.

7.2 Aktivitäten und existenzielle Erfahrungen des täglichen Lebens (AEDL) bei Demenz

Die Fähigkeit, sich zu bewegen, ist aber auch eine Grundvoraussetzung, um die übrigen Aktivitäten des täglichen Lebens eigenständig auszuüben. Damit ist die Bewegung der Schlüssel zu Selbstständigkeit und Selbstbestimmung, welche wiederum direkten Einfluss auf die Lebensqualität eines Menschen nehmen. Eine eingeschränkte oder gar verlorene Bewegungsfähigkeit beeinträchtigt dementsprechend die Autonomie des Betroffenen, was zunächst immer eine existenzgefährdende Erfahrung für die betroffene Person bedeutet.

☞ AEDL 13: „Mit existenziellen Erfahrungen des Lebens umgehen können"

Spezifische Aspekte bei Demenz

Personen mit einer Demenz sind gerade zu Beginn der Erkrankung häufig noch sehr mobil. Dies ist allerdings nicht unproblematisch, denn die Betroffenen sind im Verlauf der Erkrankung immer weniger in der Lage, ihre Handlungen planvoll zu gestalten, sich zu orientieren und Absprachen einzuhalten. Gerade wegen dieser Beeinträchtigungen stehen Personen mit einer Demenz aber oft unter hohem psychischem Druck, sind angespannt, unruhig und haben ein ausgeprägtes Bedürfnis, sich zu bewegen. Aber auch eine ungeeignete Umgebung, welche bedrohlich wirkt, z. B. weil sie dem Betroffenen unbekannt ist, unübersichtlich erscheint oder unpersönlich gestaltet ist, führt zu vermehrter Anspannung. Ebenso verstärken Lärm, verwirrende Geräusche oder optische Signale das Bedürfnis eines dementen Menschen, eine solche Umgebung zu verlassen, sich fortzubewegen und einen angenehmeren Ort zu suchen. Der Begriff Weglauftendenz hat sich inzwischen für dieses Verhalten etabliert.

Aus Sicht der Autorin ist dieser Begriff eher problematisch, da er der Person mit Demenz ein geplantes Vorgehen, eine gezielte Absicht unterstellt, eine Fähigkeit, die bei den Betroffenen durch die Erkrankung rasch sehr stark beeinträchtigt ist und das Verhalten eher bewertet, als beschreibt. Die Reaktion, die mit der Verwendung dieses Begriffs bei den Pflegenden provoziert wird, ist häufig entsprechend einseitig auf das Festhalten bzw. Festsetzen des Betroffenen ausgelegt, ohne dessen Bedürfnisse zu hinterfragen. „Ruheloses" oder „suchendes Umhergehen" sind Begriffe, die das Verhalten der Person mit Demenz genauer beschreiben und sind nach Meinung der Autorin deshalb besser geeignet.

Dieses ruhelose bzw. suchende Umhergehen stellt möglicherweise ein überaus ursprüngliches Verhaltensmuster des Menschen dar. In vergangenen Zeiten hielt sich der Mensch als so genannter Nomade immer nur jeweils so lange an einem Ort auf, wie er an diesem seine Bedürfnisse beispielsweise nach Nahrung, Wohnen, Sicherheit und Aufgehobensein befriedigen konnte. War das nicht mehr möglich, machte er sich auf die Suche nach einem Ort, der ihm geeigneter erschien.

Eine weitere Ursache für das ruhelose, oder suchende Umherlaufen liegt neben dem psychischen Druck des Betroffenen auch an unerwünschten Nebenwirkungen von Medikamenten, die zu vermehrter Unruhe bzw. Sitzunruhe führen, man spricht von Agitiertheit bzw. Akathisie.

Ohne Begleitung und Unterstützung, ohne schützende und fördernde Umgebungsgestaltung geraten demente Personen leicht in beeinträchtigende oder gefahrvolle Situationen, weil sie möglicherweise:

- die eigene Erschöpfung nicht äußern können,
- die Grenzen der eigenen Belastungsfähigkeit nicht beachten können,
- Fehlhandlungen durchführen,
- orientierungslos umherlaufen,
- Situationen oder Gefahren nicht angemessen einschätzen und darauf reagieren können,
- gestörte Handlungsabläufe zeigen,
- Sitzunruhe zeigen,
- stereotype Bewegungsmuster zeigen oder
- ungezielte Bewegungen ausführen.

Im Verlauf der Erkrankung verlieren Personen mit einer Demenz zunehmend ihre Bewegungsfähigkeit. Aber auch zu Beginn der Erkrankung, beispielsweise bedingt durch eine zusätzliche Erkrankung oder Behinderung, kann die Bewegungsfähigkeit bereits eingeschränkt sein. Gleichzeitig nehmen die Betroffenen ihre Einschränkungen häufig nicht wahr und verhalten sich nicht entsprechend. Dieses wiederum kann zu Gefährdungen führen, wenn die Betroffenen ohne Begleitung sind.

Im Verlauf der Erkrankung kommt es häufig zu folgenden Bewegungseinschränkungen oder -störungen:
- Probleme beim Treppensteigen
- Gang- und Standunsicherheit
- Gleichgewichtsstörungen
- Koordinationsstörungen
- Körperbildstörung
- Gestörte Raumorientierung
- ☞ AEDL 11 „Für eine sichere und fördernde Umgebung sorgen können"

Wichtig für Pflegende

- Im Pflegeassessment wird immer die Verbindung zwischen dieser AEDL und den AEDL 1, 11 und 13 hergestellt und eingeschätzt, um gegebenenfalls Gefährdungsaspekte, die sich aus potenziellen Beeinträchtigungen bei Kommunikationsfähigkeit, Urteilsfähigkeit und Orientierung aufgrund der Demenz ergeben können, rechtzeitig wahrzunehmen.
- Vorsicht vor unreflektiertem Aktionismus bei gestörtem Antrieb (Apathie/Hyperaktivität), die als Ausdruck von beeinträchtigter Befindlichkeit genauer betrachtet werden müssen und ein Fokusassessment (☞ Kapitel 8.1) erforderlich machen.
- Der Begriff „aktivierende Pflege" darf nicht missverstanden werden, denn „Bevor der Körper mobilisiert wird, muss erst die Seele bewegt werden" (☞ Kapitel 6.3).

7.2.3 AEDL Sich pflegen können

Der Begriff „sich pflegen können" umfasst viel mehr als die technische Seite der Körperpflege, auf welche diese AEDL in der professionellen Pflege häufig reduziert wird. Vielmehr bilden Körper und Seele eine Einheit, und wer den Körper pflegt, pflegt gleichzeitig immer auch die Seele. Das Bedürfnis nach Körperpflege ist jedoch individuell sehr unterschiedlich, und auch Zeitpunkt, Art und Weise der Durchführung sowie die Benutzung bestimmter Utensilien bei der Körperpflege folgen den individuellen Gewohnheiten und Ritualen, die sich im Laufe des Lebens eines jeden Menschen entwickelt haben. Für viele Menschen gehören eine bestimmte Frisur oder ein Make-up, ein spezielles Parfüm oder Rasierwasser untrennbar zur eigenen Persönlichkeit, auf die sie nur schwer verzichten können. Eine eingeschränkte Fähigkeit, sich selbst pflegen zu können, ist daher oft mit Ängsten vor einer Abhängigkeit verbunden. Zudem stellt eine Unterstützung bei der Körperpflege immer auch einen Eingriff in die Intimsphäre eines Menschen dar.

Spezifische Aspekte bei Demenz

Personen mit einer Demenz können sich einerseits zunehmend nicht mehr selbstständig pflegen. Andererseits ist ihnen aber auch häufig nicht bewusst, dass sie Hilfe bei der Körperpflege benötigen oder sie empfinden Scham, weil sie sich beschmutzt haben oder weil eine gegengeschlechtliche Pflegeperson sie bei der Körperpflege unterstützen möchte. In diesen Situationen reagieren die Betroffenen häufig irritiert und verunsichert oder sie lassen die notwendigen Pflegemaßnahmen nicht zu. „Ich habe mich schon gewaschen" oder „Das mache ich später" antworten die Betroffenen häufig, wenn die Pflegenden ankündigen, dem Betroffenen bei der Körperpflege behilflich sein zu wollen.

Auch kann es vorkommen, dass Personen mit Demenz die Situation als sexuelle Annäherung interpretieren und dann ihrerseits mit distanzlosem Verhalten reagieren. Oder aber sie missverstehen die Situation als sexuellen Übergriff und zeigen massives Abwehrverhalten oder fügen sich verzagt in die Situation. Aber nicht nur für die Person mit Demenz, auch für die Pflegenden stellt die Situation eine extreme Anforderung dar. Neben ausreichend viel Zeit erfordert sie die Kenntnis sowohl der biografischen Erfahrungen des Betroffenen als auch seiner individuellen Körperpflegerituale, um Eindeutigkeit in der Situation herzustellen. Zusätzlich müssen die Pflegenden über Einfühlungsvermögen, Erfahrung und eine ruhige Gelassenheit sowie ein hohes Maß an Kreativität verfügen, um zu einer einvernehmlichen Lösung mit dem Betroffenen zu gelangen. Gelingt es den Pflegenden trotz aller Bemühungen nicht, mit dem Betroffenen eine Lösung zu finden, so ist es im Zweifelsfall günstiger, flexibel zu reagieren und keinesfalls auf die Durchführung der Pflegemaßnahmen zu bestehen. Denn die Person mit Demenz sollte während des gesamten Prozesses das Gefühl haben, dass ihre Autonomie respektiert wird.

Aus diesem Grund ist es wichtig, das Verhalten der betroffenen Person während der Körperpflege im Pflegebericht differenziert zu beschreiben, um die Schwierigkeiten in Folgesituationen möglichst zu vermeiden. Vor allem aber sollte das individuell auf die Person zugeschnittene Vorgehen bei der Beziehungsgestaltung dokumentiert werden, um einen eventuell notwendigen erhöhten Zeitaufwand darzustellen. Weiterhin ermöglicht eine ausführliche Dokumentation ein einheitliches Vorgehen aller Pflegenden während der Körperpflege. Diese Kontinuität wiederum vermittelt der Person mit Demenz relative Sicherheit.

Wichtig für Pflegende

- Verhalten des Betroffenen genau beobachten/beschreiben
- Routinen des Betroffenen in den Ablauf einbauen, Autonomiewünsche respektieren
- Bei Abwehrverhalten nicht auf unbedingte Durchführung bestehen, sondern flexibel reagieren und ruhig bleiben
- Angehörige informieren/Absprachen zum individuellen Vorgehen treffen
- Wenige, feste, gleichgeschlechtliche Pflegepersonen anbieten
- Falls Durchführung bei Abwehverhalten des Betroffenen unverzichtbar, evtl. zu zweit arbeiten, ruhig und zügig vorgehen und nur zwingend notwendige Interventionen durchführen

7.2.4 AEDL Vitale Funktionen aufrecht erhalten können

Atmung, Kreislauf und Körpertemperatur des Menschen werden als Vitalfunktionen bezeichnet. Sie bilden die Basis des Lebens und arbeiten unabhängig vom Willen des Menschen. Meist werden die Vitalfunktionen einem Menschen daher erst dann bewusst, wenn sie gestört sind. Akut auftretende Beeinträchtigungen der Vitalfunktionen können mit starken Angstgefühlen oder gar Todesangst, Atemnot, plötzlichem Schmerz (☞ AEDL „Existenzgefährdende Erfahrung": Schmerz, Angst, Atemnot) oder Einschränkungen des Bewusstseins einhergehen. In diesen Momenten treten die übrigen AEDL in den Hintergrund.

Spezifische Aspekte bei Demenz

Menschen mit einer Demenz äußern Beschwerden in den Bereichen Atmung, Kreislauf oder Körpertemperatur meist nicht verbal. Auch stellen sie ihr Verhalten nicht auf Einschränkungen der Vitalfunktionen ein und befolgen therapeutische Maßnahmen nicht konsequent. Der Grund für dieses Verhalten liegt in der kognitiven Beeinträchtigung durch die Demenz. Deshalb ist es für die Pflegenden wichtig, die Vitalfunktionen von dementen Menschen regelmäßig zu erheben und zu dokumentieren.

Um Fehlverhalten zu vermeiden, welches aufgrund der fehlenden Krankheitseinsicht bei Personen mit Demenz häufig vorkommt, bedarf es auch hier einer ständigen Begleitung des Betroffenen. Die Notwendigkeit der Begleitung bzw. Präsenz der Pflegenden sollte in der Pflegeanamnese sowie -planung dokumentiert werden.

☞ AEDL 12 „Soziale Beziehungen und Bereiche des Lebens gestalten und sichern können"

Folgende Verhaltensweisen von Personen mit Demenz aufgrund einer fehlenden Krankheitseinsicht kommen häufig vor:
- Medikamente werden nicht eingenommen
- Diätvorschriften werden nicht eingehalten
- Flüssigkeitseinnahme ist nicht angemessen
- Erforderliche medizinische Maßnahmen werden nicht durchgeführt/befolgt, z. B. Lagerung, Verbandwechsel, Sondenpflege, Katheterpflege, Kontrolle der Vitalzeichen
- Sonden, Katheter oder Verbände werden manipuliert oder entfernt
- Die Bekleidung bzw. Raumtemperatur ist unangemessen

Wichtig für Pflegende

- Die Gefühle des Betroffenen nicht anzweifeln, sondern als gegeben ernst nehmen. Angst und Atemnot verstärken sich, wenn der Betroffene das Gefühl hat, dass man ihm nicht glaubt.
- Die Beobachtung der Vitalzeichen sowie die Einleitung der ersten Hilfe in akuten Notfallsituationen liegen in der Verantwortung des examinierten Pflegepersonals und bedürfen keiner ärztlichen Anordnung.
- Falls zur Abwendung von Gefahren die ständige Begleitung eines Menschen mit Demenz erforderlich wird, heißt dies nicht, dass diese von den Pflegenden (z. B. im Heim, im ambulanten Dienst) auch tatsächlich kontinuierlich in diesem Umfang geleistet werden kann. Die Pflegenden sind jedoch zuständig, den notwendigen Betreuungsbedarf möglichst exakt einzuschätzen und in Abstimmung mit den Vorgesetzten, Angehörigen/Betreuern über den aktuell notwendigen Betreuungsbedarf, Restrisiken und die eigenen Möglichkeiten zu informieren und zu beraten.

7.2.5 AEDL Essen und trinken können

„Die allerschönste Frucht meiner Gesundheit sehe ich in der Lust am Genuss." Michel de Montaigne (📖 3)

Die Aufnahme von Nahrung gehört zu den frühesten Erfahrungen eines Menschen, die immer gekoppelt ist an (Körper-)Kontakt und die Beziehung zu einem oder mehreren anderen Menschen. Nahrungsaufnahme und Sozialkontakt stehen daher in enger Wechselbeziehung zueinander (☞ AEDL 12 „Soziale Beziehungen und Bereiche des Lebens gestalten und sichern können"). Die meisten Menschen essen daher nicht gern allein, sondern lieber in angenehmer Gesellschaft. Auch der Sitzplatz und die Tischnachbarn sind im Rahmen der Nahrungsaufnahme durchaus von Bedeutung. In der Biografie eines Menschen gehören die individuellen Erfahrungen, die er im Zusammenhang mit der Ernährung und dem Erleben des „Versorgt-Werdens" durch eine Bezugsperson gemacht hat, mit zu den prägenden Lebenserfahrungen (☞ AEDL 13 „Mit existenziellen Erfahrungen des Lebens umgehen können"). Biografische Erfahrungen wirken sich also auf das Essverhalten, auf Vorlieben und Gewohnheiten aus. Auch Düfte und Geschmack werden im Gedächtnis gespeichert und können Stimmungen und Bilder aus scheinbar längst vergessenen Zeiten wieder hervorholen. Die Art und Weise der Nahrungszubereitung, -abfolge und -aufnahme wiederum hängt auch ab von kulturellen Faktoren, die erlernt und verinnerlicht werden. Rituale und das Verhalten bei Tisch sind ebenfalls kulturell geprägt. Und sowohl die körperliche als auch die psychische Befindlichkeit eines Menschen haben direkte Auswirkungen auf seinen Appetit und sein Essverhalten. Wohlbefinden und Unbehagen können dabei sowohl körperliche als auch seelische Ursachen haben. Eine wohlschmeckende, duftende Mahlzeit in angenehmer Gesellschaft kann hingegen eine angenehme, sinnliche Erfahrung darstellen und Freude sowie Zuversicht vermitteln oder Trost spenden und damit das Wohlbefinden verbessern. Essen und Trinken ist damit viel mehr als einfach nur die Aufnahme von Flüssigkeit und Nährstoffen.

Spezifische Aspekte bei Demenz

Unterstützung bei der Ernährung benötigen Menschen mit Demenz aus unterschiedlichen Gründen, z. B. wenn die **kognitiven Beeinträchtigungen** zu Selbstversorgungsdefiziten führen, wenn also beispielsweise
- Einkauf und Zubereitung der Nahrung vergessen werden,
- Mahlzeiten vergessen werden,
- Essbesteck nicht mehr erkannt oder dessen Benutzung nicht mehr beherrscht wird,
- Nahrung nicht als solche erkannt, sondern damit gespielt wird,
- Nahrungsmittel ständig gesucht oder gesammelt werden,
- die Sondennahrung nicht akzeptiert wird,
- die Betroffenen Nahrung und Flüssigkeit trotz bestehender Schluckbeschwerden aufnehmen oder
- Schlüsselreize zur Nahrungsaufnahme benötigt werden.

Auch der **soziale Bereich** kann bei der Nahrungsaufnahme beeinträchtigt sein, z. B. wenn
- nicht mehr zwischen eigenem und dem Essen der anderen unterschieden wird,
- die Betroffenen wegen Sitzunruhe zu den Mahlzeiten nicht mehr am Tisch sitzen bleiben,
- die Nahrungsaufnahme in der Gruppe eine Überforderung darstellt, weil die Aufmerksamkeit der Betroffenen durch die Anwesenheit anderer Menschen immer wieder abgelenkt wird, oder
- der Betroffene von anderen Menschen wegen seines Verhaltens bei Tisch abgelehnt wird.

Probleme können ebenso im Bereich **Kommunikation** auftreten, wenn z. B.
- der Betroffene seine Bedürfnisse nicht mehr anmeldet,
- der Betroffene seine Vorlieben für bestimmte Speisen oder deren Würzung (z. B. besonders starke Süßung) nicht verbal äußern kann oder
- Hunger, Durst, Appetitlosigkeit oder Übelkeit nur mehr nonverbal oder durch Handlungen ausgedrückt werden.

Schließlich treten im fortgeschrittenen Stadium einer Demenz **körperliche Probleme** hinzu, z. B.:
- Störungen im Handlungsablauf, Nahrung wird nicht geschluckt
- Der Kalorienbedarf ist wegen motorischer Unruhe unter Umständen erheblich erhöht
- Kau- und Schluckstörungen

Zu beachten sind hier insbesondere die Auswirkungen auf die Sicherheit des Betroffenen, die in der Pflegeprozessplanung berücksichtigt werden müssen.

☞ AEDL 11 „Für eine sichere und fördernde Umgebung sorgen können"

Aber auch andere AEDL-Bereiche können stark involviert sein. So ist beispielsweise die Erfahrung der Ausgrenzung durch Tischnachbarn, die im Alltag häufig vorkommt, für den Betroffenen eine existenzielle Erfahrung, die erhebliche Auswirkungen hat.

☞ AEDL 13 „Mit existenziellen Erfahrungen des Lebens umgehen können"

Wichtig für Pflegende

- Bei demenzerkrankten Menschen immer die Fähigkeit des Kauens und Schluckens im Assessment einschätzen.
- Ebenso das Verhalten in der Gruppe, die Gruppenfähigkeit beobachten.
- Veränderungen von Appetit / Gewicht weisen unter Umständen als einzige Indikatoren auf Probleme des Betroffenen hin, die physische oder psychische Ursachen haben können.
- Die Fähigkeiten in diesem Bereich verändern sich durch die demenzielle Erkrankung möglicherweise sehr rasch, so dass genaue Verlaufsbeobachtungen / häufige Neueinschätzungen im Pflegeprozess notwendig sind, um rechtzeitig angemessen zu reagieren.

Menschen mit Schluckstörungen benötigen Aufsicht und Hilfe beim Essen durch Pflegefachleute.

7.2.6 AEDL Ausscheiden können

Wir nehmen auf, verarbeiten und assimilieren und geben wieder ab, was wir nicht verwerten können. Nahrungsaufnahme, Verdauung und Ausscheidung stellen ein rhythmisch ablaufendes, lebendiges Geschehen dar, welches im ausgeglichenen Zustand für Wohlbefinden sorgen und dementsprechend bei Störungen in erheblichem Maß zum Unwohlsein beitragen kann.

Ausscheidungsorgane sind neben Blase und Darm auch die Haut und das pulmonale System.

Doch während wir ohne weiteres hinnehmen, dass wir auf die Ausscheidung durch die Haut und die Atmung nur geringen willentlichen Einfluss haben, ist die eigenständige Kontrolle von Blase und Darm für uns von immenser Bedeutung auch, was unser Bedürfnis nach Selbstbestimmung betrifft.

In der frühkindlichen Entwicklung geht es bei der Erziehung zur Sauberkeit in der Beziehungsgestaltung zur Mutter (Bezugsperson) immer auch um die Übernahme von eigenständiger Kontrolle und das erste Erleben von Macht, bzw. um die Neuverteilung von Kontrolle und Macht zwischen Mutter und Kind. Während das Kind allmählich an Einfluss und Kontrolle gewinnt, übt sich die Mutter komplementär dazu im allmählichen Loslassen.

Die in dieser Entwicklungsphase gemachten Erfahrungen eines Menschen, z. B. was Erfolge und Rückschläge beim „Sauberwerden" und die Reaktionen der Bezugsperson darauf betrifft, sind für die Entwicklung von Autonomieerleben und Selbstwertgefühl bedeutsam.

Der Verlust der Kontrolle über die Ausscheidungsfunktion geht mit einem Machtverlust einher und erschüttert das Selbstwertgefühl des Betroffenen häufig schwer.

Da es sich bei dem Thema „Ausscheidung" in unserem Kulturkreis um einen stark tabuisierten Bereich handelt, ist es für Menschen, die an Störungen der Ausscheidungsfunktionen leiden, oft extrem schwierig, offen über ihre Probleme zu sprechen oder mit ihren Einschränkungen sozial integriert zu bleiben, wenn es nicht gelingt, diese für andere unbemerkbar zu halten.

Spezifische Aspekte bei Demenz

Menschen mit Demenz verlieren im Verlauf der Erkrankung allmählich die Kontrolle über die Ausscheidungsfunktionen. Sie werden schließlich harn- und stuhlinkontinent.

Zunächst besteht das Problem jedoch häufig darin, dass sie Stuhl- bzw. Harndrang zwar noch bemerken, aber

- diesen nicht mehr angemessen verbal äußern können,
- den Weg zur Toilette nicht mehr ohne Hilfe finden,
- mit dem Ausziehen ihrer Kleidung nicht mehr zurecht kommen oder sich nicht mehr säubern können,
- sich schämen, nach Hilfe zu fragen,
- die Toilette nicht mehr erkennen oder
- die Anwesenheit einer anderen Person in der Toilette nicht einordnen können und irritiert und abgelenkt sind.

Man spricht in diesen Fällen von „funktioneller Inkontinenz", weil die Betroffenen den Harn- oder Stuhldrang ja noch spüren und ausschließlich deshalb einnässen oder einkoten, weil sie in anderen AEDL-Bereichen Probleme haben.

Im Zusammenhang mit angebotenen Hilfen durch Pflegende treten ähnliche Probleme wie bereits bei der AEDL 3 „Sich pflegen können" beschrieben auf, wenn Betroffene

- Pflegemaßnahmen in Situationsverkennung (sexueller Übergriff) oder aus Schamgefühl abwehren,
- die Intimreinigung mit falschen Hilfsmitteln (Hände, Kleidung, Handtücher) durchführen,

- die beschmutzte Wäsche aus Scham verstecken oder
- in Situationsverkennung falsche Behältnisse (Papierkorb, Schublade, Waschbecken, Handtasche, Schuhe) zur Ausscheidung benutzen.

Die Pflegenden müssen zunächst eine genaue Einschätzung des Pflegeproblems vornehmen und sich fragen, in welchem AEDL-Bereich das tatsächlich relevante Pflegeproblem liegt, um zu jeweils sinnvollen, d. h. für alle Beteiligten erträglichen Lösungen zu kommen.

In der schweren Phase der Demenz kommt es zur totalen Harn- und Stuhlinkontinenz. Die Betroffenen spüren Stuhl- und Harndrang nicht mehr, es kommt zu unwillkürlichem Einnässen und Einkoten. Auch in dieser Phase kommt es bei den Pflegeinterventionen häufig zu zusätzlichen Problemen, wenn die Betroffenen im Umgang mit Hilfsmitteln durch die Demenz überfordert sind und beispielsweise

- eingenässte Inkontinenzslips/Einlagen als störend bemerken und entfernen oder verstecken,
- Blasenkatheter verkennen und herausziehen oder
- am Stuhl befestigte Urinbeutel „vergessen" bzw. nicht mit sich in Verbindung bringen und aufstehen.

Wichtig für Pflegende

Bei „funktioneller Inkontinenz" liegt das Augenmerk auf der Lösung der Pflegeprobleme in den mitbeteiligten AEDL-Bereichen, z. B.

- Besondere Kennzeichnung/Beleuchtung der Toilette nachts bei Orientierungsstörung (☞ AEDL 13 Mit existenziellen Erfahrungen des Lebens umgehen können)
- Besondere Beobachtung des Verhaltens (beispielsweise auftretende Unruhe bei Harndrang) bei beeinträchtigter verbaler Kommunikationsfähigkeit (☞ AEDL 1 Kommunizieren können)
- Zuordnung einer gleichgeschlechtlichen Pflegeperson oder das „Erträglich-machen" der notwendigen Interventionen durch besonders höflich-korrektes Auftreten oder das bewusste Tragen von Dienstkleidung bei ausgeprägtem Schamgefühl (☞ AEDL 10 Sich als Mann oder Frau fühlen und verhalten können)
- Einsatz von leicht zu öffnender bzw. über Jahrzehnte vertrauter Kleidung bei beeinträchtigter Fingerbeweglichkeit/ Koordinationsfähigkeit (☞ AEDL 2 Sich bewegen können)
- Einsatz eines Toilettenstuhls am Bett bei eingeschränkter Gehfähigkeit (☞ AEDL 2 Sich bewegen können)

Beim Einsatz von Inkontinenzmaterial ist der Zeitpunkt von größter Wichtigkeit. Solange das eingesetzte Inkontinenzmaterial vom Betroffenen als störender Fremdkörper empfunden und entfernt wird, ist dessen Einsatz noch nicht sinnvoll. Weitere Maßnahmen sind in diesem Zusammenhang:

- Schutz der Matratze durch einen entsprechenden Schutzbezug/Querlaken/Auflagen vor Feuchtigkeit.
- Den Betroffenen nicht zum Einnässen in seine Inkontinenzeinlage/-slip auffordern; dies wird nicht verstanden, da es im Gegensatz zur frühkindlichen Sauberkeitserziehung steht und für den Betroffenen nicht plausibel ist.
- Den Einsatz von Kathetern möglichst vermeiden bzw. falls unumgänglich mit dem Arzt die Anlage eines suprapubischen Dauerkatheters besprechen und Beinbeutel benutzen.

7.2.7 AEDL Sich kleiden können

„Wie du kommst gegangen, so wirst du empfangen." (Sprichwort)

Kleidung ist die Gesamtheit der den Körper umgebenden künstlichen Umhüllung. Sie dient als Schutz, aber auch der Körpergestaltung und der nonverbalen Kommunikation. Kleidung schafft Identität, weil sie den Träger kennzeichnet und spezifiziert.

Sie dient auch dazu, die Zugehörigkeit ihres Trägers zu bestimmten gesellschaftlichen Gruppen zu zeigen und macht Berufsrollen, Rang-, und Standesunterschiede deutlich.

Kleidung hat auch in sinnlicher Hinsicht direkten Einfluss auf das Wohlbefinden des Trägers, da sie den Körper direkt bedeckt. Material, Passform und Farbe sorgen je nach Qualität für Wohlgefühl oder Unbehagen ihres Trägers.

Vor allem aber drückt sich in der Kleidung die Persönlichkeit des Trägers und dessen Lebensstils aus.

Die Kleidung wird aus den dargestellten Gründen häufig auch als zweite oder als soziale Haut des Menschen bezeichnet.

Die Einschränkung oder der Verlust der Fähigkeit, sich individuell zu kleiden, kann sich entsprechend stark auf das Selbstwertgefühl eines Menschen auswirken.

Spezifische Aspekte bei Demenz

Demenzerkrankte Menschen sind meist nicht mehr fähig, sich angemessen, d. h. dem Anlass und den klimatischen Bedingungen entsprechend zu kleiden.
- Sie wechseln die Kleidung nicht mehr, wenn sie verschmutzt ist.
- Sie erkennen die eigene Kleidung nicht mehr und tragen fremde Kleidungsstücke.
- Sie kleiden sich in der falschen Reihenfolge oder tragen mehrere Kleidungsstücke übereinander.
- Sie erkennen die Funktion bestimmter Kleidungsstücke nicht und tragen sie in falscher Funktion.
- Sie sind häufig nicht mehr in der Lage, sich verbal mitzuteilen, wenn beispielsweise die Kleidung unbequem ist, kratzt oder die Art der Kleidung nicht mit dem eigenen Identitätsgefühl übereinstimmt (z. B. Jogginganzug bei einem Herrn, der immer in Hemd und Krawatte gekleidet war), und zeigen ihr Unbehagen stattdessen nicht selten mit wiederholtem Entkleiden.
- Bestimmte Kleidungsstücke oder Accessoires, die der Betroffene als für seine Person unverzichtbar erklärt (Hut, Handtasche,

Stock, Schlüssel), können zur inneren Ruhe und Gelassenheit, deren Fehlen aber auch entsprechend zu Unruhe und Verzweiflung führen.

Erkenntnisstörungen und Apraxien liegen oftmals zugrunde und führen dazu, dass die Betroffenen beim An- und Auskleiden Anleitung und Begleitung benötigen.

Das Identitätsbedürfnis der Betroffenen muss bei der Wahl der Kleidung Priorität haben, und die Pflegenden müssen auch in diesem AEDL-Bereich biografieorientiert handeln, weil eine individuelle, dem Identitätsbedürfnis des Betroffenen Rechnung tragende Kleidung die Orientierung zur Person stärkt, ihm beruhigende Hinweise zur Gesamtsituation gibt und damit zu erhöhtem Wohlbefinden führt.

Vermeintlich praktische Überlegungen bezüglich der Kleidung, wie beispielsweise Waschbarkeit oder scheinbare Bequemlichkeit, müssen dahinter soweit nötig zurücktreten.

Hierzu sei angemerkt, dass diese Zusammenhänge mit den Angehörigen, die sowohl über die biografischen Informationen bzgl. des gewohnten Kleidungsstils und die persönlichen Vorlieben des Betroffenen vor dessen Erkrankung verfügen, als auch die möglichen Reinigungskosten der Bekleidung übernehmen müssen, rechtzeitig (z. B. bei der Erhebung der Pflegeanamnese) besprochen werden sollten, um Missverständnisse und Konflikte zu vermeiden.

Hinweise für Pflegende

- Bei der Erhebung der Pflegeanamnese nach individuellem Kleidungsstil und Gewohnheiten fragen und diese im Pflegealltag berücksichtigen
- Im Gespräch mit den Angehörigen die identitätsstiftende Funktion der Kleidung herausstellen und die daraus resultierenden pflegerischen Prioritäten beschreiben
- Wichtige persönliche Accessoires unbedingt als solche wahrnehmen und dem Betroffenen zur Verfügung stellen (nötigenfalls in mehrfacher Ausführung)

- Notwendige Kleidungswechsel nur, wenn unbedingt erforderlich – und nicht etwa dann, wenn der Kleidungsstil oder die Kombination bestimmter Kleidungsstücke dem einzelnen Pflegenden nicht gefallen – möglichst diskret vornehmen und Korrekturen vermeiden

7.2.8 AEDL Ruhen, schlafen und sich entspannen können

„Hinter mir, auf der anderen Seite meines Bettes, rührt das Schweigen des Hauses ans Unendliche …" „Ich spüre meinen Kopf auf dem Kissen liegen, in das er ein Tal gräbt …" „Ich höre die Zeit fallen, Tropfen um Tropfen …" „Alles ist so viel, so tief, so schwarz und so kalt …" „Plötzlich, wie ein Kind des Mysteriums, kräht, ohne von der Nacht zu wissen, ein Hahn …" „Ich spüre meinen Mund lächeln … ich kann mich dem Leben überlassen, ich kann einschlafen, weil Morgen in mir ist …" Fernando Pessoa (4)

Das Zitat macht deutlich, welche Qual Schlafstörungen für die Betroffenen bedeuten können und auch, was erforderlich ist, um einschlafen zu können, nämlich vor allem die innere Entspannung, das „Sich-Überlassen-Können" und die Zuversicht, dass alles in Ordnung ist.

Der Hahnenschrei kündigt das bevorstehende Ende der Nacht an und weist den Weg aus dem nächtlichen Dunkel, dem Ungewissen und der Einsamkeit. Er ermöglicht damit die Entspannung, die in den erholsamen Schlaf führt, der eine Quelle des Wohlbefindens ist.

Die Störung des Schlafs kann die Schlafquantität und/oder die Schlafqualität betreffen.

Zu den **Schlafstörungen** gehören (☞ Kapitel 2.2.5):

- Insomnien (Schlafmangel)
- Schläfrigkeit am Tage
- Traumwandeln, Alpträume
- Störungen des Schlaf-Wachrhythmus
- Schwierigkeiten einzuschlafen (Einschlafstörung)
- Mehrfaches Erwachen in der Nacht (Durchschlafstörung)
- Morgendliches Früherwachen
- Restless-leg-Syndrom, also Zuckungen und/oder Missempfindungen in den Beinen, die beim Einschlafen auftreten
- Schlaf-Apnoe mit Atempausen während des Schlafs, die den Schlaf stören

Die Betroffenen fühlen sich in der Folge unausgeruht, und ihre Befindlichkeit und Vigilanz am Tage sind beeinträchtigt, wobei es zu Gefahrensituationen kommen kann, z. B. durch unwillkürlich auftretenden Sekundenschlaf am Tag (cave: Autofahren/Bedienen von Maschinen!).

Auch können in Folge von Schlafstörungen bei den Betroffenen erhöhte Reizbarkeit, verminderte/r Antrieb/Motivation oder Hyperaktivität, emotionale Labilität und Impulsivität auftreten.

Verschiedene Faktoren können die Entspannung behindern bzw. zu Schlafstörungen führen:

- Psychologische Faktoren: Furcht, Angst, Trauer, Einsamkeit, die Trennung von Bezugspersonen, die Furcht vor Schlafstörungen
- Körperliche Faktoren: Schmerzen, Ernährung, Erschöpfung, Körpertemperatur
- Umgebungsbedingte Faktoren: Lärm, Beleuchtung, Zimmer- bzw. Außentemperatur, unvertraute Umgebung, ungewohnte Schlafstätte

Spezifische Aspekte bei Demenz

Viele ältere Menschen schlafen auch am Tag einige Zeit. In der Nacht werden ebenfalls viele wach, weil sie die Toilette aufsuchen müssen. Die Anzahl der Stunden des zusammenhängenden Nachtschlafs nimmt im Vergleich zu jüngeren Jahren meist ab. Tag- und Nachtschlaf zusammengerechnet schlafen viele ältere Menschen jedoch durchaus ausreichend, um sich wohl zu fühlen, so dass man nicht von einer Schlafstörung sprechen kann.

Bei Personen mit Demenz ist jedoch häufig zu beobachten, dass sie unangemessen viel tagsüber schlafen und dafür nachts überhaupt nicht zur Ruhe zu kommen scheinen und trotz völliger Erschöpfung nicht einschlafen können.

Schlafstörungen treten häufig bereits im Anfangsstadium der demenziellen Erkrankung in Erscheinung, oft zu einem Zeitpunkt, an dem die Betroffenen noch in der Lage sind, tagsüber ihre kognitiven Einbußen zu kaschieren. In der Nacht jedoch, wenn als zusätzliche Belastung für das Gehirn Blutzuckerspiegel und Blutdruck sinken, kommt es dann nicht selten zu Verwirrtheitszuständen.

Menschen mit Demenz erleben tagsüber immer wieder Situationen des Scheiterns, in denen sie sich bloßgestellt oder ertappt fühlen und die ihnen Unbehagen oder Angst bereiten, und sie sind deshalb häufig emotional sehr gestresst und angespannt.

Im fortgeschrittenen Stadium der Erkrankung finden die Betroffenen häufig keine Ruhe und deshalb auch keinen Schlaf, weil es ihnen nicht mehr möglich ist, sich bei Aufregung und Anspannung selbst zu beruhigen.

Denn dazu sind kognitive Fähigkeiten erforderlich, die es ermöglichen, sich die aktuelle Situation bewusst zu machen und zu erklären, Erfahrungen vom Tage angemessen einzuordnen, Zusammenhänge herzustellen oder sich an getroffene Absprachen zu erinnern.

Aber nicht nur die Selbstberuhigungsstrategien stehen nicht mehr zur Verfügung, sondern sie können auch ganz praktische Handlungen, wie den Lichtschalter oder die Klingel zu betätigen, nicht mehr ausführen, weil sich ihnen die Bedeutung der Dinge nicht mehr erschließt, sie diese nicht mehr erkennen und sachgerecht benutzen können.

In der nächtlichen Dunkelheit besteht zusätzlich die Gefahr, dass die räumliche Orientierung erschwert wird und Gegenstände im Zimmer nicht richtig wahrgenommen, sondern verkannt werden, was Bedrohungsgefühle verstärkt.

Schließlich können körperliche Bedürfnisse, die nicht gestillt werden können, wie Hunger oder Harndrang, zu Aufregung und Schlafstörungen führen.

Demente Menschen bleiben nicht im Bett, wenn sie keine Ruhe finden, sondern stehen auf und folgen ihren Impulsen und versuchen, ihre Bedürfnisse zu stillen. Die Betroffenen benötigen also vor allem Hilfen, um zur Ruhe zu kommen, sich zu entspannen und einzuschlafen.

Dies können sie nicht allein, sondern nur in Begleitung von gelassen agierenden Pflegenden/ Angehörigen, die um die Einschränkungen bei der Fähigkeit zur Selbstberuhigung wissen und diese akzeptieren, statt sie zu verleugnen.

Als **schlaffördernde Interventionen** kommen in Betracht

- Persönliche Abendroutinen/gewohnte Zubettgehzeiten/Strategien im Umgang mit bereits bekannten Schlafstörungen des Betroffenen erfragen und möglichst übernehmen.
- Regelmäßig wiederkehrende Rituale beim „Zubettbringen" (kurzes Gespräch/Gebet/ Lied, bei denen der Pflegende auf der Bettkante sitzt/Hand hält).
- Angemessene Umgebungsgestaltung (Nachtlicht, Wärmflasche, kleine Abendmahlzeit vor dem Zubettgehen, Toilettengang, angemessene Zimmertemperatur, leise Musik, bestimmte Art, das Bett herzurichten, Schutz vor Lärmbelästigung).
- Der richtige Zeitpunkt, um schlafen zu gehen (nicht zu früh, nicht zu starren Zeiten, sondern dann, wenn der Betroffene müde wirkt, oder Müdigkeit äußert).
- Alle Interventionen, die tagsüber zur Entspannung hilfreich sind und angewendet werden, können auch nachts erforderlich sein.
- Einschlafrituale müssen verlässlich von allen Pflegenden und bei jedem „Zubettbringen" angewendet werden.
- Von erheblicher Bedeutung sind auch die Beziehungen des Betroffenen zu dem/den Zimmernachbarn, die sowohl den Schlaf fördern, als auch empfindlich stören können, wenn der Betroffene sich durch den/die

7.2 Aktivitäten und existenzielle Erfahrungen des täglichen Lebens (AEDL) bei Demenz

Zimmernachbarn geängstigt oder verunsichert fühlt.
- Desgleichen gilt für die Beziehungen zu den Pflegenden.

Es kommt auch vor, dass Menschen mit Demenz übermäßig viel schlafen oder andauernd schläfrig wirken. Dieses Verhalten kann unterschiedliche Ursachen haben, die eruiert werden müssen, um zu sinnvollen Interventionen zu gelangen.
- Reizüberflutung führt zum inneren Rückzug / Apathie, da dauernde Reize, die nicht verstanden und eingeordnet werden können, zu Dauerstress führen.
- Mangelnde Anregung und / oder fehlender Sozialkontakt, die Langeweile, Leere und Vereinsamung verursachen, kommen ebenfalls als Ursache für Rückzug und Schläfrigkeit in Betracht.
- Unerwünschte Medikamentenwirkungen, zu hohe Dosierungen oder die zu späte Gabe von Schlafmedikamenten können ebenfalls zu vermehrter Schläfrigkeit am Tage führen.

Hinweise für Pflegende

Nicht jedes nächtliche Erwachen des Betroffenen stellt eine „Schlafstörung" dar, die medikamentös behandelt werden sollte, sondern kann durchaus physiologische Ursachen haben (Hunger, Durst, Harndrang, Stuhldrang, Ausgeschlafensein, neue Umgebung), was durch pflegerische Interventionen angemessen zu beantworten ist.

Entsprechend vorsichtig, das heißt erst nach genauem Assessment, sollte der Begriff „Schlafstörung" verwendet werden.
- Es ist meist nicht hilfreich, einen nächtlich mehrfach umherlaufenden, demenzkranken Menschen einfach immer wieder zurück ins Bett zu bringen, ohne nach den Ursachen für die Unruhe und Anspannung zu fragen
- Schlafmedikamente können als unerwünschte Arzneimittelwirkung die Kognition und Gangsicherheit des Betroffenen negativ beeinflussen

7.2.9 AEDL Sich beschäftigen, lernen, sich entwickeln können

„Beim Spiel kann man einen Menschen in einer Stunde besser kennen lernen als im Gespräch in einem Jahr." Platon (📖 9)

Diese AEDL ist breit gefächert und facettenreich und beschreibt in ihrem Titel nur einige zueinander in Beziehung stehende Tätigkeitsbereiche, die nicht weniger als die bereits beschriebenen anderen Aktivitäten zum menschlichen Alltagleben gehören und darum in der Pflege nicht vernachlässigt werden dürfen, obwohl sie in der Pflegeversicherung keine ausdrückliche Berücksichtigung findet.

Mit **„Sich beschäftigen"** im allgemeinen Sinn assoziiert man Tätigkeiten, die in der Freizeit ausgeübt vor allem zum Ziel haben, zu innerer Befriedigung eines Menschen zu führen. Es handelt sich dabei nicht um Verpflichtungen, es geht nicht um Leistung oder wirtschaftlichen Nutzen, sondern um freie Tätigkeiten, die dem eigenen Bedürfnis, der eigenen Lust und Laune entsprechen, Selbstausdruck ermöglichen und dadurch dazu angetan sind, das Selbstwertgefühl eines Menschen zu festigen.

Das **„Spielen"** wird im Vergleich dazu als eine freiwillige Tätigkeit zur Beschäftigung ohne bewussten Zweck, zum Vergnügen, zur Entspannung oder zur Zerstreuung definiert, die oft auch in Gemeinschaft mit anderen vorgenommen wird. Insofern ist das Spielen eine mögliche Form der Beschäftigung.

Das Bedürfnis zu spielen gehört zum Menschsein (Spieltrieb). Insbesondere über das Spielen entwickeln und festigen sich kognitive und motorische Fähigkeiten und Fertigkeiten des Menschen.

„Lernen" wird definiert als bewusster oder unbewusster Erwerb von geistigen und körperlichen Fähigkeiten, die Verhalten, Denken und Fühlen aufgrund der verarbeiteten Wahrnehmung bzw. Bewusstwerdung eigener Regungen verändern. Das Lernen erfolgt also auch ganz wesentlich über die spielerische Beschäftigung.

Lernen umfasst die Wahrnehmung von Reizen aus der Umwelt, Rückgriff auf und Verknüpfung mit Erfahrungen und das Erkennen von Regelmäßigkeiten (🕮 8).

Die Fähigkeit zu lernen hängt dementsprechend zunächst einmal ganz wesentlich von intakten Sinnesorganen ab, die Reize aus der Umwelt aufnehmen, aber auch von der Fähigkeit zur Aufmerksamkeit und Konzentration sowie der Merk- und Erinnerungsfähigkeit eines Menschen, die die Verarbeitung und Verknüpfung der Umweltreize erst ermöglichen.

Über das Lernen ist der Mensch in der Lage, sich anzupassen an eine sich verändernde Umwelt.

Im Titel dieser AEDL ist das „**Arbeiten**" nicht aufgeführt, mit dem der Mensch allerdings einen großen Teil seines Lebens beschäftigt ist. Arbeit unterscheidet sich von der Beschäftigung und dem Spiel dadurch, dass es sich um Tätigkeiten handelt, die zum Ziel haben, das Überleben eines Menschen materiell abzusichern.

„Zuerst die Arbeit, dann das Vergnügen."
(Sprichwort)

Arbeit dient also primär der Selbsterhaltung und ist Selbstsorge, die deshalb eng mit dem Identitätsgefühl eines Menschen verknüpft ist.

Unter „**Entwicklung**" schließlich versteht man vor allem den Prozess der Veränderung, die Dynamik von Entstehung, Wachstum, Entfaltung, Reifung und Vergehen, die mit der Zeugung beginnt und das gesamte Leben über andauert.

Spezifische Aspekte bei Demenz

Menschen mit Demenz verlieren mit dem Fortschreiten der Erkrankung allmählich die Fähigkeit zur bewussten, zielgerichteten Beschäftigung im Sinne von angenehmer Freizeitgestaltung. Sie sind immer weniger in der Lage zu lernen, da ihnen die oben beschriebenen Fähigkeiten, die Lernen ermöglichen, verloren gehen.

Der Rückgriff auf Erfahrungen gelingt nur noch lückenhaft oder gar nicht mehr. Aufmerksamkeit und Konzentration werden immer wieder abgelenkt, das Wiederanknüpfen nach Unterbrechungen ist nicht mehr möglich.

Dennoch sind Menschen mit Demenz meist sehr beschäftigt und verlieren auch nicht das Bedürfnis, sich zu beschäftigen.

Wenn man Menschen mit bereits mittelgradiger Demenz beobachtet, die sich selbst überlassen, d.h. ohne Begleitung sind, sieht man häufig folgende Verhaltensweisen:
- Suchendes Umherlaufen oder Begleiten/Verfolgen von anderen
- Sortieren, ein- oder ausräumen von Dingen
- Herumtragen oder -schieben von Gegenständen
- Sammeln/verstecken von Gegenständen oder Lebensmitteln
- Betasten/begreifen von Dingen der Umgebung
- Sich selbst stimulieren, berühren
- Sitzen und beobachten
- Wiederholtes Rufen

Häufig werden dieselben Handlungen immer wieder scheinbar endlos wiederholt.

Die Betroffenen wirken bei diesen Aktivitäten oftmals nicht entspannt und zufrieden, sondern eher angestrengt, was unter anderem darin begründet sein kann, dass sie kaum Erfolgserlebnisse bei oder durch ihre Tätigkeiten haben, weil sie sich diese nicht mehr vergegenwärtigen, nicht reflektieren und sich ihre Gesamtsituation immer weniger bewusst machen können.

Vielmehr scheinen die Betroffenen diese Tätigkeiten auszuführen, weil sie sich in einer permanent unerklärlichen, also potenziell bedrohlichen Situation befinden und sich intuitiv mit ihrem Tun beruhigen und rückversichern möchten.

Die Tätigkeiten erinnern auch meist eher an Arbeit, als an Spiel und werden für den Beobachter oftmals erst verständlich, wenn sie in Beziehung gesetzt werden mit der Biografie (Beruf) oder mit den, allen Menschen gemeinsamen Handlungsweisen zur Sicherung des Überlebens – wie etwa Sammeln und Horten.

Viele dieser Tätigkeiten werden von anderen Menschen in der Umgebung als störend empfunden, und in der Konsequenz richtet sich die

Aufmerksamkeit häufig darauf, sie zu unterbinden oder zu stoppen. Hier besteht die Gefahr, dass nach schnellen Lösungen gesucht wird, welche die Ursachen für das Verhalten unberücksichtigt lassen.

Wenn ein Mensch ein bestimmtes Verhalten nicht mehr zeigen soll, muss er eine befriedigende Alternative angeboten bekommen, die das bisher gezeigte Verhalten überflüssig macht.

Beispiel
Eine Person mit Demenz beschäftigt sich, sich selbst überlassen, immer wieder damit, mit den eigenen Exkrementen zu spielen, sie zu kneten und zu kauen.

Hier reicht es sicher nicht, dem Betroffenen den Kot wegzunehmen, um das Verhalten zu unterbinden. Vielmehr müssen die möglichen Ursachen (Stuhldrang bei Obstipation, Langeweile, Vereinsamung o. Ä.) eruiert und berücksichtigt werden, um zu angemessenen Interventionen zu kommen (regelmäßiger Stuhlgang, ausreichender Sozialkontakt, Angebot von ungiftiger Knetmasse).

Geht man von dem Ansatz aus, dass viele der oben beschriebenen Verhaltensweisen als Reaktion der Betroffenen auf das Gefühl der Verunsicherung und Bedrohung zu verstehen sind, welches vor allem dann auftritt, wenn sie sich in unbegleiteten, unstrukturierten, verwirrenden oder stressenden Situationen befinden, geht es vor allem darum, mittels geeigneter Interventionen das Gefühl der Bedrohung zu minimieren.

Hinweise für Pflegende

- Pflegende sollten das Verhalten der Betroffenen zunächst genau beobachten, mögliche aus der Erkrankung/Biografie begründete Ursachen berücksichtigen und dann nach Interventionen suchen und Angebote vermitteln, die das Verhalten möglichst zulassen und aufgreifen, statt es zu bekämpfen.
- Menschen mit Demenz benötigen Begleitung bei Beschäftigungen, da sie sich zunehmend weniger allein beschäftigen können.
- Angebote zur Beschäftigung dürfen vom Betroffenen auch abgelehnt werden, Selbstbestimmung hat grundsätzlich Priorität.
- Pflegende, die eine Aktivität begleiten, sollten flexibel auf die aktuellen Bedürfnisse der Betroffenen reagieren und diskrete Hilfestellung bieten, statt auf einem starren Programm oder bestimmten Ergebnissen zu bestehen. (Das Ziel ist der Weg, die Aktion, der Prozess und die dabei vermittelte Lebensfreude!)
- Pflegende sollten in diesem Bereich eng mit anderen Berufsgruppen (Physiotherapeuten/Ergotherapeuten/Sozialdienst), Angehörigen oder ehrenamtlich Tätigen zusammenarbeiten, Informationen zur Verfügung stellen, Beobachtungen austauschen und Interventionen gemeinsam erarbeiten und abstimmen.
- Alle Angebote, die leistungsorientiert sind, Merkfähigkeit, schnelle Reaktionen oder Schlagfertigkeit erfordern (z. B. Spielfilm anschauen, „Quiz", Wettbewerbe) sind nicht hilfreich, sondern erhöhen eher den Stress.
- Angebote zur Beschäftigung sollen sich an der Biografie der Betroffenen orientieren.
- Gruppenangebote werden mit Fortschreiten der Demenz zunehmend problematisch, schließlich werden Einzelkontakte in ruhiger, wenig ablenkender Umgebung notwendig.
- Angebote, die Konzentration und Aufmerksamkeit erfordern, eher am Vormittag, Bewegungsangebote eher am Nachmittag anbieten.
- Den Ausgleich/Abwechslung von Angeboten zur Anregung und Entspannung anstreben.
- Keine „Lernerfolge" erwarten, sondern Angebote rechtzeitig den sich verringernden Fähigkeiten anpassen und bereit sein, bei jedem Termin immer wieder neu mit einem Thema zu beginnen, selbst wenn es schon mehrfach vorher bearbeitet wurde, weil ein Anknüpfen für die Betroffenen nicht mehr möglich ist.

7.2.10 AEDL Sich als Mann oder Frau fühlen und verhalten können

Diese AEDL wird häufig auf den Bereich der Sexualität reduziert, dabei geht deren Thematik viel weiter, was mit dem Titel auch bereits deutlich herausgestellt wird.

Beim Menschen wird das Geschlecht, die Weiblichkeit/Männlichkeit durch biologische und soziale Faktoren bestimmt.

Geschlechtsspezifisches Rollenverhalten wird im Laufe der Entwicklung erworben und individuell als Teil der persönlichen Identität eines Menschen integriert.

In dieser AEDL werden die geschlechtsspezifische Identität als Mann oder Frau, die sich beispielsweise in der äußeren Erscheinung durch Frisur, Kleidung oder der Art, sich zu bewegen, oder im Kommunikationsverhalten ausdrückt, in Familie und Beruf erlerntes und ausgeübtes Rollenverhalten, die individuelle Einstellung und Haltung zu Intimität und Sexualität sowie persönliches Sexualverhalten beschrieben.

Erst durch die Frauenbewegung sind die als „weiblich" oder „männlich" charakterisierten Geschlechterrollen relativiert worden.

Sie waren vor einigen Jahrzehnten noch klar voneinander unterschieden definiert und zugeordnet. Mädchen und Jungen wurden bewusst unterschiedlich gekleidet und erzogen, um die geschlechtsspezifisch festgelegten unterschiedlichen Rollen in Familie und Beruf im späteren Erwachsenenleben erfüllen zu können.

Es gab nach Geschlechtern getrennte Schulen, in der Kirche eine Seite für Männer und eine für Frauen, bestimmte Tätigkeiten in der Familie und bestimmte Berufe, die klar den Männern oder ausschließlich den Frauen zugeordnet waren.

Benimmregeln gaben strikt vor, wie sich Männer und Frauen im Kontakt miteinander zu verhalten hatten, z. B.:
- Ein Kavalier geht voran und öffnet der Dame die Tür. Er hilft ihr in den Mantel und setzt sich erst, wenn sie Platz genommen hat.
- Eine Dame wartet im Auto sitzend, bis der Herr ihr die Tür öffnet und ihr beim Aussteigen behilflich ist.

Die heute alten Menschen haben meist eine eher körperfeindliche Erziehung mit vielen Tabus genossen und nicht wenige von ihnen haben in ihrer Jugend in Kriegszeiten traumatische Erfahrungen gemacht und sexualisierte Gewalt erlebt.

Voreheliche Sexualkontakte waren verpönt und für Frauen war die Bewahrung der Jungfernschaft für die Ehe mit ihrer persönlichen Ehre als Frau verknüpft.

Die Verwendung von Verhütungsmitteln war in vergangenen, noch stärker von kirchlichen Moralvorstellungen geprägten Zeiten nicht üblich und der Geschlechtsakt mit der Gefahr einer ungewollten Schwangerschaft verbunden.

Spezifische Aspekte bei Demenz

Menschen mit Demenz sind immer weniger in der Lage, sich flexibel der aktuellen Situation angepasst zu verhalten. Sie halten besonders, wenn sie unter Stress stehen, unwillkürlich an bekanntem, eingeübtem Rollenverhalten (Geschlechtsrolle/Berufsrolle) fest bzw. greifen darauf zurück, weil diese vertrauten Verhaltensmuster Orientierung und Halt geben und es ihnen durch die mit der Erkrankung einhergehenden kognitiven Einschränkungen nicht mehr möglich ist, eine Situation angemessen einzuschätzen und zu überdenken, um dann angemessen zu reagieren.

Problematisch können sich insbesondere folgende Verhaltensweisen auswirken:
- Fixierung auf erworbenes Rollenverhalten aus Familie oder Beruf, so dass Hilfen nicht zugelassen werden können; z. B. wenn ein Mann mit Demenz keine Handwerker in der Wohnung duldet, weil er sich selbst dafür zuständig fühlt, oder eine Frau, die Versorgung mit Mittagessen ablehnt, weil sie überzeugt ist, noch selbst kochen zu können.
- Schamgefühle, die mit Furcht und Abwehrverhalten der betroffenen Person einherge-

hen eine angemessene Körperpflege behindern oder unmöglich machen können.
- Missverständnisse bei der Einschätzung von Situationen, z. B. wenn Pflegehandlungen von der Person mit Demenz als Aufforderung zu Zärtlichkeiten fehlgedeutet werden.
- Störungen der Impulskontrolle/Enthemmung können zu sexuellen Übergriffen auf Pflegende oder zu sexuellen Handlungen in der Öffentlichkeit führen.
- Sehnsucht nach dem verlorenen Partner, nach Zärtlichkeit und Zuwendung kann zu extremer Anhänglichkeit oder zu distanzlosem Verhalten gegenüber Pflegenden führen.
- Extremes Abwehrverhalten gegenüber Pflegenden aufgrund traumatischer biografischer Erfahrungen.

Eine angemessene Begegnung wird erst möglich, wenn Pflegende die individuelle geschlechtsspezifische Identität und damit einhergehendes Rollenverhalten eines Betroffenen erkennen, respektieren und aufgreifen, und zwar auch und gerade dann, wenn es nicht im Einklang mit der Haltung/Einstellung/Erwartung der Pflegenden steht, die wiederum selbst als Mann oder Frau von den aktuell geltenden Rollenerwartungen durch eine veränderte Gesellschaft geprägt sind.

Das Wissen um historisch typisches geschlechtsspezifisches Rollenverhalten einer Generation und die individuelle Biografiearbeit machen aus heutiger Sicht seltsam anmutende Äußerungen und/oder problematisches Verhalten eines Betroffenen unter Umständen für Pflegende nachvollziehbar und verständlich, so dass sich Möglichkeiten für einen angemessenen Umgang damit eröffnen können.

Hinweise für Pflegende

- In diesem AEDL-Bereich gibt es viele Tabus, die möglicherweise Einfluss auf die Angaben zur Biografie durch die Betroffenen oder ihre Angehörigen haben können. Es sind den Angehörigen durchaus nicht immer alle biografischen Hintergründe bekannt oder es werden auch nicht immer alle Hintergründe, die zum Verständnis des aktuellen Verhaltens der betroffenen Person möglicherweise hilfreich wären, den Pflegenden spontan berichtet. Pflegepersonen sollten sich über diese potenziellen Zusammenhänge im Klaren sein und durch ihr Verhalten im Gespräch mit den Betroffenen bzw. den Angehörigen behutsam und diskret vorgehen und sich jeder moralisch bewertenden Äußerung enthalten.
- Pflegende sollten eigene Gefühle und Einstellungen, sowie das eigene Verhalten ohne Angst vor Sanktionen reflektieren dürfen.
- Differenzierte, sachliche Beobachtungen des Verhaltens der betroffenen Person und der Reaktionen des Gegenübers stellen bei Bedarf die Basis einer gemeinsamen Reflexion mit den Beteiligten dar, um angemessene Interventionen zur Problemlösung zu finden, die von allen getragen werden können.
- Eine klare und eindeutige Kommunikation seitens der Pflegenden im Kontakt mit den Betroffenen, die einerseits wertschätzend ist und angemessene Nähe zulässt, andererseits aber durch deutliche Grenzsetzungen auch Orientierung gibt, hilft den Betroffenen, die Situation richtig einzuordnen (Handlungen vorher ankündigen, Betroffenen respektvoll ansprechen mit Blickkontakt und ruhiger, fester Stimme und klaren Berührungen, keine zweideutigen Bemerkungen, Kichern).
- Bei übergriffigem, enthemmtem Verhalten der Betroffenen ist es neben der deutlichen Grenzsetzung besonders wichtig, darauf zu achten, dass sie keinesfalls bloßgestellt und möglichst immer auf die erlaubten, alternativen Verhaltensweisen z. B. beim Körperkontakt gelenkt werden (etwa Küssen verboten, Hand halten erlaubt).
- Gegebenenfalls gleichgeschlechtliche Pflegepersonen einsetzen.

7.2.11 AEDL Für eine sichere und fördernde Umgebung sorgen können

„Sicherheit bezeichnet einen Zustand, der frei von unvertretbaren Risiken der Beeinträchtigung ist oder als gefahrenfrei angesehen wird …" „Der Wunsch nach größtmöglicher Sicherheit einerseits und möglichst weitgehender individueller Freiheit andererseits stehen in einem starken Spannungsverhältnis." (📖 8)

Sicherheit ist ein relativer Begriff, der nicht durch feststehende, eindeutige Faktoren definiert werden kann.

Es ist sinnvoll, zwischen technischer Sicherheit, die sich auf die unbelebte Umgebung bezieht, und sozialer Sicherheit, die zwischenmenschliche Beziehungen charakterisiert, zu unterscheiden.

Außerdem sind für den Menschen physische und wirtschaftliche Sicherheit von höchster Wichtigkeit.

Von einer für das Individuum förderlichen Umgebung kann sicherlich dann ausgegangen werden, wenn in allen genannten Bereichen relative Sicherheit und außerdem Möglichkeiten zu weitestgehender Selbstbestimmung gegeben sind.

Der gesunde, erwachsene Mensch kann unter normalen Umständen weitgehend selbst für eine sichere und fördernde Umgebung sorgen, auf diese einwirken, Selbstsorge betreiben, Risiken einschätzen und minimieren und vertrauensvolle zwischenmenschliche Beziehungen herstellen und gestalten. Er ist in der Lage, sich flexibel zu verhalten und auf Bedrohungen und Gefahren angemessen zu reagieren, beispielsweise vor einer Gefahr zu flüchten oder Hilfe herbeizuholen, um Sicherheit wieder herzustellen.

Spezifische Aspekte bei Demenz

Personen mit Demenz können wegen der zunehmenden kognitiven Einbußen, die sich darin äußern, dass ihre Fähigkeit, beispielsweise vorausschauend zu denken, Situationen angemessen einzuschätzen, sich zu orientieren und eigene Beeinträchtigungen zu berücksichtigen, stetig abnimmt, immer weniger selbst für die eigene Sicherheit sorgen.

Sie sind mit einem im Verlauf der Erkrankung zunehmendem Risiko konfrontiert, sich zu verletzen bzw. sich Schaden zuzufügen, oder zu erleiden.

Potenzielle Gefahren entstehen
- beim eigenständigen Verlassen der Wohnung/Teilnahme am Straßenverkehr (Autofahren/Radfahren/Benutzung von öffentlichen Verkehrsmitteln, Orientierung in bekannter/unbekannter Umgebung),
- bei der eigenständigen Haushaltsführung (Umgang mit Haushaltsgeräten, gefährlichen Gegenständen, Putzmitteln, Feuer, Strom, Einkauf von und Umgang mit Lebensmitteln),
- beim eigenständigen Therapiemanagement (Richten und Einnehmen der Medikamente/Einhalten von Verordnungen/Kontaktieren und Aufsuchen des Arztes),
- bei der eigenständigen Regelung sozialer/finanzieller/rechtlicher Angelegenheiten,
- bei Kontakt und Beziehungsgestaltung zu fremden Menschen/Umgang mit Geld/Verträgen/Wahrnehmung von Rechten und Pflichten,
- bei der Selbstsorge (Wahl angemessener Kleidung/Heizen der Wohnung) und
- bezüglich der Fähigkeit, eigenständig Hilfe/Unterstützung zu holen/zuzulassen.

Zusätzliche Gefahren entstehen durch nachlassende körperliche Fähigkeiten bei progredientem Verlauf
- durch auftretende Schluckstörungen entsteht Aspirationsgefahr,
- durch auftretende Bewegungs- und Gangstörungen entstehen Verletzungsgefahr und Sturzgefahr,
- durch auftretende Inkontinenz und Immobilität entstehen Infektions- und Dekubitusgefahr.

Hinweise für Pflegende

- **Nicht die Augen verschließen,** sondern ein umfassendes Assessment erstellen, in dem Gefahren erkannt, benannt und Risiken eingeschätzt werden, um danach die notwendigen Interventionen abzuwägen (Sicherheit/Autonomiebedürfnisse/Lebensqualität).
- **„Gemeinsam sind wir stark",** bedeutet, dass Pflegende keine einsamen Entscheidungen treffen (Ausnahme bei akuter, erheblicher Eigen- oder Fremdgefährdung), sondern die Beteiligten/Verantwortlichen (Betroffene, Angehörige, Betreuer, Vorgesetzte, Experten) unbedingt einbeziehen, womit sie sich nicht zuletzt auch selbst schützen.
- **„Nicht mit Kanonen auf Spatzen schießen",** sondern eigene Ängste/Phantasien reflektieren, damit sie nicht zum unbewussten Motor allen Handelns werden; eine sachliche Analyse der Situation bewahrt vor überprotektivem Handeln und ermöglicht abgestufte Reaktionen (sowenig Einschränkung wie möglich, soviel Sicherung wie nötig).
- **Notfallplan erstellen,** in dem das vereinbarte Vorgehen im „worst-case" dargestellt wird und der für die Beteiligten verbindlich ist.
- **„Alles zu seiner Zeit",** bedeutet, dass die Progredienz bei der Planung der Maßnahmen berücksichtigt wird: was heute an Interventionen angemessen ist, kann zukünftig unpassend/unzureichend sein (die regelmäßige Neueinschätzung der Restrisiken bei abnehmenden Fähigkeiten ist eine obligatorische Intervention).
- **Realistische Zielformulierung** bewahrt vor unrealistischen Erwartungen, unangemessenen Interventionen und Schuldgefühlen; absolute Sicherheit kann nicht garantiert werden und damit auch nicht Pflegeziel sein (!); größtmögliche Sicherheit und Minimierung der Restrisiken sind anzustrebende Pflegeziele.
- **Grenzen erkennen** und in der Konsequenz rechtzeitig darauf aufmerksam machen, dass diese erreicht sind, bei Bedarf Aufgaben an andere (etwa stationäre Einrichtungen, beschützende Einrichtungen, Krankenhaus) abgeben, wenn die pflegerischen Mittel vor Ort zur Herstellung/Bewahrung der Sicherheit des Betroffenen nicht mehr ausreichen.

7.2.12 AEDL Soziale Beziehungen und Bereiche des Lebens gestalten und sichern können

„Die Erfahrung zeigt: Wer ‚Ich' sagen kann, ist bereits dem ‚Du' begegnet und hat gelernt, den Mitmenschen als ‚anderes Ich' und als wesentliche Hilfe für die Entfaltung seines eigenen personalen Lebens zu begreifen." Josef Spindelböck (📖 6)

Der Mensch als soziales Wesen hat ein angeborenes Grundbedürfnis nach Beziehung und Bindung zu anderen Menschen.

Erkenntnisse aus der Entwicklungspsychologie zeigen, dass die Wahrnehmung eines Menschen von der Welt und die Erwartungen, mit denen er an sie herangeht, stark geprägt werden von seinen Erfahrungen mit den Bezugspersonen aus der frühen Kindheit.

Die Aufnahme und Gestaltung zwischenmenschlicher Beziehungen sind notwendige Aufgaben eines jeden Menschen, um in einer Gemeinschaft, die letztlich das Überleben sichert, integriert zu werden.

Beachtung und Anerkennung durch die Mitmenschen, sowie Integrationsgrad und Rang innerhalb einer Gruppe/Gemeinschaft sind wichtige Faktoren, die Selbstwertgefühl und Wohlbefinden eines Menschen entscheidend beeinflussen.

Die deutsche Sprache drückt den Zusammenhang zwischen Beachtung und Rang innerhalb einer Gemeinschaft sogar begrifflich aus: ein Mensch, der viel Beachtung und Anerkennung durch seine Mitmenschen erfährt, genießt hohes **„Ansehen"**.

Die Stellung eines Menschen innerhalb einer Gruppe ist unter anderem auch daran zu erkennen, wie häufig die Mitglieder einer Gruppe Blickkontakt zu ihm aufnehmen.

Jemandem **„die kalte Schulter zeigen"**, also bewusst zu ignorieren, drückt Geringschätzung aus. Die genannten Begriffe und Redewendungen beschreiben menschliches Verhalten, mit dem klar und deutlich entweder höchste Wertschätzung oder Verachtung mitgeteilt und kommuniziert wird.

Die Erfahrung von Nichtbeachtung oder Ausgrenzung durch die Mitglieder einer Gruppe gehört zu den existenzbedrohenden Erfahrungen eines Menschen.

☞ AEDL 13 Mit existenziellen Erfahrungen des Lebens umgehen können

Die zwischenmenschliche Kontaktaufnahme, die Herstellung einer Beziehung, sowie deren Gestaltung, die Verständigung von Mensch zu Mensch erfolgt über Kommunikation.

☞ AEDL 1 Kommunizieren können

Spezifische Aspekte bei Demenz

Menschen mit Demenz haben wie alle anderen Menschen das Bedürfnis nach befriedigendem Sozialkontakt, d. h. nach Kontakt zu Mitmenschen, der Anerkennung, Wertschätzung, Sicherheit und Nähe vermittelt, um sich aufgehoben und angenommen zu fühlen.

Sie verlieren im Verlauf der Erkrankung jedoch die Fähigkeiten, die benötigt wird, um diesen Kontakt selbst herzustellen oder zu erhalten.

So können sie sich zwar durchaus einfühlungsfähig zeigen, wenn sie durch **aktuelle** Beobachtung beispielsweise den Eindruck gewinnen, dass es einem Menschen in ihrem Blickfeld nicht gut geht und versuchen diesen zu trösten. Sie sind aber häufig nicht mehr fähig, Zusammenhänge herzustellen und beispielsweise wahrzunehmen, dass sie möglicherweise durch ihr vorhergehendes eigenes Verhalten (z. B. durch permanentes Rufen) den gerade beobachteten Zustand bei dem Angesprochenen herbeigeführt haben.

Menschen mit Demenz können sich die Folgen ihres spontanen impulsgesteuerten Handelns für sich selbst, aber auch für andere Menschen nicht mehr vorstellen.

Sie können ihr Verhalten nicht mehr an Situationen anpassen, nicht abwarten oder sich rücksichtsvoll zurücknehmen oder „Benimmregeln" einhalten.

Durch die Einbußen der Merkfähigkeit und weiteren kognitiven Fähigkeiten berichten sie bei Unterhaltungen wiederholt von früheren Erlebnissen, verhalten sich unangemessen vertraulich oder greifen im Gespräch auf immer gleiche Floskeln zurück. Sie suchen nach Worten und berichten umständlich und weitschweifig am Gesprächsthema vorbei.

In Gruppen sind sie deshalb schnell überfordert, ernten durch ihr seltsames, scheinbar rücksichtsloses Verhalten häufig Missbilligung und Kritik.

Darauf reagieren sie mit Irritation, Angst oder Ärger und Wut. Sie ziehen sich zu Beginn der Erkrankung häufig zurück, entweder körperlich, indem sie den Sozialkontakt meiden, oder dadurch, dass sie im Kontakt mit anderen Menschen kaum noch sprechen.

Später drücken sie ihre Gefühle zunehmend spontan und unkontrolliert aus, was ihre Mitmenschen verunsichert und den Kontakt mit ihnen eher meiden lässt.

Sie erkennen das Telefon oder die Klingel nicht oder benutzen diese falsch. Sie können den Sinn der Botschaften auf Merkzetteln oder Hinweistafeln nicht mehr verstehen.

Sie verkennen das eigene Spiegelbild als Person oder reagieren auf im Fernsehen gezeigte Personen oder Stimmen aus dem Radio.

Je weiter die Erkrankung fortschreitet, umso stärker lässt die Erkenntnis- und Steuerungsfähigkeit der Betroffenen nach, so dass sie vermehrt Unsicherheit und Bedrohung erleben und nach Schutz und Orientierung durch eine vertraute Person suchen, an die sie sich anschließen können. Die Mutter, als Vermittlerin von Geborgenheit, wird von den Betroffenen dann häufig lautstark gerufen und aktiv gesucht.

Pflegende oder andere Personen in der direkten Umgebung werden fälschlich als Mutter erkannt und angesprochen oder regelrecht verfolgt, weil die Betroffenen das Alleinsein nicht mehr aushalten und ertragen können.

Hinweise für Pflegende

- Sprachverständnis, Aufmerksamkeit und Konzentration und die Fähigkeit zum angemessenen Verhalten im Kontakt sind notwendig, um sich in Gruppen ohne Vermittler wohl zu fühlen, d.h. davon zu profitieren (☞ AEDL 9 Sich Beschäftigen lernen, sich entwickeln können).
- Mit fortschreitender Erkrankung müssen sich die Angebote zum Sozialkontakt den abnehmenden Fähigkeiten anpassen, d.h. die Gruppen kleiner werden, begleitet werden, schließlich zu Einzelkontakten in ruhiger Umgebung werden, bei denen die nonverbale Kommunikation, Blickkontakt und Berührung zunehmend wichtiger werden (☞ AEDL 1 Kommunizieren können).
- Menschen mit Demenz drücken Überforderung und Unbehagen über ihr Verhalten aus, zeigen Stresszeichen (Unruhe, Reizbarkeit, Abwehr, herausforderndes Verhalten).
- Isolation und Einsamkeit können sich mitten unter Menschen einstellen und wirken sich ebenso demenzfördernd aus, wie Überstimulation und Daueranforderung durch permanente Einzelkontakte.
- Ein individuell ausgewogenes Verhältnis von Sozialkontakt und „Für-Sich-Sein" des Betroffenen muss immer wieder neu eingeschätzt und eingerichtet werden; dies sollte unter Einbeziehung der Angehörigen/des Sozialdienstes geschehen, um Missverständnisse und Konflikte zu vermeiden (beobachtete Veränderungen im Verhalten des Betroffenen rechtzeitig austauschen und Interventionen/Angebote nach Absprache anpassen).
- Wirkung von Spiegeln/Spiegelungen und Fernsehen/Radio beobachten.

7.2.13 AEDL Mit existenziellen Erfahrungen des Lebens umgehen können

„Alles wesentliche Erkennen betrifft die Existenz." Kierkegaard
„Existieren, das ist da sein, ganz einfach." Sartre (📖 7)

Das etymologische Wörterbuch der deutschen Sprache definiert das Verb „existieren" als „räumlich vorhanden sein; bestehen". Unter „erfahren" findet man die Umschreibung „durchreisen; kennen lernen".

Daraus schließend geht es bei existenziellen Erfahrungen um Erlebnisse, d.h. um Ereignisse, Situationen, Wahrnehmungen, Geschehnisse, die ein Mensch persönlich kennen lernt und durchlebt und die sein Dasein, sein „Vorhandensein" im unmittelbaren Sinn betreffen. Welche Erlebnisse können dies sein?

- Das Erleben von Beeinträchtigungen, die so ausgeprägt sind, dass sie Abhängigkeit zur Folge haben, die Selbstbestimmung bedrohen, die Verständigung oder den Kontakt mit anderen Menschen einschränken, gehört sicher dazu.
- Krankheit und Tod eines nahe stehenden Menschen oder auch eines geliebten Tieres sind ebenfalls bedeutende Erfahrungen, die gravierende Auswirkungen auf das Selbst, das Gefühlsleben und die Einstellung zum Leben haben können.
- Die Geburt eines Kindes und dessen spätere Ablösung von den Eltern, das Erleben von Verliebtheit, Partnerschaft, Eheschließung aber auch Trennung und Scheidung gehören dazu.
- Ein Umzug in eine andere, entfernte Umgebung, der mit dem Verlust von Freunden, Bekannten und den gewohnten Alltagsroutinen einhergeht, oder der Verlust des Arbeitsplatzes, der die materielle Sicherheit in Frage stellt und das Selbstwertgefühl angreift, gehören dazu.

- Erfahrungen von Gewalt, Ohnmacht, Isolation und Ausgrenzung sind existenziell bedrohlich.
- Reifungsprozesse und Verlusterfahrungen im Zusammenhang mit dem Altern gehören dazu.
- Alle Erlebnisse und Erfahrungen, die intensive Gefühle auslösen, die die Frage nach dem Lebenssinn stellen, die tief greifende Veränderungen im Leben eines Menschen zur Folge haben und einen längeren Bewältigungsprozess erforderlich machen, gehören dazu.

Wie bereits zu Beginn des Kapitels erwähnt wurde, definiert Monika Krohwinkel inzwischen nur noch 12 AEDL, was die Bedeutung der existenziellen Erfahrungen jedoch keinesfalls schmälert, sondern hervorhebt: Die existenziellen Erfahrungen stehen so nicht losgelöst für sich allein da, sondern werden in jeder der 12 AEDL gemacht werden. Auch die Reaktionen eines Menschen auf die Erfahrungen werden wiederum in einer oder mehreren der 12 AEDL ausgedrückt.

Angehörige und Pflegende von schwerstkranken oder schwerstpflegebedürftigen Menschen werden im täglichen Zusammensein, bei der Arbeit und durch die Arbeit mit diesen Menschen ebenfalls mit Themen und Situationen konfrontiert, die das eigene Gefühlsleben stark berühren. Das Zusammenleben, die Pflege, Begleitung und Betreuung schwerstkranker oder schwerstpflegbedürftiger Menschen sind also selbst existenzielle Erfahrungen des Lebens, mit denen sich Angehörige und Pflegende auseinandersetzen und die sie bewältigen müssen.

Gelingt dies auf konstruktive und bewusste Weise durch gegenseitiges Verständnis und Unterstützung, können schwierige und schmerzhafte Erlebnisse integriert werden und die Angehörigen und Pflegenden gemeinsam mit den Betroffenen daran wachsen.

Spezifische Aspekte bei Demenz

Personen mit Demenz fühlen sich durch die meist schleichend auftretenden, zunehmenden Beeinträchtigungen elementar bedroht. Gerade zu Beginn des Prozesses wird die durch den Verlust von kognitiven Fähigkeiten allmählich zunehmende Abhängigkeit von anderen Menschen und die damit einhergehende Bedrohung der Autonomie von den Betroffenen meist sehr genau wahrgenommen, was starke Gefühle auslösen und entsprechend vehemente Reaktionen zur Folge haben kann.

Herausforderndes Verhalten, wie Abwehr und Aggressionen, ruheloses oder suchendes Umherlaufen, Sammeln oder Verstecken von Dingen, Rufen und Schreien sind häufig begründet in dem Gefühl der Bedrohung. Diese entsteht dadurch, dass einerseits der Betroffene das Geschehen in seinem Umfeld und die eigenen Schwierigkeiten nicht mehr angemessen zuordnen und beurteilen kann und er dann meist damit beginnt, auf die ihm jeweils noch mögliche Weise „für sich zu sorgen". D.h. er versucht, mit dem herausfordernden Verhalten seine Bedürfnisse (z.B. Hunger, Harndrang, Stuhldrang, Wärme, Selbstbestimmung, Kontakt, Trost) zu befriedigen.

Verschärft wird die Situation häufig noch, wenn die Pflegenden die demenziellen Beeinträchtigungen beim Betroffenen nicht registrieren oder verleugnen und Anpassungsfähigkeit oder Lernfähigkeit erwarten, statt das Verhalten der Betroffenen als deren Versuch zu verstehen, die eigenen, aktuellen Probleme zu lösen.

Hinweise für Pflegende

- Pflegende sollten versuchen, die eigene Wahrnehmung für aus Sicht der Betroffenen, potenziell bedrohlich wirkende oder irritierende Aspekte in der Umgebung/Interaktion zu schärfen, um diese dann wenn möglich zu vermeiden, zu reduzieren oder zu verändern.
- Potenzielle physische/psychische Bedürfnisse der Betroffenen werden berücksichtigt bzw. bereits diskrete Signale im Verhalten der Betroffenen beachtet (kontinuierliche Verhaltensbeobachtung und Einschätzung der Befindlichkeit durch Bezugspflegende), die auf bestimmte Bedürfnisse hindeuten.

7.2 Aktivitäten und existenzielle Erfahrungen des täglichen Lebens (AEDL) bei Demenz

- Versuch, ein angemessenes Angebot als Prävention bezogen auf herausforderndes Verhalten zu machen.
- Bestimmte Verhalten nicht gleich abstellen wollen (Symptomfixierung), sondern wenn möglich, mit ihnen arbeiten.
- Rahmenempfehlungen der Pflegexperten zum Umgang mit herausforderndem Verhalten bei Menschen mit Demenz (☞ Kapitel 8.3.9) anwenden.

Literatur

1 Becker, J.: Richtig eingestuft? Darmstadt: afw -Arbeitshilfe Demenz, 2000
2 Löser, A.: Pflegekonzepte nach Monika Krohwinkel. Hannover: Schlütersche Verlagsgesellschaft, 2004
3 Montaigne de, M.: Von der Kunst das Leben zu lieben. Frankfurt: Eichborn, 2005
4 Pessoa, F.: Das Buch der Unruhe. Zürich: Amman Verlag u. Co, 2003
5 Sowinski, C./Besselmann, K./Rückert, W.: Qualitätshandbuch Wohnen im Heim. Köln: KDA, 1998
6 Spindelböck, J. : Der Mensch als soziales Wesen. www.stjosef.at, 10/2006
7 Spieling, V. Kleine Geschichte der Philosophie. München: Pieper, 2006
8 Wikipedia Die freie Enzyklopädie. www.wikipedia.deorg/wiki, 10/2006
9 Zitatsammlung Wikiquote. www.wikiquote.org/wiki, 10/2006

8 Die Demenz im Pflegeprozess

Der Pflegeprozess wird meist als Regelkreis in vier bzw. sechs Schritten beschrieben/dargestellt und in Form der Pflegeplanung schriftlich dokumentiert.

Er stellt ein von Pflegenden innerhalb ihrer Interaktion mit Betroffenen/Pflegeempfängern und/oder deren Angehörigen angewendetes, systematisches Verfahren dar, mit dem der Bedarf an Pflege eingeschätzt, die pflegerische Unterstützung geplant sowie durchgeführt und deren Wirksamkeit überprüft wird.

Die selbstständige und eigenverantwortliche Gestaltung und Anwendung des Pflegeprozesses stellt als wirkmächtiges, professionelles Instrument den Hauptaufgabenbereich der Pflegeprofession dar.

Der Pflegeprozess setzt sich aus zwei nicht trennbaren Dimensionen zusammen (☞ Abb. 8.1), nämlich aus
- der Beziehungsgestaltung und
- der Problemlösung.

Zwischenmenschliche Beziehungsgestaltung ist nicht vermeidbar, denn auch der Versuch, Beziehungen zu einem Gegenüber zu vermeiden, stellt letztlich eine Art dar, sie zu gestalten.

Beziehungsgestaltung erfolgt über die Kommunikation, die ebenfalls nicht vermeidbar ist.

„Man kann nicht nicht kommunizieren."
P. Watzlawik (📖 12)

Die erfolgreiche Beziehungsgestaltung bildet die Basis der Problemlösung!

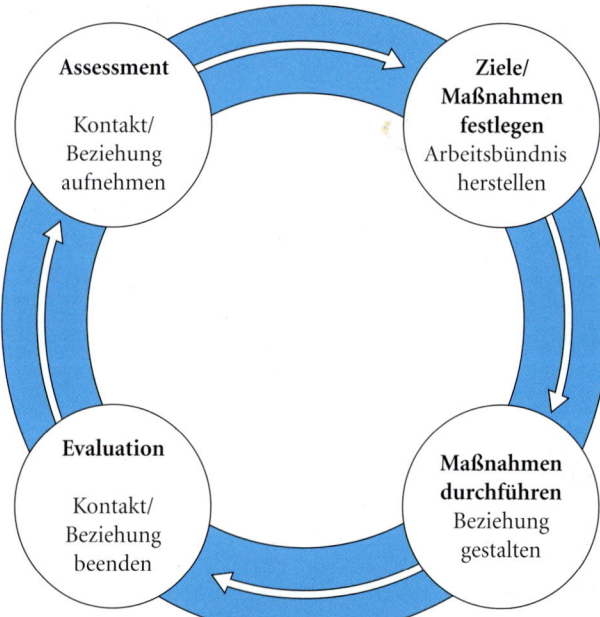

Abb. 8.1: Der Pflegeprozess/Beziehungsprozess.

In der Pflegeprozessplanung müssen deshalb beide Dimensionen dargestellt werden.

Personen mit Demenz sind zunehmend in ihrer Kommunikationsfähigkeit und damit auch in der Fähigkeit eingeschränkt, Beziehungen aufzunehmen, diese angemessen zu gestalten und zu beenden.

Die Verantwortung für eine angemessene, reflektierte und konstruktive Beziehungsgestaltung liegt also in besonderem Maße bei den gesunden Interaktionspartnern, d. h. den Pflegenden und/oder den Angehörigen.

8.1 Schritt 1: Pflegerisches Assessment

Ausgangspunkt des Pflegeprozesses ist das pflegerische Assessment (📖 10), also eine aktuelle pflegerische Situationseinschätzung, auch Pflegeanamnese genannt, die Probleme, Ressourcen und Bedürfnisse der Person mit Demenz identifiziert und dokumentiert.

Sie soll physische, psychische, kulturelle und psychosoziale Daten enthalten und neben objektiven Daten auch das subjektive Erleben des Betroffenen/seiner Angehörigen erfassen.

Das pflegerische Assessment ermöglicht eine zusammenfassende Beurteilung der Situation aus pflegerischer Sicht und bildet die Grundlage der Pflegediagnostik und Planung der Pflegeinterventionen innerhalb des Pflegeprozesses.

Mit dem pflegerischen Assessment können der Pflegeauftrag konkretisiert und Prioritäten in der Pflege werden gesetzt.

Die Erhebung/Sammlung der Informationen erfolgt über
- die Befragung im Gespräch mit dem Betroffenen (Selbsteinschätzung) bzw. dessen Angehörigen (Fremdeinschätzung),
- Beobachtung des Verhaltens und der Befindlichkeit des Betroffenen,
- Erhebung objektiver Daten durch Messung, Zählung und Beobachtung sowie
- Sichtung/Auswertung von bereits vorhandenen Informationen, Pflegeüberleitungsbogen, Arztberichten, Untersuchungsbefunden und/oder Testergebnissen.

Wichtige Aspekte eines professionellen, strukturierten Vorgehens:
- Klare Aufgabendelegation zur Erhebung/Durchführung des pflegerischen Assessments an eine fachlich qualifizierte pflegerische Bezugsperson, die für den Pflegeprozess verantwortlich und als erster Ansprechpartner für alle Beteiligten in ihrer Funktion bekannt sein soll.
- Persönliche Vorstellung der pflegerischen Bezugsperson in ihrer Funktion beim Betroffenen und dessen Angehörigen, z. B. im Rahmen eines von der pflegerischen Bezugsperson moderierten, gemeinsamen **Erstgesprächs**, welches bei Bedarf auch getrennt voneinander oder, falls nicht anders möglich, mit den Angehörigen allein geführt werden kann, nachdem der Betroffene kontaktiert wurde.
- Ziele dieses Gesprächs sind die Beziehungsaufnahme und die Klärung von Erwartungen, Grenzen und Möglichkeiten, sowie die Erhebung der wichtigsten Informationen für eine **Ersteinschätzung.**
- Angebot zur Terminierung eines weiteren Gesprächs nach einigen Tagen zur Erhebung von biografischen Daten, gegenseitigem Austausch von ersten Beobachtungen und Einschätzungen, gegebenenfalls gemeinsam mit weiteren Professionen für ein **umfassendes Pflegeassessment.**

Die Ersteinschätzung beginnt unmittelbar mit der Kontaktaufnahme und dem Kennenlernen des Betroffenen.
- Sie dient zur Ermittlung von unmittelbaren Risiken und der Identifikation von aktuellen Bedürfnissen und Problemen oder der direkt erforderlichen Pflegeinterventionen.
- Zur Dokumentation kann beispielsweise der Erhebungsbogen des umfassenden Pflegeassessments genutzt werden, der in den noch nicht eruierten Bereichen mit entsprechenden Hinweisen versehen werden sollte („noch nicht bekannt"/„muss noch eruiert werden"/„zur Zeit noch keine vorliegenden Informationen").

Die Erstellung des umfassenden Pflegeassessments kann entsprechend der Aufgabenstellung einige Zeit in Anspruch nehmen.
- Das Assessment dient zur umfassenden Sammlung und Darstellung von Informationen über die Person und deren pflegerelevanten Probleme, Ressourcen und Bedürfnisse. Zur strukturierten Dokumentation der Informationen sollte der Erhebungsbogen sich am angewandten Pflegemodell orientieren (z. B. AEDL nach Krohwinkel) und auch freie Formulierungen erfordern, damit ein umfassendes Bild der Person entstehen kann.
- Bei der Verwendung von Erhebungsbögen mit vorgegebenen Satzbausteinen oder gar Ankreuzverfahren ist dies erfahrungsgemäß eher nicht der Fall. Diese bergen im Gegenteil die Gefahr, zu einer fragmentierten Sichtweise und Reduzierung der Person auf schematisch dargestellte Problembündelungen zu führen, was dem Ziel einer die Person stärkenden Pflege zuwider laufen würde.

Bei speziellen Problemstellungen kann ein **Fokusassessment**, also die gezielte Abklärung eines spezifischen Problems, erforderlich werden, wenn bei der betroffenen Person mit Demenz in einzelnen AEDL-Bereichen besondere Probleme auftreten, wie beispielsweise:
- Schluckstörungen, Nahrungsverweigerung, deutliche Gewichtsabnahme
- So genanntes herausforderndes Verhalten (ständige Ruhelosigkeit, Apathie, abwehrendes oder aggressives Verhalten, ständiges Rufen / Schreien, Schlafstörungen)
- Sturzereignisse

8.1.1 Beispiel für eine Pflegeanamnese bei Demenz vom Alzheimer-Typ, leichtes Stadium

Frau A. (☞ Kapitel 8.2.2) lebt mit ihrem Ehemann in der gemeinsamen Wohnung. Pflegeversicherungsleistungen sind bisher nicht beantragt. Folgende Informationen ergaben sich aus dem Gespräch mit dem Ehemann.

AEDL 1: Kommunizieren können

Sprachverständnis erscheint unbeeinträchtigt, Muttersprache deutsch, in Gesprächen zeigen sich deutliche Wortfindungsstörungen, Weitschweifigkeit. Frau A. verhält sich zugewandt und freundlich im Gesprächskontakt (Einzelgespräch), in Gesprächen mit mehreren Teilnehmern ist sie zurückhaltend.

Visusminderung beidseits kompensiert mit Brille, Hören erscheint unbeeinträchtigt.

Telefonbenutzung unbeeinträchtigt.

AEDL 2: Sich bewegen können

Keinerlei motorische Einschränkungen, Geschicklichkeit erscheint unverändert, Antrieb leicht verringert.

AEDL 3: Sich pflegen können

Die Körperpflege führt Frau A. noch selbstständig durch, sie benötigt allerdings mehr Zeit dazu als früher und muss dazu vom Ehemann ab und zu aufgefordert werden.

Sie geht regelmäßig zum Friseur, was sie früher selbstständig und eigeninitiativ gemacht hat. Neuerdings wird sie vom Ehemann gebracht, weil sie die Termine vergisst und sich die Fahrt mit dem Bus dorthin nicht mehr zutraut, nachdem sie einmal den falschen Bus genommen hat und nur mit der Unterstützung von freundlichen Fremden, die ihre Aufregung bemerkt hatten, wieder nach Hause gefunden hatte.

AEDL 4: Vitalfunktionen aufrecht erhalten können

Es besteht eine Herzinsuffizienz, die mit Medikamenten kompensiert ist, ohne aktuelle Beschwerden.

Die regelmäßigen Besuche beim Arzt, Untersuchungen sowie die Medikamenteneinnahme werden durch den Ehemann organisiert / beaufsichtigt, da sie von Frau A. sonst vergessen werden.

Blutdruck: 135/80 mm/Hg; Puls: 84, regelmäßig; Atmung: unauffällig

AEDL 5: Essen und trinken können

Frau A. hat guten Appetit, die Tischmanieren sind unverändert.

Sie ist normalgewichtig, wiegt 64 kg bei einer Größe von 1,70 m. In letzter Zeit hat sie leicht zugenommen.

Keine Diäten/keine spezielle Kostform/ keine Unverträglichkeiten bekannt.

Sie isst und trinkt selbstständig, vergisst ohne Ermunterung/Erinnerung manchmal, ausreichend zu trinken, keine Kau- oder Schluckstörungen (Zahnprothese oben).

Keine Hinweise auf Störungen des Flüssigkeitshaushalts (Ödeme/verm. Hautturgor/ trockene Schleimhaut).

AEDL 6: Ausscheiden können

Frau A. geht selbstständig zur Toilette, ist kontinent, vergisst in der letzten Zeit ab und zu, die Toilettenspülung zu betätigen.

AEDL 7: Sich kleiden können

Frau A. wählt ihre Kleidung selbst aus, die jedoch nicht immer dem Anlass angemessen ist und die sie seltener wechselt als früher. Flecken/Verschmutzungen stören sie anscheinend weniger als früher.

Sie zieht sich selbstständig an, benötigt jedoch sehr viel mehr Zeit dazu als früher.

AEDL 8: Ruhen, schlafen und sich entspannen können

Frau A. fühlt sich häufig erschöpft, schläft morgens viel länger als früher, muss in der Nacht häufig (bis zu 4 x) zum Toilettengang aufstehen, würde am liebsten abends gleich nach den Nachrichten (20:15 h) zu Bett gehen und fragt ihren Ehemann immer wieder, ob er nicht auch bald komme. Im Bett liegend schläft sie meist schnell ein.

AEDL 9: Sich beschäftigen können

Frau A. war früher im Gesangverein und ist regelmäßig zum Kegeln gegangen. Jetzt geht sie nicht mehr zu den Gesangsproben, weil sie keine Lust mehr dazu hat und zum Kegeln geht sie nur auf Drängen der Vereinskameraden, wenn sie abgeholt wird. „Es macht mir keine rechte Freude mehr".

Zuhause beschäftigt sie sich zusammen mit dem Ehemann mit Hausarbeiten, die ihr schwerer von der Hand gehen. Sie ist umständlicher geworden, benötigt für alle Abläufe mehr Zeit und ist deshalb fast den ganzen Tag mit Haushaltspflichten beschäftigt.

AEDL 10: Sich als Frau fühlen und verhalten

Frau A. war früher mit Begeisterung Hausfrau und Mutter. Zum Ehemann hatte sie ein enges, vertrautes Verhältnis. Sie hat sich immer sehr sorgfältig gekleidet und zum Ausgehen immer dezentes Make-up aufgetragen, was sie auch heute noch zu tun versucht, wobei sie immer sehr lange braucht und der Ehemann oft mit dem Ergebnis nicht zufrieden ist, weil er sie zu grell geschminkt findet.

Der Ehemann gibt dazu zögernd an, dass seine Frau sich für ihn als Partner kaum noch interessiere, nichts mehr mit ihm zu tun haben wolle.

AEDL 11: Für eine sichere und fördernde Umgebung sorgen können

Frau A. hat Schwierigkeiten mit dem Autofahren. Sie wusste zuletzt nicht mehr, wie sie rückwärts aus der Garage fahren muss, wodurch sie völlig irritiert war. Seitdem fährt ausschließlich der Ehemann.

Frau A. kommt mit dem Einkaufen nicht mehr alleine zurecht. Sie vergisst den Einkauf, wenn sie nicht vom Ehemann dazu aufgefordert wird, und kauft zum Teil wahllos ein. Beim praktischen Umgang mit Geld gibt es bisher keine Probleme.

Die Regelung der finanziellen Angelegenheiten hat der Ehemann übernommen, nachdem

Frau A. immer wieder die Kontonummern / Geheimzahlen vergessen hat.

Die Bedienung der Haushaltsgeräte in der Wohnung klappt bisher weitgehend problemlos, allerdings hat sie in jüngster Vergangenheit einmal vergessen, den Herd abzustellen und das Essen sei fürchterlich angebrannt. Sie gibt selbst an, lieber mit ihrem Mann essen zu gehen. Sie habe in ihrem Leben nun wirklich genug gekocht.

AEDL 12: Soziale Beziehungen und Bereiche gestalten und sichern können

Frau A. zeigt die Tendenz, sich aus den bisherigen Kontakten mit Bekannten / Freunden zurückzuziehen. Sie bleibt häufig zuhause, beteiligt sich weniger an Unterhaltungen, wenn Gäste da sind, und wendet sich immer häufiger um Hilfe an ihren Ehemann, dessen Hilfe sie dann beispielsweise beim Kochen oder Hausarbeiten aber auch wieder strikt ablehnt, obwohl sie sie objektiv betrachtet eigentlich benötigen würde.

Der Ehemann gibt an, sich deswegen häufig über seine Frau zu ärgern und auch manchmal ungeduldig zu reagieren.

Die drei Töchter von Frau A. wohnen alle weit entfernt und können die Eltern nur einige Male im Jahr besuchen. Ihnen waren die Veränderungen bei der Mutter beim letzten Besuch aufgefallen und sie haben auf eine ärztliche Untersuchung gedrängt.

Juristische Vollmachten / Vorsorgevollmachten bestehen bisher nicht.

AEDL 13: Mit existenziellen Erfahrungen des Lebens umgehen können

Frau A. gibt selbst an, dass sie sich auf ihr Gedächtnis nicht mehr verlassen kann und sich deshalb häufig auf ihren Ehemann verlassen muss, der alles organisiert und manchmal für ihren Geschmack zu bestimmend ist.

Sie fühlt sich häufig lustlos und abgespannt, ihr Mann „mache alles, auch Dinge, von denen er nichts verstehe." „Ich habe das Leben manchmal richtig satt."

Der Ehemann berichtet von ihrer Vergesslichkeit, von Terminen und Absprachen, die sie nicht einhalte und ihrer neuen, ungewohnten Unsicherheit in der Öffentlichkeit.

Sie reagiert häufig gereizt auf Kritik und lehnt andererseits Hilfen ab, sucht häufig Dinge und macht ihn dafür verantwortlich, wenn sie sie nicht findet.

Sie ruft die Töchter, deren Nummern im Telefon gespeichert sind, manchmal mehrfach am Tag an, kann sich aber nicht immer an die Gespräche erinnern. Sie ist manchmal sehr verzweifelt und hat auch schon geäußert, dass sie am liebsten tot wäre, was den Ehemann sehr ängstigt.

8.1.2 Beispiel für eine Pflegeanamnese bei Demenz vom Alzheimer-Typ, mittleres Stadium

Frau B. (☞ Kapitel 8.2.2) lebt seit kurzem im Altenheim auf der Pflegestation. Aktuelle Pflegestufe: 1, Stufe 2 ist beantragt.

AEDL 1: Kommunizieren können

Frau B. spricht nur selten. Eine Ausnahme bildet die Erregungssituation: Wenn Frau B. zornig oder ängstlich ist, schimpft sie lautstark mit markanten „Kraftausdrücken".

Sie reagiert aufmerksam mit Blickkontakt und zugewandten Gesten, wenn sie freundlich angesprochen und nicht abgelenkt wird, versteht verbale Aufforderungen oder Fragen, wenn diese nicht durch Gesten verdeutlicht werden, jedoch meist nicht richtig und wirkt dann ratlos.

Sehhilfe: Trägt Brille, die angeboten werden muss, dann von ihr toleriert wird.

Hörhilfe: Hörgerät wird nach dem Einsetzen immer wieder von ihr entfernt und an den verschiedensten Orten abgelegt.

AEDL 2: Sich bewegen können

Frau B. bewegt sich meist ausreichend sicher, sie läuft den Tag über viel umher, verlässt den Wohnbereich und findet allein nicht mehr zurück. Bei zunehmender Erschöpfung wird der Gang schlurfend und in der Vergangenheit ist Frau B. bereits einige Male auf dem Boden liegend gefunden worden, jedoch unverletzt geblieben.

AEDL 3: Sich pflegen können

Frau B. wäscht/duscht sich ohne Begleitung und Hilfestellung nicht oder nicht angemessen. Sie benutzt keine Seife, wäscht immer nur einzelne Körperteile, verwechselt den Waschlappen für den Intimbereich mit dem fürs Gesicht, dreht nur den Kaltwasserhahn auf, trocknet sich nicht ausreichend ab und läuft, wenn sie abgelenkt wird oder sich in der Situation unbehaglich fühlt, unbekleidet aus dem Zimmer und über den Flur.

Unterstützungsmaßnahmen durch Pflegende nimmt sie meist gern an.

Die Zahnprothese lässt sie sich nicht von Pflegenden herausnehmen, verwendet jedoch die angebotene, mit Zahncreme bestrichene Zahnbürste korrekt und spült auch den Mund aus, wenn ihr dies durch Pflegeperson gezeigt wird.

AEDL 4: Vitalfunktionen aufrecht erhalten können

Kardiovaskuläres/pulmonales System:

Blutdruck: 120/75; Puls: 76 unter Medikation, Blutzucker: Normbereich; Atmung: unauffällig; Beschwerden/Belastungsfähigkeit: keine Hinweise auf aktuelle Beschwerden/mittel, abds. erschöpft.

Medikamente werden von Pflegenden gerichtet und angeboten. Einnahme wird beaufsichtigt.

AEDL 5: Essen und trinken können

Größe: 160 cm; Gewicht: 63 kg; BMI: 24; 2 kg Gewichtsabnahme in den letzten 4 Wochen.

Keine Anzeichen von Störungen des Flüssigkeitshaushalts (Ödeme/verm. Hautturgor/trockene Schleimhaut).

Kau- und Schluckverhalten: normal; Appetit: vormals gut, inzwischen geringer werdend; Zahnprothese: oben u. unten.

Das Verhalten von Frau B. bei den Mahlzeiten im Speiseraum in der Gruppe hat sich verändert: sie benutzt das Besteck falsch und schüttet das Getränk auf den Teller, greift mit den Händen nach Speisen und nimmt auch vom Nachbarteller, was zu Auseinandersetzungen mit den Tischnachbarn führt, die häufig in lautstarken Beschimpfungen enden.

AEDL 6: Ausscheiden können

Frau B. findet die Toilette nicht und meldet sich auch nicht, wenn sie Harndrang verspürt. Sie hat bereits in Abfalleimer, Schuhe und Blumentöpfe uriniert oder Stuhlgang gemacht und in letzter Zeit einige Male eingenässt. Sie erkennt die Toilette jedoch noch als solche und verhält sich meist kooperativ, wenn sie von Pflegenden rechtzeitig dorthin geführt wird.

Sie hat regelmäßig 3–4 x wöchentlich, meist abends Stuhlgang.

AEDL 7: Sich kleiden können

Ohne Begleitung und Hilfe durch Pflegende zieht Frau B. wahllos Kleidungsstücke in der falschen Reihenfolge an und kann die eigene Kleidung nicht mehr von fremder unterscheiden. Dies führt ebenfalls zu Auseinandersetzungen mit der Zimmernachbarin.

Das Ankleiden ist leichter als das Auskleiden, bei dem Frau B. häufig irritiert wirkt und versucht, bereits abgelegte Kleidungsstücke festzuhalten oder wieder anzuziehen.

AEDL 8: Ruhen, schlafen und sich entspannen können

Frau B. ist tagsüber viel unterwegs, bleibt zum Mittagsschlaf nicht im Bett, sondern steht immer wieder auf und wirkt bereits am frühen Abend sehr erschöpft. Sie steht aber auch abends häufig wieder auf, wenn sie von den

Pflegenden zu Bett gebracht wurde, und läuft im Wohnbereich umher.

Von der Nachtwache lässt sie sich meist gegen 23:00 h zu Bett bringen und schläft dann auch bis gegen 5:00 h durch.

AEDL 9: Sich beschäftigen können

Frau B. kann sich selbst nur noch kurze Zeit allein weiterbeschäftigen (z. B. Wäsche falten). Ohne Begleitung läuft sie umher und sucht Kontakt. Sie gerät dabei oft in Konflikte mit Mitbewohnern. Sie geht mit ihren Angehörigen gern draußen spazieren.

Sie war nach Abschluss der Volks- und anschließender Hauswirtschaftsschule in einer Metzgerei beschäftigt und hat den Haushalt geführt und zwei Töchter geboren und erzogen.

AEDL 10: Sich als Frau fühlen und verhalten

Frau B. war 40 Jahre verheiratet und hat zwei Kinder, ist seit zehn Jahren verwitwet.

Frau B. schiebt manchmal den Puppenwagen im Wohnbereich umher und befasst sich kurz mit der Puppe.

Sie sucht manchmal von sich aus Körperkontakt zu anderen Menschen und lässt sich gern von den Pflegenden in den Arm nehmen.

AEDL 11: Für eine sichere und fördernde Umgebung sorgen können

Ohne Aufsicht und Begleitung gerät Frau B. immer wieder in ihr unverständliche, sie überfordernde Situationen.

Bei Auseinandersetzungen mit Mitbewohnern ist es bereits zu Tätlichkeiten gekommen.

Frau B. läuft den ganzen Tag über sehr viel umher und ist abends häufig so erschöpft, dass sie kaum noch laufen kann.

AEDL 12: Soziale Beziehungen und Bereiche gestalten und sichern können

Der Ehemann von Frau B. ist vor zehn Jahren verstorben. Die beiden Töchter und deren Familien besuchen Frau B. regelmäßig. Sie sucht Kontakte zu anderen Menschen, ist jedoch ohne Hilfe/Vermittlung durch Pflegende schnell überfordert und gerät dann immer wieder in Auseinandersetzungen. Es besteht eine umfassende, gesetzliche Betreuung durch die älteste Tochter.

AEDL 13: Mit existenziellen Erfahrungen des Lebens umgehen können

Frau B. leidet an einer Demenz vom Alzheimer-Typ, die von einem Facharzt diagnostiziert wurde. Sie kann Informationen und Reize nicht mehr richtig zuordnen und verarbeiten. Aufmerksamkeit und Gedächtnis sind eingeschränkt. Sie kann Erklärungen nicht mehr richtig verstehen, sich an Absprachen nicht erinnern und ihre Gefühle nicht mehr in angemessene Worte fassen. Sie findet sich in der Umgebung nicht mehr zurecht.

Sie gerät täglich, beispielsweise beim Essen, in für sie unverständliche Situationen, die sie überfordern und zu Fehlverhalten führen.

Sie wird häufig von anderen Bewohnern kritisiert und korrigiert oder abgewiesen und ausgegrenzt.

In Stresssituationen reagiert sie mit Wut und zunehmender Unruhe und Angespanntheit.

Ihr Bedürfnis nach Beschäftigung und Anerkennung wird häufig frustriert.

8.1.3 Beispiel für eine Pflegeanamnese bei Demenz vom Alzheimer-Typ, schweres Stadium

Frau C. (☞ Kapitel 8.2.2) lebt im Altenheim auf der Pflegestation. Aktuelle Pflegestufe: 3

AEDL 1: Kommunizieren können

Frau C. kann nicht mehr sprechen. Sie summt manchmal und nimmt im Kontakt ab und zu kurzzeitig Blickkontakt auf. Sie ist nicht in der Lage, Mimik, Gestik und Körpersprache gezielt zur Kommunikation einzusetzen.

Auf Ansprache oder angemessen vorbereiteten und durchgeführten Körperkontakt reagiert sie mit Aufmerksamkeit und Blickkontakt.

AEDL 2: Sich bewegen können

Frau C. kann nicht mehr gehen und stehen, sie hat keine Gleichgewichtskontrolle mehr und kann sich nicht mehr selbstständig aufrecht halten und deshalb auch nicht mehr ohne Unterstützung sitzen. Frau C. ist bettlägerig, sie wird zweimal täglich für kurze Zeitspannen in einen speziellen Rollstuhl mobilisiert.

Im Bett liegend kann sie gezielte Lagewechsel, Aufsetzen oder Hinlegen nicht eigenständig durchführen.

Frau C. erwidert den Händedruck, sie greift nach angebotenen Gegenständen und hält diese eine Zeit lang fest. Arme und Beine sind frei beweglich.

Frau C. war früher Yogalehrerin!

AEDL 3: Sich pflegen können

Sie ist bei der Durchführung der Körperpflege vollständig abhängig

AEDL 4: Vitalfunktionen aufrecht erhalten können

Kardiovaskuläres/pulmonales System: Blutdruck: 90/70 mmHg liegend; Puls: 88 regelm.; Temperatur: 36,3 °C rekt.; Blutzucker: Normbereich; Atmung: unauffällig.

Beschwerden/Belastungsfähigkeit: keine Hinweise auf aktuelle Beschwerden/gering, bei Mobilisation nach kurzer Zeit Stresszeichen (Anspannung, Stöhnen).

AEDL 5: Essen und trinken können

Größe: 170 cm; Gewicht: 57 kg

Keine Anzeichen von Störungen des Flüssigkeitshaushalts (Ödeme/verm. Hautturgor/trockene Schleimhaut).

Verhalten beim Essen: im Bett gut abgestützt aufrecht sitzend mit der Hilfe einer Person und ohne Ablenkungen öffnet Frau C. zum Essen/Trinken den Mund und schluckt angebotene Nahrung/Getränk, wobei sie sich bei den Flüssigkeiten bereits einige Male verschluckt hat.

Frau C. trinkt gern gesüßte Tees und Malzbier.

Frau C. ist zahnlos, die Zahnprothese wird nicht mehr toleriert (beim Versuch, diese einzusetzen, erfolgen Abwehrbewegungen).

Kau- und Schluckverhalten: Kauen und Schlucken stark verlangsamt, Nahrungsbrei wird häufig lange im Mund hin und her geschoben, bevor er geschluckt wird.

AEDL 6: Ausscheiden können

Frau C. ist harn- und stuhlinkontinent, sie hat regelmäßig Stuhlgang, die Haut ist intakt.

Hilfsmittel: Inkontinenzeinlagen Gr. 2; Frau C. ist nicht in der Lage, sich an der Aktivität zu beteiligen.

Kein Hinweis auf Schmerzen.

AEDL 7: Sich kleiden können

Frau C. ist nicht mehr in der Lage, sich an der Aktivität zu beteiligen.

AEDL 8: Ruhen, schlafen und sich entspannen können

Frau C. schläft/döst viel. Es ist kein abgegrenzter Tag-Nacht-Rhythmus erkennbar. Frau C. wirkt meist entspannt und zufrieden, wenn sie im Bett liegt.

AEDL 9: Sich beschäftigen können

Frau C. kann sich nicht mehr erkennbar selbst beschäftigen. Sie liegt mit offenen Augen im Bett oder sitzt im Stuhl und nimmt zeitweise kurz beobachtend am Geschehen teil.

Frau C. hat selbst immer Katzen gehabt, die sie sehr gemocht hat.

AEDL 10: Sich als Frau fühlen und verhalten

Frau C. kann sich nicht mehr äußern. Sie war einige Jahre verheiratet, wurde geschieden und hat viele Jahre allein gelebt.

AEDL 11: Für eine sichere und fördernde Umgebung sorgen können

Frau C. ist ohne Begleitung und Unterstützung hilflos. Sie ist nicht in der Lage, Selbstsorge zu betreiben.

Es besteht bei auftretenden Schluckstörungen ein Aspirations- und Pneumonierisiko.

Durch zunehmende Immobilität besteht Thrombose-, Kontraktur- und Dekubitusrisiko.

AEDL 12: Soziale Beziehungen und Bereiche gestalten und sichern können

Frau C. hat eine Tochter aus der Ehe mit ihrem geschiedenen und inzwischen verstorbenen Mann. Die Tochter ist ihre gesetzliche Betreuerin. Sie kommt regelmäßig 2 x wöchentlich zu Besuch. Frau C. kann selbstständig keine Beziehungen mehr aufnehmen und gestalten. Sie ist auf Kontakte durch andere angewiesen.

AEDL 13: Mit existenziellen Erfahrungen des Lebens umgehen können

Frau C. erlebt in fast allen AEDL-Bereichen völlige Abhängigkeit.

Sie ist wach, jedoch sind Aufmerksamkeit und Konzentration, Kognition, Gedächtnis und Orientierung deutlich beeinträchtigt.

Frau C. kann ihre Befindlichkeit, Bedürfnisse, Gefühle oder Schmerzen nicht mehr verbal und nonverbal nur noch eingeschränkt mitteilen und keine Kontakte zu anderen Menschen selbst herstellen.

8.2 Schritt 2: Pflegediagnostik und Zielsetzung

Nach der Erhebung und Zuordnung erfolgt in einem zweiten Schritt die Analyse der gesammelten subjektiven und objektiven, d. h. vom Betroffenen selbst bzw. von den Angehörigen stammenden Angaben, sowie der durch eigene Beobachtungen oder Messungen gewonnenen Erkenntnisse und Daten, inklusive der Vorinformationen, falls solche vorhanden sind.

Individuelle Probleme und Ressourcen werden identifiziert und Bereiche, in denen Unterstützungsbedarf besteht, ermittelt. Dabei geht es um verhaltensbezogene oder körperliche Reaktionen eines Menschen auf ein gegenwärtiges oder entstehendes Problem.

Diesen Vorgang nennt man **Pflegediagnostik**.

Pflegediagnosen stellen eine Möglichkeit dar, das Resultat dieses Vorgangs abzubilden. Sie erlauben es, die ermittelten, pflegerelevanten Probleme/Phänomene in einer einheitlichen, professionellen Fachsprache und dabei trotzdem individuell und genau zu beschreiben.

Sie treten nicht in Konkurrenz zu medizinischen Diagnosen, sondern verhalten sich zu diesen komplementär.

Aktuelle Pflegediagnosen (📖 8) beschreiben das Problem des Betroffenen, dessen mögliche ursächliche oder beeinflussende Faktoren und dessen wahrnehmbare Anzeichen.

Sie werden im so genannten **PES-Format** dokumentiert:
- **P** steht für den Diagnosetitel, der das bestehende Problem/Phänomen definiert.
- **E (beeinflusst durch: b/d)** steht für die möglichen Einflussfaktoren/Ursachen, die zum Auftreten des Problems/Phänomens geführt haben.
- **S (angezeigt durch: a/d)** steht für Symptome und Anzeichen, an denen das Problem/Phänomen erkennbar, sichtbar wird.

Risiko-Pflegediagnosen beschreiben im Titel das potenzielle Problem mit dem Begriff „Gefahr eines/einer …" und benennen dann als Einflussfaktoren/Ursachen zugehörige Risikofaktoren, die zum Problem führen können.

Die Dokumentation erfolgt im **PR-Format**:
- **P** steht für den Diagnosetitel
- **R** steht für die Risikofaktoren

Innerhalb des Pflegeprozesses unterliegen die Pflegediagnosen dessen Dynamik und verändern sich entsprechend.

Patientenbezogene Pflegeziele beschreiben als gedachter, vorweggenommener Zustand grundsätzlich die vom Betroffenen angestrebten bzw. mutmaßlich angestrebten Pflegeergebnisse. „Diese Ergebnisse erwachsen aus der diagnostischen Aussage und beschreiben, was der Betroffene zu erreichen hofft." (📖 8)

Pflegeziele müssen relevant und erreichbar sein sowie wahrnehmbares Verhalten beschreiben bzw. messbar sein.

8.2.1 NANDA-Pflegediagnose „Chronische Verwirrtheit"

Definition: Eine irreversible, seit langem bestehende und/oder progressive schwere Beeinträchtigung von Intellekt und Persönlichkeit, charakterisiert durch eine Verminderung der Denkfähigkeit und der Fähigkeit, Stimuli aus der Umwelt zu interpretieren, und die sich manifestiert durch Störungen von Gedächtnis, Orientierung und Verhalten (📖 8).

Mögliche ursächliche oder beeinflussende Faktoren

- Alzheimer-Krankheit (Demenz vom Alzheimer-Typ)
- Korsakow-Syndrom
- Multiinfarkt-Demenz
- Zerebrovaskuläre Ereignisse
- Kopfverletzung

Bestimmende Merkmale oder Kennzeichen

Objektive Merkmale:
- Klinischer Nachweis einer hirnorganischen Schädigung
- Veränderte Interpretation von/Reaktion auf Umweltreize(n)
- Progressive, seit langem bestehende kognitive Beeinträchtigung
- Keine Veränderung im Bewusstseinsgrad
- Beeinträchtigte Sozialkontakte

- Gedächtnisstörung (Kurzzeitgedächtnis, Langzeitgedächtnis)
- Persönlichkeitsveränderung

Bei der Pflegeprozessplanung mit Pflegediagnosen empfiehlt es sich, die auf den jeweiligen Einzelfall zutreffenden bestimmenden Merkmale aus der Liste durch eine kurze Beschreibung der jeweils beobachteten Fakten zu ergänzen, damit die individuelle Situation des Betroffenen, sowie dessen Reaktionen/Verhalten angemessen dargestellt werden.

Vorhandene (Rest-)Ressourcen des Betroffenen sollen ebenfalls dokumentiert werden.

Wenn noch nicht ausreichend Informationen vorliegen, wird die Pflegediagnose als **Verdachtspflegediagnose** (V.a. [Pflegediagnosetitel] formuliert.

8.2.2 Stadienabhängige Pflegediagnosen bei Demenz vom Alzheimer-Typ (leicht/mittel/schwer)

Leichtes Stadium

☞ Kapitel 8.1.1

AEDL 1: Kommunizieren können

- Beeinträchtigte verbale Kommunikation
- Unwirksames Therapiemanagement

AEDL 5: Essen und trinken können

- Gefahr eines Flüssigkeitsdefizits

AEDL 8: Ruhen, schlafen und sich entspannen können

- Erschöpfung
- Schlafstörung

AEDL 9: Sich beschäftigen können

- Beschäftigungsdefizit

AEDL 10: Sich als Mann oder Frau fühlen und verhalten

- Unwirksames Rollenverhalten
- Unwirksames Sexualverhalten

AEDL 11: Für eine sichere und fördernde Umgebung sorgen können

- Beeinträchtigte Haushaltsführung
- Beeinträchtigte soziale Interaktion
- Unwirksames Gesundheitsverhalten
- Verletzungsgefahr

AEDL 12: Soziale Beziehungen und Bereiche gestalten und sichern können

- Gefahr einer Rollenüberlastung pflegender Angehöriger
- Vereinsamungsgefahr

AEDL 13: Mit existenziellen Erfahrungen des Lebens umgehen können

- Angst
- Defensives Coping
- Beeinträchtigte Gedächtnisleistung
- Orientierungsstörung
- Gefahr der Machtlosigkeit
- Gefahr eines situationsbedingt geringen Selbstwertgefühls
- Suizidgefahr
- Gefahr der existenziellen Verzweiflung

Mittleres Stadium

☞ Kapitel 8.1.2

AEDL 1: Kommunizieren können

- Beeinträchtigte verbale Kommunikation
- Unwirksames Therapiemanagement

AEDL 2: Sich bewegen können

- Beeinträchtigte Gehfähigkeit
- Ruheloses Umhergehen

AEDL 3: Sich pflegen können

- Selbstversorgungsdefizit Körperpflege

AEDL 4: Vitalfunktionen aufrecht erhalten können

- Gefahr einer unausgeglichenen Körpertemperatur

AEDL 5: Essen und trinken können

- Gefahr eines Flüssigkeitsdefizits
- Mangelernährung (Gefahr der)
- Selbstversorgungsdefizit: Essen

AEDL 6: Ausscheiden können

- Funktionelle Urininkontinenz
- Selbstversorgungsdefizit: Toilettenbenutzung

AEDL 7: Sich kleiden können

- Selbstversorgungsdefizit: Sich kleiden, äußere Erscheinung

AEDL 8: Ruhen, schlafen und sich entspannen können

- Schlafstörung
- Erschöpfung

AEDL 9: Sich beschäftigen können

- Beschäftigungsdefizit

AEDL 10: Sich als Mann oder Frau fühlen und verhalten

- Unwirksames Rollenverhalten

AEDL 11: Für eine sichere und fördernde Umgebung sorgen können

- Beeinträchtigte soziale Interaktion
- Unwirksames Gesundheitsverhalten
- Relokationssyndrom (Gefahr eines)
- Verletzungsgefahr
- Sturzgefahr
- Gefahr einer fremdgefährdenden Gewalttätigkeit
- Gefahr einer Körperschädigung

AEDL 12: Soziale Beziehungen und Bereiche gestalten und sichern können

- Soziale Isolation
- Vereinsamungsgefahr

AEDL 13: Mit existenziellen Erfahrungen des Lebens umgehen können

- Chronische Verwirrtheit
- Angst
- Situationsbedingt geringes Selbstwertgefühl
- Unwirksames Coping
- Existenzielle Verzweiflung (Gefahr der)

Spätes Stadium

☞ Kapitel 8.1.3

AEDL 1: Kommunizieren können

- Beeinträchtigte verbale Kommunikation

AEDL 2: Sich bewegen können

- Aktivitätsintoleranz
- Beeinträchtigte körperliche Mobilität
- Beeinträchtigte Bett- und Rollstuhlmobilität
- Beeinträchtigte Transferfähigkeit
- Gefahr eines Immobilitätssyndroms

AEDL 3: Sich pflegen können

- Selbstversorgungsdefizit: Körperpflege
- Hautschädigung (Gefahr einer)

AEDL 4: Vitalfunktionen aufrecht erhalten können

- Hypothermie
- Hyperthermie

AEDL 5: Essen und trinken können

- Gefahr eines Flüssigkeitsdefizits
- Mangelernährung
- Selbstversorgungsdefizit: Essen
- Schluckstörung

AEDL 6: Ausscheiden können

- Totale Urininkontinenz
- Stuhlinkontinenz
- Selbstversorgungsdefizit: Toilettenbenutzung

AEDL 7: Sich kleiden können

- Selbstversorgungsdefizit: Sich kleiden, äußere Erscheinung

AEDL 8: Ruhen, schlafen und sich entspannen können

- Schlafstörung

AEDL 11: Für eine sichere und fördernde Umgebung sorgen können

- Verletzungsgefahr
- Gefahr einer Körperschädigung
- Aspirationsgefahr
- Infektionsgefahr

AEDL 12: Soziale Beziehungen und Bereiche gestalten und sichern können

- Soziale Isolation
- Vereinsamungsgefahr

AEDL 13: Mit existenziellen Erfahrungen des Lebens umgehen können

- Chronische Verwirrtheit
- Angst
- Schmerz

8.2.3 NANDA-Pflegediagnose „Akute Verwirrtheit"

Definition: Das plötzliche Auftreten von umfassenden, wechselnden Veränderungen und Störungen der Aufmerksamkeit, im Denkvermögen, in der psychomotorischen Aktivität, im Bewusstseinsgrad und/oder im Schlaf-Wachrhythmus (📖 8).

Mögliche ursächliche oder beeinflussende Faktoren

- Alter über 60 Jahre

- Demenz
- Alkoholmissbrauch
- Delirium
- Drogen-/Medikamentenmissbrauch

Bestimmende Merkmale oder Kennzeichen

- Fehlende Motivation zu sinnvollem oder zielgerichtetem Verhalten
- Wechselhafte psychomotorische Aktivität
- Fehlwahrnehmungen
- Wechselhafte Denkfähigkeit
- Vermehrte Agitation oder Ruhelosigkeit
- Wechselnder Bewusstseinsgrad
- Wechselhafter Schlaf-Wachrhythmus
- Halluzinationen

8.3 Schritt 3: Pflegemaßnahmen

Die im Folgenden kurz vorgestellten Leitlinien, Methoden, Maßnahmen und Konzepte sind nicht als Techniken zu verstehen, die schematisch alle nach- oder nebeneinander angewendet bzw. abgearbeitet werden sollen, sondern sie stellen eine Palette von Interventions- und Gestaltungsmöglichkeiten dar, die Pflegende von Personen mit Demenz kennen und beherrschen sollten, um sie im Bedarfsfall in die Pflegeprozessplanung zu integrieren.

Dies ist, wie die gesamte Pflegeprozessplanung, immer ein kreatives und niemals ein rein mechanisches Geschehen, welches neben der umfassenden Kenntnis von Prinzipien und Methoden bei den Pflegenden Sensibilität, Erfahrung, sowie ein Gespür für die Möglichkeiten innerhalb der im Einzelfall gegebenen Rahmenbedingungen erfordert und zu individuellen Pflegemaßnahmen führt, die so möglicherweise in keinem Buch zu finden sind.

8.3.1 Leitlinien zur Beziehungsgestaltung/Pflege mit/von Menschen mit Demenz

- Kommunizieren Sie deutlich und eindeutig, d.h. verbal und nonverbal ausgedrückte Botschaften stimmen überein.
- Drücken Sie Wertschätzung aus, indem Sie Blickkontakt aufnehmen und halten, mit Ihrer Stimme und mit Ihrer auf die Person gerichteten Aufmerksamkeit.
- Versuchen Sie, sich in die betroffene Person einzufühlen. Wie mag sie die Situation erleben?
- Verhalten Sie sich im Kontakt mit der betroffenen Person echt und ehrlich.
- Beobachten Sie das Verhalten, Gestik, Mimik der betroffenen Person auf Zeichen von Stress bzw. Wohlbefinden.
- Reagieren Sie auf die von der betroffenen Person geäußerten Gefühlsinhalte.
- Informieren Sie sich über die Biografie der betroffenen Person.
- Nehmen Sie Fähigkeiten und Persönlichkeitsmerkmale der betroffenen Person bewusst wahr und tauschen Sie sich regelmäßig in Teambesprechungen respektvoll darüber aus.
- Bieten Sie diskrete Hilfestellung an, damit die betroffene Person ihr Gesicht wahren und die Hilfe annehmen kann.
- Deuten Sie „seltsames" Verhalten der betroffenen Person nicht als gegen Sie gerichtete Provokation, sondern fragen Sie sich, welches Bedürfnis bzw. welche Ressource sich in diesem Verhalten ausdrückt.
- Reflektieren und berücksichtigen Sie die besonderen psychischen Bedürfnisse von Menschen mit Demenz.
- Sorgen Sie für sich selbst.
- Organisieren Sie Hilfe, teilen Sie Aufgaben und Verantwortung und dokumentieren Sie getroffene Absprachen.

8.3.2 Pflegeintervention: Demenz-Management (NIC)

Definition: Eine für Personen mit chronischer Verwirrtheit angepasste Umgebung schaffen (📖 6, Übersetzung durch die Autorin).

Aktivitäten

- Angehörige bei Planung, Durchführung und Evaluation der Pflege beteiligen
- Gewohntes Verhalten bzgl. Schlaf, Medikamenteneinnahme, Nahrungsaufnahme, Ausscheidung, Selbstpflege identifizieren und beschreiben
- Biografie ermitteln und dabei physische, soziale und psychologische Aspekte, Gewohnheiten und Routinen berücksichtigen
- Art und Ausmaß der kognitiven Einschränkungen ermitteln (standardisierte Tests benutzen, z. B. MMST)
- Kognitives Funktionsniveau beobachten und einschätzen
- Pflegeziele setzen, bzw. Erwartungen an das Verhalten der betroffenen Person stellen, die deren kognitiven Fähigkeiten und Möglichkeiten entsprechen
- Niedrig stimulierendes Milieu herstellen (ruhig, aber anregend, leise Entspannungsmusik, überschaubar, vertraute Gegenstände/Möbel, Vermeidung von überfordernden Erwartungen, Essen in begleiteten Kleingruppen)
- Indirekte, blendfreie aber helle Beleuchtung
- Gefahrenquellen beseitigen
- Evtl. Identifikationsarmband benutzen (beachte Rechtsgrundlage!)
- Kontinuierliche, physiologische Alltagsroutinen/Aktivitäten herstellen
- Mit Augen- und gegebenenfalls angemessenem Körperkontakt interagieren
- Bei Kontaktaufnahme sich selbst vorstellen
- Die betroffene Person mit Namen ansprechen und langsam und deutlich sprechen
- Nur eine einfache Anweisung geben
- Mit einer warmen, respektvollen, klaren, tiefen Stimme/Tonlage sprechen
- Ablenkung statt Konfrontation einsetzen
- Wertschätzung nicht an Bedingungen knüpfen, sondern verlässlich bedingungslos anbieten
- Nähe und Berührung vermeiden, wenn diese Angst/Stress hervorrufen
- Vertraute Bezugspersonen anbieten
- Unpersönliche, neue Situationen und Wechsel vermeiden oder, falls unvermeidbar, begleiten
- Ruhephasen, Pausen ermöglichen, um Erschöpfung/Überforderung zu vermeiden
- Gewicht und Ernährung/Nahrungsaufnahme beobachten
- Raum zum sicheren Bewegen/Umherlaufen anbieten
- Frustrierende Fragen, z. B. zur Orientierung, vermeiden
- Diskrete, angemessene Orientierungshilfe anbieten
- Kleine Tischgemeinschaften (3–5 Personen) bilden
- Im Einzelfall Person allein/in Einzelbegleitung Mahlzeit anbieten
- Personen mit Sitzunruhe „Fingerfood" anbieten
- Lärmpegel reduzieren (insbesondere Piep-, Summ- oder Pfeiftöne)
- Radio- und Fernsehprogramme auswählen, die den abnehmenden kognitiven Fähigkeiten und Interessen angepasst sind
- Gruppen und Einzelaktivitäten anbieten, die den Fähigkeiten und Interessen angepasst sind
- Eigene Photos mit Namen der Personen, die auf den Photos zu sehen sind, im Zimmer anbringen
- Angemessene Bilder im Zimmer anbringen (beruhigende, vertraute Motive)
- Die Angehörigen/Freunde der betroffenen Person bitten, allein oder zu zweit zu Besuch zu kommen, um Reize zu dosieren
- Mit Angehörigen/Freunden besprechen, wie man am günstigsten mit der betroffenen Person interagieren kann

- Den Angehörigen/Freunden nahe bringen, dass die betroffene Person kaum Neues lernen kann
- Wahlmöglichkeiten für die betroffene Person einschränken, um Angst/Verwirrung zu vermeiden
- Die betroffene Person räumlich abschirmen, wenn ruhige, niedrig stimulierende Umgebung nicht im gesamten Wohnbereich/der gesamten Station zur Verfügung steht (Grenzen optisch verdeutlichen)
- Zusätzlich zur Schrift Symbole zur Orientierung verwenden (einfache Piktogramme mit vertrauten Symbolen)
- Bei Anzeichen von zunehmender Verwirrtheit, sorgfältige Beobachtung auf physische Ursachen (Harn-, Stuhldrang, Hunger, Schmerz, Müdigkeit, unbequeme Kleidung)
- Wirkung von Spiegeln überwachen und gegebenenfalls (bei Angst/Beunruhigung) abdecken/entfernen

8.3.3 Kommunikation mit Demenzerkrankten n. J. Powell

Jennie Powell beschreibt eine Problemlösungsstrategie in der verbalen Kommunikation mit demenzerkrankten Menschen (□ 9).

Bei Problemen in der verbalen Kommunikation ist als erster Schritt die Frage nach dem „**Warum**" angezeigt. Pflegende versuchen zu verstehen, warum der Betroffene sich so äußert, wie er es tut.

Im Weiteren benennt Powell eine Folge von drei Interaktionen, nach dem **Motto ABC,** die in der direkten verbalen Kommunikation mit Menschen mit Demenz dazu führen, dass diese sich als Person wahr-, ernst- und angenommen fühlen können.

Das Motto ABC

A (Avoid confrontation): Vermeide Konfrontation

Bei fehlerhaften Aussagen oder falschen Behauptungen des Betroffenen nicht konfrontieren oder korrigieren. Besser ist eine neutrale, unverbindliche Reaktion des Pflegenden, die die Richtigkeit der Aussage des Betroffenen nicht in Frage stellt, sondern offen lässt.

B (Be practical): Handle zweckmäßig

Manche problematischen Situationen lassen sich durch vorausschauendes Handeln der Pflegenden vermeiden, vor allem, wenn diese die möglichen „Klippen" im Gespräch/in der Interaktion mit dem jeweiligen Betroffenen im Laufe der Zeit kennen. Häufig gibt es eine Möglichkeit durch praktikables Handeln mit den Problemen umzugehen. (Wenn sich jemand vor seinem Spiegelbild im Fenster ängstigt, ziehen Sie die Vorhänge zu.)

C (Clarify the feelings and comfort): Formuliere die Gefühle des Betroffenen und spende ihm Trost (falls er ängstlich oder aufgeregt ist)

Wenn die Person mit Demenz ängstlich oder erregt ist, hilft es meist, wenn Pflegende versuchen, die Gefühle stellvertretend für den Betroffenen in Worte zu fassen. Bieten Sie Trost an.

Eskalationen, die aus einer missglückten Kommunikation heraus häufig entstehen, können so meist vermieden werden.

Das Motto ABC prägt sich leicht ein, und die Kenntnis dieser Strategie vermittelt den Pflegenden das Gefühl, bei Problemen in der verbalen Kommunikation der Situation besser gewachsen zu sein, was wiederum zur Entspannung beiträgt.

8.3.4 Die 10-Minuten-Aktivierung n. U. Schmidt-Hackenberg

Dies ist eine von Ute Schmidt-Hackenberg entwickelte Methode, die bei Personen mit Demenz Interesse, Aufmerksamkeit und Körperaktivität weckt, indem den Betroffenen im Rahmen einer Kleingruppe so genannte „Türöffner", d. h. Alltagsgegenstände, -materialien oder Werkzeuge aus der Vergangenheit angeboten werden, damit sie sie betasten und sich damit beschäftigen und über das gemeinsame Tun miteinander ins Gespräch kommen können (📖 7).

Diese „Türöffner" leiten über ihre alt vertraute Funktion zu verschütteten Handlungs- und Bewegungsabläufen, zu Erlebnissen aus dem längst vergangenen Alltag der Betroffenen und führen auf diese Weise zu einer psychischen und physischen Aktivierung.

Mögliche Türöffner

- Haushaltsgegenstände (Waschbrett/Fleischwolf/Bügeleisen/Kaffeemühle)
- Handwerkszeug (Schraubenzieher, Schraubstock, Bohrer)
- Tisch-, Leibwäsche, Wäscheleine und -klammern mit Klammerbeutel
- Nähzeug/Kramkiste mit Knöpfen, Garnen, Wollresten, Fingerhut etc.

Bei der Durchführung zu beachten

- Kleine homogene Gruppen, um individuelle Ansprache zu gewährleisten und große Unterschiede bei den Kompetenzen der einzelnen Teilnehmer zu vermeiden
- Kurze Zeitdauer, dafür aber möglichst täglich in den Pflegealltag einbauen, um Überforderung zu vermeiden und Kontinuität herzustellen
- Angebote auf Biografien, aktuelle Fähigkeiten und Interessen abstimmen
- Möglichst viele/alle Sinne ansprechen
- Alles vormachen
- Alles, was von den Teilnehmern kommt, wertschätzend aufgreifen
- Nicht korrigieren, belehren, bestimmen
- Flexibel reagieren und ausreichend Pausen einlegen

8.3.5 Validation® n. N. Feil und integrative Validation n. N. Richards

Die Validation (lat. validus = stark, wirksam, gesund; engl. Validation = Bestätigung) ist eine spezielle Kommunikationsmethode, bei der mittels geäußerter Wertschätzung, Verständnis und Akzeptanz die Lebensqualität von desorientierten, alten Menschen gezielt verbessert werden soll (📖 5, 10).

Mit Validation wird versucht, über die Gefühle eine gemeinsame Kommunikationsebene zwischen orientierten und desorientierten Menschen zu finden, auf deren Basis Verständigung stattfinden kann.

Techniken der Validation®

- Gefühle der Betroffenen verbalisieren in der Annahme, dass die Gefühle, die ein Mensch durchlebt, immer „wahr" sind, vollkommen unabhängig davon, ob jemand orientiert ist oder nicht.
- Gefühle der Betroffenen verbalisieren in der Annahme, dass unbeachtete, ignorierte Gefühle eher stärker werden und schließlich zu innerem Rückzug führen, während offen gelegte, bestätigte, bearbeitete (belastende) Gefühle sich abschwächen und verschwinden können. Basis bildet die Biografiearbeit, um individuelle Symbole, Schlüsselbegriffe, Rituale und Zeitgeistwörter der Betroffenen zu kennen.
- „Warum -Fragen" vermeiden, weil diese die betroffene Person meist schnell in eine überfordernde Situation führen, wodurch ihr Selbstwertgefühl beeinträchtigt wird.
- Anpassung des eigenen Sprechrhythmus an den der betroffenen Person.

- Anpassung der eigenen Körperhaltung, Mimik und Gestik an die individuelle nonverbale Kommunikation der betroffenen Person, um sich einzufühlen, deren Gefühle aufzunehmen und sich anzugleichen, um dadurch Verständnis auch nonverbal auszudrücken.

Naomi Feil, eine amerikanische Sozialarbeiterin, ist die Begründerin der **Validation**®. Zielgruppe sind hochaltrige, bis dahin gesunde Menschen. Ein Hauptziel der Validation® nach Feil ist, die Betroffenen bei der Aufarbeitung ungelöster Konflikte aus der Vergangenheit zu unterstützen, die den Rückzug aus der schmerzhaft erlebten Realität verursachen.

Nicole Richard hat die **Integrative Validation** (IVA) entwickelt. Zielgruppe sind alle Menschen, die desorientiert sind. Ziel der integrativen Validation ist, Überforderung und Beschämung bei den Betroffenen zu verhindern und Vermeidungsstrategien vorzubeugen. Der Rückzug erfolgt nach Richards nicht aus unbewältigten Konflikten aus der Vergangenheit, sondern aus den Beeinträchtigungen beim Kurzzeitgedächtnis und verschlechterter Gegenwartsorientierung.

Beide Validationsmethoden können in speziellen Lehrgängen, die zur Anwendung berechtigen und mit Zertifikaten abschließen, erlernt werden.

8.3.6 Positive Interaktionen n. Kitwood

☞ 6.2

Folgende positive Interaktionen werden von Kitwood benannt (📖 3).

Anerkennen

Die Pflegenden/Betreuungspersonen begegnen dem Menschen mit Demenz in einer offenen, vorurteilsfreien Haltung und anerkennen diesen als einzigartige Person.

Verhandeln

Die Pflegenden/Betreuungspersonen handeln nicht schematisch, sondern lassen sich ein, fragen nach, hören zu und beraten die Person mit Demenz.

Zusammenarbeiten

Der Einsatz von Macht und jede Form des Bedrängens wird bewusst vermieden und der Person mit Demenz stattdessen eigenen Handlungsspielraum eingeräumt.

Spielen

Die Pflegenden/Betreuungspersonen agieren frei statt zweckgebunden und spontan, kreativ und spielerisch.

Timalation

Zusammensetzung aus Timalao (griech. = Handlungen, die Ehrerbietung ausdrücken) und Stimulatio (lat. = Anregung, Reiz). Es soll Ehrerbietung ausgedrückt werden über Angebote, die die Sinne ansprechen.

Die Person mit Demenz erfährt so über ihre Sinne Vergnügen, intellektuelles Verstehen spielt keine Rolle dabei.

Feiern

Die Pflegenden/Betreuungspersonen sind aufgeschlossen und bereit, Momente der Freude und Geselligkeit zu feiern, die die Grenzen zwischen Betreuenden und Betreutem verschwimmen lassen.

Entspannen

Die Pflegenden/Betreuungspersonen bieten der Person mit Demenz bewusst ihre Nähe in Kontakten ohne Anforderungen an. Sie drosseln ihr Tempo und unterbrechen ihr aktives Tun, damit der Betroffene in ihrer Nähe entspannen kann.

Validation

Die Wahrnehmung und Erfahrung der Person mit Demenz wird fokussiert, der eigene aktuelle Bezugsrahmen wird bewusst in den Hintergrund gestellt.

Halten

Die Pflegenden/Betreuungspersonen bleiben im Kontakt präsent und sicher, auch wenn die Person mit Demenz schwierige, leidvolle Gefühle durchlebt.

Erleichtern

Eine Person mit Demenz wird durch die diskrete und rein kompensatorische Unterstützung der Pflegenden/Betreuungspersonen in die Lage versetzt, etwas zu tun, was sie sonst nicht tun könnte.

Schöpferisch sein

Die Handlungen der Person mit Demenz werden als schöpferische Handlungen betrachtet und von Pflegenden/Betreuungspersonen nicht kontrolliert oder dirigiert.

Geben (Annehmen)

Die Pflegenden/Betreuungspersonen verstehen sich nicht als Wohltäter oder Retter, sondern nehmen von der Person mit Demenz Unterstützung und Freundlichkeit oder Trost bescheiden an.

8.3.7 Basale Stimulation® und Snoezelen

Basale Stimulation®

Die Basale Stimulation® ist ein Konzept, welches die Wahrnehmung, Bewegung und Kommunikation von schwer beeinträchtigten Menschen fördern und deren Körper- und Selbstwertgefühl stärken will (10, 11).
Entwickelt wurde dieses Konzept von Prof. Dr. Andreas Fröhlich (Sonderpädagoge/heilpädagogischer Psychologe) ursprünglich für schwerst mehrfach behinderte Kinder. Gemeinsam mit Christel Bienstein (Diplompädagogin) hat er dieses Konzept in den achtziger Jahren für die Erwachsenenpflege übertragen und richtet sich an bewusstlose, desorientierte, wahrnehmungsgestörte oder sterbende Menschen.

Ziele der Basalen Stimulation®

- Sicherheit vermitteln
- Vertrauensvolle Beziehung aufnehmen und gestalten
- Wahrnehmung fördern
- Außenwelt erfahrbar machen
- Körperbild wiedererlangen
- Autonomie und Geborgenheit erleben

Dabei handelt es sich um jeweils individuell und gezielt angebotene einfache Reize auf der Körperebene, die jeder Mensch im Laufe seiner Entwicklung bereits kennen gelernt hat und ihm deshalb vertraut sind.

Die Pflegenden bieten den betroffenen Personen alle Interventionen in dem Bewusstsein an, dass jede Berührung des Körpers auch eine Berührung der Seele ist.

Die betroffenen Personen können über eindeutige, Geborgenheit und Sicherheit vermittelnde Berührungen sich selbst erleben und die Anwesenheit eines anderen, interessierten Menschen spüren.

Zu den Interventionen gehören: Waschungen, leichtes Massieren, Einreibungen, einen Gegenstand zum Betasten in die Hand geben, etwas schmecken oder riechen lassen.

Die Grenzen des Körpers spüren lassen, indem beispielsweise mit Decken der Körper umrahmt wird oder durch Streicheln in Haarwuchsrichtung die Körperkontur beruhigend betont wird.

Durch Streichungen werden gezielt Verkrampfungen gelöst, angenehme Essensdüfte regen den Appetit an und erleichtern das Schlucken.

Die Biografiearbeit ist wesentlicher Bestandteil der Basalen Stimulation, denn die Kenntnis der Biografie der betroffenen Person ermöglicht den Pflegenden beispielsweise die

Auswahl von vertrauten Gegenständen zum Betasten, Kenntnisse über Vorlieben und Abneigungen bei Düften und Speisen oder gibt Aufschluss darüber, ob bestimmte Berührungen von der betroffenen Person wahrscheinlich als angenehm oder möglicherweise sogar als unerträglich erlebt werden.

Snoezelen

Vor über 20 Jahren wurde Snoezelen in Holland zunächst als reines Freizeitangebot für Menschen mit schweren geistigen Behinderungen entwickelt.

Das Kunstwort Snoezelen wurde in einer Wortspielerei aus **sniffelen** (riechen, schnüffeln) und **doezelen** (ruhen, dösen) zusammengeführt.

Die Begründer Hulsegge und Verheul definieren Snoezelen als das bewusst ausgewählte Anbieten primärer Reize in einer angenehmen Atmosphäre. Die Aktivierung ist vor allem auf die sinnliche Wahrnehmung ausgerichtet.

Mit Hilfe von Licht, Geräuschen, Gefühlen, Gerüchen und durch den Geschmackssinn sollen stimulierende als auch entspannende Reizangebote vermittelt werden.

Dem Einsatz mobiler Snoezelen-Einheiten wird in der Praxis der Vorzug vor Snoezelen-Räumen gegeben (☞ Abb. 8.2). Zum einen liegt dies sicher auch an baulichen und organisatorischen Bedingungen, aber auch daran, dass gerade verhaltensauffällige, motorisch unruhige Demenzerkrankte nicht in einem abgeschlossenen Raum mit zunächst für sie neuen und evtl. beängstigenden Wahrnehmungen konfrontiert werden sollten. Sinnvoller ist der punktuelle Einsatz, vielleicht auch am Pflegebett.

Zum Snoezelen liegen verschiedene positive wissenschaftliche Untersuchungen vor, aufgrund methodischer Probleme ist der gleiche Nachweis, ähnlich wie bei anderen sensorischen Verfahren (☐ 5), noch nicht für eine größere Untersuchungsgruppe gelungen.

8.3.8 Umgebungsgestaltung für Demenzerkrankte n. S. Lind

Therapeutische Funktionen der Milieugestaltung für Menschen mit Demenz

- Vermittlung von Wohlbefinden und Sicherheit
- Kompensation der durch die Demenz verminderten situationsangepassten Selbststeuerung und Gefährdungseinschätzung durch eine entsprechende Außenstruktur
- Leitung, Orientierung und Schutz durch spezifische Umgebungsgestaltung
- Einbindung, Aktivierung bzw. Beruhigung der Betroffenen
- Vermeidung bzw. Minimierung von Angst und Furcht und in der Folge Rückgang von Agitiertheit und dem Auftreten so genannter Katastrophenreaktionen (☐ 4)

Sechs wesentliche Elemente der Umgebungsgestaltung

1. Übereinstimmung der Wohn- und Lebenssphäre der Betroffenen (Bewohner) mit der Arbeitssphäre der Pflegenden

Weil diese in Abhängigkeit zueinander stehen

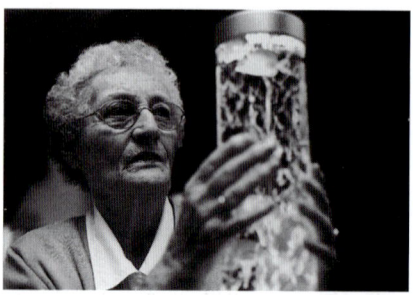

Abb. 8.2: Wasserwirbelsäulen in Snoezelenräumen sprechen mehrere Sinne gleichzeitig an. Die aufsteigenden Blasen bieten dem Auge ein interessantes Bild. Das Blubbern lässt sich außerdem fühlen und hören. [K157]

2. Gleichartigkeit der zu betreuenden Betroffenen bezüglich Erkrankung und Krankheitsstadium

Weil dies den Aufbau eines angemessenen Milieus erleichtert

3. Spezifischer Kommunikations- und Interaktionsstil

Jede Interaktion vermittelt die Aspekte Sicherheit, Stimulierung und Geduld.

Um dies zu erreichen, besteht jede Intervention aus der
- Vorbereitung mit der Botschaft an den Betroffenen, dass eine Pflegehandlung bevorsteht und er dabei sicher und geschützt ist,
- Angleichung durch Anpassung der Pflegehandlung an das Tempo und den Rhythmus des Betroffenen und
- Bestärkung durch die Bestätigung des Betroffenen mittels verbaler und nonverbaler Kommunikation seitens der Pflegenden während der Pflegehandlung, um Sicherheit und Beruhigung zu erreichen.

4. Tagesstrukturierung

- Durch ein Gerüst von Angeboten für den Tagesablauf, um die Dekompensation fördernde Über- und Unterforderung zu vermeiden und Bestätigung, Anerkennung und eine Steigerung des Selbstwertgefühls zu vermitteln.
- Inhalte der Angebote müssen den Kompetenzen der Adressaten angepasst sein und berücksichtigen, dass Aufmerksamkeit und Konzentration der Betroffenen im Tagesverlauf abnehmen.
- Pflegende wirken bei den Angeboten mit.
- Angebote zur Aktivierung wechseln sich mit Angeboten zur Beruhigung ab.

5. Orientierung der Pflege und Betreuung an der Biografie der Betroffenen

- Lebensgeschichtliche und persönlichkeitsspezifische Aspekte werden in das individuelle Kommunikationskonzept integriert.
- Der Betroffene wird nicht als Pflegeobjekt, sondern als Individuum wahrgenommen.
- Seltsam anmutende Verhaltensweisen und Tätigkeitsroutinen des Betroffenen werden nachvollziehbar.
- Angehörige als Träger des biografischen Wissens und emotionales Bindeglied des Betroffenen zu seinem bisherigen Leben müssen einbezogen werden.

6. Architektonische Anforderungen

Anforderungen an die Architektur:
- Die Raumstruktur enthält schützende und therapeutische Elemente, ermöglicht ein hohes Ausmaß an Autonomie, bietet Gelegenheit zu sozialen Kontakten und Raum zu Eigenbeschäftigungen sowie Rückzugsmöglichkeiten
- Sichere, barrierefreie Rundwanderwege bieten Anregung zur Selbstbeschäftigung und Beobachtung
- Überschaubare Stationen mit kleinen Einzelzimmern um einen wohnzimmerähnlichen Gemeinschaftsbereich gruppiert, mit Zugang zu größerem Wanderweg
- Ausgänge sind kaum wahrnehmbar platziert
- Zugang zu einem eingefriedeten, barrierefreien Außenbereich

8.3.9 Rahmenempfehlungen zum Umgang mit herausforderndem Verhalten bei Menschen mit Demenz

Die Rahmenempfehlungen wurden entwickelt von Pflegeexperten der Universität Witten-Herdecke und der KDA-Beratungs- und Forschungsgesellschaft, sowie weiteren Demenzexperten aus Deutschland und dem Ausland unter der Projektleitung von Frau Prof. Dr. Sabine Bartholomeyczik (☐ 2).

Definition von herausforderndem Verhalten: Verhalten, auf das Menschen aus der Umgebung reagieren. Der Fokus liegt bei dieser Definition auf der **Reaktion** der Menschen aus der Umgebung auf das Verhalten des Betroffenen, statt bestimmte Verhaltensweisen von vornherein als herausfordernd zu definieren.

Beispiele für Verhaltensweisen von Betroffenen, die häufig Reaktionen der Menschen aus der Umgebung zur Folge haben (herausforderndes Verhalten):
- Zielloses Herumwandern (Wandern)
- Aggressivität
- Schreien
- Schlafstörungen
- Apathie

Rahmenempfehlungen

1. Verstehende Diagnostik

- Pflegende bemühen sich, das Verhalten zu verstehen, und stellen dabei die Perspektive des Menschen mit Demenz in den Mittelpunkt des Pflegeprozesses (Personenzentrierung).
- Berücksichtigung von unterschiedlichen, nicht nur auf den Betroffenen bezogenen, erklärenden Aspekten.
- Reflexion und Absprache des gesamten Pflegeprozesses im Rahmen von Fallbesprechungen möglichst unter Einbeziehung des Betroffenen regelmäßig von den Bezugspersonen.

2. Assessmentinstrumente zur Erfassung des herausfordernden Verhaltens in der pflegerischen Praxis

- Ein standardisiertes Assessment gehört zu einer professionellen pflegerischen Praxis (☞ Kapitel 8.1).
- Assessmentinstrumente werden eingesetzt, um individuelle Beobachtungen zu objektivieren und das Verhalten fundiert und nicht wertend zu beschreiben.

3. Validieren

- Basis für die Arbeit mit Menschen mit Demenz ist eine validierende, wertschätzende Grundhaltung (☞ Kapitel 8.3.5).
- Alle Mitarbeiter/innen der Organisation sollen über Kenntnisse zur validierenden Grundhaltung verfügen.

4. Erinnerungspflege

- Das soziale Umfeld hat die Aufgabe, Situationen zu gestalten, die angenehme Erinnerungen ermöglichen und fördern.
- Erinnerungspflege wird in die Betreuung als Bestandteil der Interaktion integriert.
- Erinnerungspflege wird als gezielte Aktivität angeboten, um die Identität der Betroffenen zu stärken, deren Selbstbild zu bewahren und die Betroffenen Bindung und Zugehörigkeit erleben zu lassen.

5. Berührung, Basale Stimulation, Snoezelen

- In die Pflegebeziehung sollen die Anregung einzelner/mehrerer Sinne einbezogen und behutsam und reflexiv eingesetzt werden.
- Beim Einsatz von Konzepten der Berührung als Begegnungsform, der Basalen Stimulation und des Snoezelens (☞ Kapitel 8.3.7) sind die Grenzen der Intimität zu wahren.

6. Bewegungsförderung

- Täglich ausreichende Bewegung soll individuell formuliert und ermöglicht werden.
- Körperliche Aktivität wirkt sich günstig auf herausforderndes verhalten aus.
- In die täglichen Aktivitäten soll die Anregung von Bewegung und die Förderung des Körperbewusstseins integriert werden.
- Gesteigertem Bewegungsdrang ist, möglichst im Freien, Raum zu geben.

7. Pflegerisches Handeln in akuten und psychiatrischen Krisen von Demenzkranken

- Wertschätzender und akzeptierender Umgang in Krisensituationen, bei Wahn, Panikattacken, Halluzinationen, aggressivem Verhalten.
- Versuch, das Gefühl der Betroffenen zu thematisieren.

- Die Betroffenen in ihrer Realität nicht korrigieren.
- Bekräftigung des Wahns vermeiden
- Deeskalationsstrategien bei aggressivem Verhalten anwenden.
- Fixierung möglichst vermeiden bzw. als „allerletztes Mittel" in Betracht ziehen.

8.4 Schritt 4: Evaluation

Evaluation bedeutet Beschreibung, Analysierung und Bewertung von Prozessen (📖 13).

Im Rahmen des Pflegeprozesses geht es vor allem um die regelmäßige Überprüfung der durchgeführten Maßnahmen sowie der Zielerreichung und der Zusammenarbeit der Beteiligten.

Zur Überprüfung der Zielerreichung gibt es verschiedene Instrumente, zu denen beispielsweise auch zahlreiche Zielerreichungsskalierungen gehören, wie die Goal Attainment Scale (GAS) (📖 10).

Im Folgenden werden zwei praktische Vorgehensweisen bzw. Verfahren zur Überprüfung, Einschätzung und Konsentierung des Pflegeprozesses kurz umrissen, die Pflegende kennen und gegebenenfalls anwenden sollten.

8.4.1 Die pflegerische Fallbesprechung

Eine Besprechung oder Konferenz am Arbeitsplatz wird durchgeführt, um sich in einer geleiteten Diskussion auszutauschen und gemeinsam Ergebnisse zu erarbeiten (📖 10).

Die (pflegerische) Fallbesprechung bietet die Möglichkeit der Einschätzung und Reflexion des gesamten Pflegeprozesses durch alle Beteiligten sowie der Einigung auf bzw. Absprache oder Änderung von konkreten Zielen und Interventionen.

Struktur einer pflegerischen Fallkonferenz

Einleitung

- Die Teilnehmer werden begrüßt
- Kurze Darstellung, welche Person mit Demenz vorgestellt wird und warum

Assessment

- Vorinformationen zur Biografie, zur Erkrankung, zum bisherigen Verlauf, zu juristischen Fakten (Betreuung/Vollmacht) und zum Pflegeprozess

Diagnostik

- Aktuelle Befindlichkeit, aktuelle Probleme/Ressourcen, Gefährdungen identifizieren
- Subjektive Perspektiven der Teilnehmer thematisieren (Erleben/Gefühle der einzelnen Pflegenden in Bezug auf die vorgestellte Person mit Demenz)
- Auftragsklärung/Klärung der Verantwortlichkeiten (Was sind Aufträge/Erwartungen an die Pflegenden? Sind die Aufträge mit pflegerischen Mitteln zu lösen? Wer trägt wofür Verantwortung und besitzt wofür Entscheidungskompetenzen?)
- Probleme/Ressourcen/Gefährdungen den AEDL-Bereichen zuordnen
- Verbindungen zwischen AEDL-Bereichen herstellen
- Priorisierung durchführen (Wo besteht dringender Handlungsbedarf? Was muss als Erstes bearbeitet werden?)

Ziele

- Welche Ziele sind realistisch umsetzbar?
- Decken sich die Ziele mit den (mutmaßlich) angestrebten Zielen der Person mit Demenz?

Maßnahmen

- Ideen sammeln
- Maßnahmen-Setting festlegen (In welcher Haltung/unter welchen Rahmenbedingun-

gen sollen alle Interventionen durchgeführt werden?)
- Konkrete Maßnahmen formulieren und dokumentieren (Wer macht was, wann, wie oft?)

Evaluation

- Wann werden welche Absprachen und Ziele und anhand welcher Kriterien überprüft?

Ende

- Kurze Zusammenfassung / evtl. „Blitzlicht"
- Verabschiedung der Teilnehmer

Rahmenbedingungen von pflegerischen Fallkonferenzen

Raum

- Ausreichend Platz, Licht, Luft, Ruhe, Sitzordnung, Medien

Teilnehmerkreis

- Leiter / Moderator, Beteiligte, Angehörige, Vorgesetzte, Experten

Zeit

- Termin, Beginn, Dauer, Ende, Pünktlichkeit

Dokumentation

- Protokoll
- Einarbeitung in Pflegeplanung

Ärgerliche Aspekte

- Teilnehmer haben das Gefühl, dass sie manipuliert werden sollen
- Entscheidungen stehen bereits fest, es findet eine Scheinbesprechung statt
- Teilnehmer sind sicher, dass Entscheidungen nicht umgesetzt werden
- Diskussionen ziehen sich endlos hin
- Teilnehmer werden Zeugen von Machtkämpfen
- Teilnehmer fühlen sich durch schweigende Vorgesetzte beobachtet
- Besprechung wird häufig gestört
- Entscheidungsträger sind nicht einbezogen
- Ergebnisse / Aufträge / Verantwortlichkeiten bleiben vage / unkonkret

Hilfreiche Aspekte

- Teilnehmer kennen die Ziele der Veranstaltung und wissen, wie sie beitragen können
- Teilnehmer erleben sich als gleichwertige Mitglieder des Teams
- Stimmung innerhalb der Gruppe wird von Wertschätzung getragen
- Teilnehmer erfahren gegenseitige Unterstützung
- Teilnehmer erleben, dass auf ein gemeinsames Ziel hingearbeitet wird

8.4.2 Dementia Care Mapping (DCM)

Beim Dementia Care Mapping (DMC) handelt es sich um eine Methode zur Wahrnehmung, Einschätzung und Abbildung des Verhaltens und der Befindlichkeit von Menschen mit Demenz in (teil)stationären Einrichtungen.

DCM wurde entwickelt von Tom Kitwood und der Bradford Dementia Group (📖 1).

Grundhypothese ist: Wenn es Menschen mit Demenz relativ gut geht, dann ist dies ein wesentliches Kriterium für eine gute Pflegequalität.

Vorgehensweise

Geschulte „Mapper" (Abbildner) beobachten ausgewählte Personen mit Demenz mindestens 6 Stunden, bis zu einem Tag lang nach insgesamt 24 Verhaltenskategorien, identifizieren gemäß bestimmter Regeln die jeweils dominierende Verhaltensweise und schätzen zusätzlich die emotionale Befindlichkeit der Betroffenen in regelmäßigen Abständen von 5 Minuten ein. Das im Zeitraum von 5 Minuten beobachtete dominierende Verhalten sowie die zugehörige

Befindlichkeitseinschätzung werden vom Abbildner verschlüsselt auf einem Dokumentationsblatt kodiert (BCC/WIB-Kodierung).

In bestimmten Situationen werden zusätzlich die Handlungen der professionellen Interaktionspartner auf diesem Blatt dokumentiert. Es handelt sich dabei entweder um Episoden so genannter Personaler Detractions (PDC) (☞ Kapitel 6.2) als Ausdruck von maligner Sozialpsychologie (MSP) und/oder um positive Ereignisberichte (PER), die Episoden guter Pflegepraxis dokumentieren.

Diesen Vorgang nennt man „mappen", weil auf diese Weise eine „Karte" der individuellen Verhaltensweisen und Befindlichkeiten der Betroffenen über einen bestimmten beobachteten Zeitraum sowie über die Interaktionen mit Menschen aus der direkten Umgebung der Betroffenen innerhalb des Beobachtungszeitraums entsteht.

Die Datenerhebung durch die „Mapper" erfolgt ausschließlich in öffentlichen Räumen und nicht im privaten Bereich der Betroffenen.

Möglichkeiten des DCM

DCM ermöglicht eine differenzierte Rückmeldung über die Auswirkungen des Milieus/der Beziehungsgestaltung auf Personen mit Demenz.

DCM ist für Demenzkranke geeignet, die noch die Fähigkeit haben, auf Umweltreize in Form der definierten Verhaltenskategorien zu reagieren, und die außerdem in der Lage sind, sich in Gesellschaftsräumen zu bewegen.

Durch DCM erfolgt eine Sensibilisierung für die Bedürfnisse und die Person des Demenzkranken (und indirekt auch der der Mitarbeiter in der Institution).

Die Ergebnisse eines Mappings geben dem Team Rückmeldung über die bisherige Beziehungsgestaltung zur Person mit Demenz und deren Auswirkungen auf sie. Sie geben darüber hinaus Hinweise über mögliche alternative Zugangswege zum Demenzkranken.

Auf diese Weise dienen sie einerseits der Evaluation des aktuellen Pflegeprozesses, und können andererseits eingearbeitet werden in die konkrete Planung von Maßnahmen.

Literatur

1. Deutsche Expertengruppe Dementenbetreuung DED, Stellungnahme. www.sgg-ssg.ch/deutsch/listen/uploads/DCM-Methode.pdf, 1/2007
2. Jonas, I.: Die Perspektive der Menschen mit Demenz in den Mittelpunkt stellen. Pro Alter 2/2006, S. 58–62
3. Kitwood, T.: Demenz. Bern: Hans Huber, 2000
4. Lind, S.: Konzeptionen psychogeriatrischer Pflege und Betreuung in den Heimen. www.alzheimerforum.de/3/1/6/18/bih.html, 2/2006
5. Maciejewski, B./Sowinski, C./Besselmann, K./Rückert, W.: Qualitätshandbuch Leben mit Demenz. Köln: KDA, 2001
6. Mc Closkey Dochterman, J./Bulechek, G.: Nursing Interventions Classification 4th Edition. Mosby, 4. Auflage, 2004
7. Mück, H.: 10-Minuten-Aktivierung mit Verwirrten. www.alzheimerforum.de/3/6/5/v10min.html, 9/2006
8. Moorhouse, M./Doenges, M./Geissler-Murr, A.: Pflegediagnosen und Maßnahmen, 3. Auflage. Bern: Hans Huber, 2002
9. Powell, J.: Hilfen zur Kommunikation bei Demenz, Übersetzung: Maciejewski, B.: Köln, KDA, 2002
10. Sauter, D./Abderhalden, C./Needham, I./Wolff, S. (Hrsg.): Lehrbuch Psychiatrische Pflege. Bern: Hans Huber, 2004
11. Stickler, G.: Basale Stimulation in der Pflege®. www.alzheimer-selbsthilfe.at/Web/Vorträge/22.11.2001-BasaleStimulation.htm, 1/2004
12. Watzlawik, P./Beavin, J./Jackson, D.: Menschliche Kommunikation Formen, Störungen, Paradoxien. Bern: Hans Huber, 2000
13. WIKIPEDIA, Die freie Enzyklopädie. www.wikipedia.org/wiki/Evaluation.de, 1/2007

9 Exemplarische Pflegeplanungen mit Pflegediagnosen bei chronischer Verwirrtheit

9.1 Frau H. möchte nichts mehr essen

Zusammenfassung der Anamnese

Frau H. ist 95 Jahre alt und lebt seit 5 Jahren im Pflegeheim. Sie ist an einer Demenz vom Alzheimer-Typ mit spätem Beginn erkrankt und die Krankheit ist bereits weit fortgeschritten. Sie ist steh- und gehunfähig, kann aber noch stundenweise aufrecht im Rollstuhl sitzen. Sie äußert sich verbal nicht mehr, nimmt bei Ansprache aber Blickkontakt auf. Sie reagiert aufmerksam und zugewandt im Kontakt und nimmt häufig beobachtend am Geschehen im Gemeinschaftsraum des Wohnbereichs teil, wobei sie entspannt und zufrieden wirkt. Bezogen auf die Selbstversorgung ist sie vollständig abhängig von der Unterstützung durch die Pflegenden. Speisen und Getränke werden angereicht. Sie ist zahnlos und erhält deshalb passierte Kost. Bisher sind keine Schluckstörungen beobachtet worden.

Frau H. ist in Pflegestufe 3 eingestuft. Der einzige Sohn ist als Betreuer eingesetzt. Er besucht seine Mutter etwa alle zwei Monate.

Informationen zur Biografie

Frau H. hat die Volksschule besucht und danach einige Jahre im Haushalt einer Familie als Kindermädchen gearbeitet. Nach der Heirat mit ihrem Mann war sie Hausfrau und Mutter. Ihr Ehemann ist vor 25 Jahren verstorben, danach hat sie bis vor fünf Jahren allein in ihrem Einfamilienhaus gelebt.

Aktuelle Situation / Probleme

Seit einiger Zeit lehnt Frau H. immer häufiger die angebotenen Speisen ab. Bereits nach wenigen Bissen öffnet sie den Mund nicht mehr. Sie trinkt insgesamt etwa 1 Liter Flüssigkeit pro Tag, wenn diese schluckweise angereicht werden und wiegt inzwischen bei einer Körpergröße von 1,60 m noch 40 kg.

9.1.1 Pflegediagnose Chronische Verwirrtheit

AEDL-Bereich 13: Mit existenziellen Erfahrungen des Lebens umgehen können

Die Definitionen der einzelnen Pflegediagnosen werden in der Praxis bei der Pflegeprozessplanung üblicherweise nicht aufgeführt. Sie sind bei den folgenden exemplarischen Pflegeplanungen jedoch zum besseren Verständnis dargestellt.

Definition Chronische Verwirrtheit

Eine irreversible, seit langem bestehende und/oder progressive schwere Beeinträchtigung von Intellekt und Persönlichkeit, charakterisiert durch eine Verminderung der Denkfähigkeit und der Fähigkeit, Stimuli aus der Umwelt zu interpretieren, und die sich manifestiert durch Störungen von Gedächtnis, Orientierung und Verhalten.

Beeinflusst durch
Alzheimer-Krankheit mit spätem Beginn
Angezeigt durch
- Progressive, seit langem bestehende kognitive Beeinträchtigung: Bei Frau H. zeigten sich die Symptome der Erkrankung etwa vor 7 Jahren (Vergesslichkeit/ Orientierungsstörungen) und nahmen langsam und kontinuierlich zu.
- Keine Veränderung im Bewusstseinsgrad: Frau H. ist wach und reagiert geordnet im Kontakt.

9 Exemplarische Pflegeplanungen mit Pflegediagnosen bei chronischer Verwirrtheit

- Beeinträchtigte Sozialkontakte: Frau H. kann sich verbal nicht mehr verständigen und ist auf Ansprache/zugehende Kontakte durch andere Menschen angewiesen.
- Gedächtnisstörung: Seit vielen Jahren zunehmend

Ressourcen

- Frau H. wirkt trotz extremer Beeinträchtigungen zufrieden.
- Sie reagiert aufmerksam und zugewandt, hält den Blickkontakt nach Kontaktaufnahme für einige Zeit und reagiert adäquat auf den Interaktionspartner. Beantwortet freundliche Ansprache mit einem Lächeln, neigt sich dem Gesprächspartner zu, greift und drückt dargereichte Hand.
- Sie drückt mit Mimik und Gestik differenziert und deutlich ihre Gefühle und ihren Willen aus.

Ziele

- Bisher durch Verhalten geäußertes, relatives seelisches Wohlbefinden bleibt erhalten.
- Sohn äußert Verständnis für den Krankheitsprozess/Prognose/Bedürfnisse von Frau H. und beteiligt sich an Interventionen.

Maßnahmen

- Bezugspflegende nimmt Kontakt zum Sohn auf und bietet gemeinsames Gespräch (Fallbesprechung) an.
- Pflegeintervention Demenz-Management durchführen (☞ Kapitel 8.3.2) beachte zusätzlich Maßnahmen zur Pflegediagnose Mangelernährung (📖 2).

9.1.2 Pflegediagnose Mangelernährung

AEDL-Bereich 5: Essen und trinken können

Definition

Nahrungszufuhr, die den Stoffwechsel nicht deckt.

Beeinflusst durch

Unvermögen, bei bereits fortgeschrittener Demenz ausreichend Nahrung zu sich zu nehmen.
Fehlendes Interesse am Essen/möglicherweise Abneigung gegen das Essen/möglicherweise Ablenkung/Konzentrationsstörung beim Essen;

Angezeigt durch

- Frau H. öffnet nach wenigen Bissen den Mund nicht mehr.
- BMI aktuell 16.

Ressourcen

- Frau H. kann passierte Kost kauen und schlucken.
- Sie mag gerne süße Speisen/Getränke.
- Es besteht kein Diabetes.

Ziele

- Frau H. weist eine stetige Gewichtszunahme auf/verliert nicht weiter an Gewicht.

Maßnahmen

- Grundumsatz errechnen/tgl. Kalorienzufuhr ermitteln/dokumentieren.
- Hausarzt einbeziehen, körperliche Ursachen abklären/Vorgehen absprechen.
- Sohn/Betreuer einbeziehen, Fallbesprechung evtl. mit Hausarzt, Experten, Vorgesetzten durchführen.
- Täglichen Ernährungsplan mit Küchenleitung erstellen, der Ressourcen berücksichtigt, d.h. hochkalorische Süßspeisen und zusätzlich hochkalorische, süße Trinknahrung und Malzbier anbieten.

- Für angenehme Atmosphäre bei den Mahlzeiten sorgen, Speisen/Getränke im Einzelkontakt, abgeschirmt von Störungen anbieten.
- Beim Anreichen der Speisen und Getränke positive Zuwendung geben, Frau H. nicht bedrängen und durch Verhalten gezeigte Ablehnung (Mund schließen) respektieren.
- Frau H. über den Tag verteilt zusätzlich (2 x vormittags/2 x nachmittags) hochkalorische Häppchen und Kakao/Malzbier/angereicherte süße Suppen anbieten.
- Überprüfen, ob Mobilisierungszeiten noch angemessen, oder für Frau H. zu anstrengend sind und evtl. verkürzt werden müssen.
- Gewicht regelmäßig überprüfen.

9.2 Frau T. ruft immer wieder

Zusammenfassung der Anamnese

Frau T. ist 83 Jahre alt. Vor acht Jahren wurde bei ihr eine Demenz vom Alzheimer-Typ diagnostiziert. Seit zwei Jahren lebt sie auf der Pflegestation im Heim.

Zuvor hatte sie allein in ihrem Eigenheim gelebt und war zunehmend vergesslich geworden. Die befreundeten Nachbarn hatten sich verstärkt um sie gekümmert, aber sie hatte immer weniger gegessen und getrunken und deswegen stark abgenommen. Schließlich war sie nach einem Sturz ins Krankenhaus gekommen und von dort ins Heim gezogen.

Die Nachbarin ist zur Betreuerin bestellt worden. Sie besucht Frau T. einmal in der Woche. Kontakte zu Mitbewohnern bestehen kaum.

Frau T. benötigt Hilfe bei der Selbstversorgung bzgl. Essen, Trinken, Toilettenbenutzung, Körperpflege und Ankleiden. Sie ist zur Person orientiert; zu Ort, Zeit und Situation nicht bzw. unscharf orientiert. Es besteht die Pflegestufe 2.

Informationen zur Biografie

Frau T. ist seit 20 Jahren verwitwet. Die Ehe blieb kinderlos. Frau T. ist von Beruf Sekretärin gewesen und hat bis zum Rentenbeginn gearbeitet. Angehörige hat sie keine mehr.

Aktuelle Situation/Probleme

Frau T. zeigt sich am Nachmittag im Gemeinschaftsraum des Heims umgeben von Mitbewohnern zunehmend unruhig und angespannt. Sie blickt suchend umher und fordert immer wieder laut um Hilfe rufend Kontakt und Trost durch Pflegende ein. Sie lässt sich durch kurze Kontakte und ein paar Worte im Vorbeigehen kaum beruhigen, so dass ihr Rufen meist sofort wieder beginnt, wenn die Pflegenden sich von ihr abwenden.

So geraten die Pflegenden, die zu zweit für die gesamte Wohngruppe zuständig sind, unter großen Druck und fühlen sich hilflos.

9.2.1 Pflegediagnose Chronische Verwirrtheit

AEDL-Bereich 13: Mit existenziellen Erfahrungen des Lebens umgehen können

Beeinflusst durch
Alzheimer-Krankheit mit spätem Beginn.
Angezeigt durch
- Progressive, seit langem bestehende kognitive Beeinträchtigung: Die Erkrankung besteht seit Jahren und schreitet langsam fort.
- Keine Veränderung im Bewusstseinsgrad: Frau T. ist wach und ansprechbar.
- Beeinträchtigte Sozialkontakte: Frau T. kann nicht eigenständig befriedigende Kontakte zu Mitbewohnern aufnehmen, gestalten, wiederanknüpfen und ist stark auf Betreuende fokussiert.
- Gedächtnisstörung: Frau T. erinnert sich nicht an Absprachen, Erklärungen.

Ressourcen

- Frau T. verhält sich im personenzentriert gestalteten Einzelkontakt zugewandt und aufmerksam und wirkt während des Kontakts zufrieden und entspannt.
- Frau T. wird durch einen Gerontopsychiater, der regelmäßig ins Heim kommt, behandelt.

Ziele

- Frau T. ist trotz zunehmender Einschränkungen weitest möglich vor Gefahren geschützt und fühlt sich relativ wohl.
- Bezugspersonen (Betreuerin / Pflegende) äußern Verständnis für Erkrankung, Prognose und Bedürfnisse und beteiligen sich an Interventionen.

Maßnahmen

- Fallbesprechung mit Pflegenden, Betreuerin, sozialem Dienst und behandelndem Psychiater durchführen (Bezugspflegende lädt ein und moderiert).
- Pflegeintervention Demenz-Management durchführen (☞ Kapitel 8.3.2), beachte zusätzlich Maßnahmen zur Pflegediagnose Angst.

9.2.2 Pflegediagnose Angst, geringfügig bis mäßig

AEDL-Bereich 13: Mit existenziellen Erfahrungen des Lebens umgehen können

Definition
Ein unbestimmtes, unsicheres Gefühl des Unwohlseins oder der Bedrohung, dessen Ursache für die betroffene Person oft unspezifisch oder unbekannt ist, begleitet von einer autonomen Reaktion; Gefühl des Besorgtseins, verursacht durch die Vorwegnahme einer drohenden Gefahr. Es ist ein alarmierendes Signal, das vor einer kommenden Gefahr warnt und es der Person erlaubt, Maßnahmen zum Umgang mit der Bedrohung zu ergreifen.

Beeinflusst durch
- Überforderungsstress: Im Tagesverlauf durch Reizüberflutung bei kognitiven Beeinträchtigungen durch Alzheimer-Demenz (Beeinträchtigungen bei Auffassung, Reizverarbeitung, Orientierung).
- Unbefriedigte Bedürfnisse: Nach Kontakt ohne Anforderung, Bestätigung, Orientierung, Trost, Einbeziehung, Ruhe.

Angezeigt durch
Emotionsbezogene Merkmale:
- Erhöhte Anspannung, Gefühl eines drohenden Unheils.
- Übererregung, Selbstbezogenheit.

Kognitive Merkmale:
- Verminderte Aufmerksamkeit, Konzentrationsschwierigkeiten, eingeschränktes Wahrnehmungsfeld, Verwirrtheit.

Verhaltensbezogene Merkmale:
- Wiederholtes Rufen um Hilfe; Umherschauen; Mustern der Umgebung; Zappeln; Unruhe; Anspannung.

Ressourcen
- Am Morgen / Vormittag nach erholsamem Schlaf in der Nacht wirkt Frau T. geordnet, ruhig und entspannt.
- Wenn rechtzeitig und regelmäßig Kontakt und freundliche Ansprache erfolgt, beruhigt und entspannt sich Frau T. meist unverzüglich wieder.
- Im Haus arbeiten ehrenamtliche Helferinnen.
- Die Nachbarin / Betreuerin hält regelmäßigen Kontakt.
- Der Sozialdienst im Haus bietet Aktivitäten in Kleingruppen an.

Ziele
- Frau T. ist soweit möglich vor Überforderung geschützt.
- Frau T. zeigt durch Verhalten bzw. äußert auf Nachfrage dass sich Angst, Unbehagen oder Unsicherheit auf ein erträgliches Maß reduziert haben (Häufigkeit des Rufens nimmt ab).

- Bezugspersonen akzeptieren, dass sie nicht alle Bedürfnisse von Frau T. permanent befriedigen können und nur begrenzten Einfluss auf deren Befindlichkeit und Verhalten haben.

Maßnahmen

- Beachte Maßnahmen zu Pflegediagnose Chronische Verwirrtheit (☞ oben).
- Sitzplatz im Tagesraum an ruhiger Stelle mit Blick über den gesamten Raum.
- Pro Schicht eine zuständige Bezugsperson benennen, die regelmäßig (x-mal) verlässlich eigeninitiativ personenzentrierten Kontakt mit Frau T. aufnimmt.
- Zuständige Bezugsperson hat pro Schicht eine benannte Vertretung, damit sie verlässlich Pause machen und sich entspannen kann.
- Wochenplan mit Einzelbetreuung am Nachmittag (15:00–16:30 Uhr) durch weitere Bezugspersonen (Betreuerin, sozialer Dienst, ehrenamtliche Helferin) erstellen, bei dem Kontakt ohne Anordnung, d.h. flexible Begleitung zum Entspannen angeboten wird.
- Während/nach dem Einzelkontakt Frau T. im Zimmer für ca. 30 Minuten aufs Bett legen und mit Wolldecke zudecken, dabei leise Entspannungsmusik abspielen.
- Bedarfsmedikation gegen Ängste nach ärztlicher Verordnung einsetzen/dokumentieren.
- Befindlichkeit/Verhalten unter diesen Maßnahmen beobachten und mit der Cohen-Mansfield-Skala (☞ Kapitel 4.2.4) für den Zeitraum von ... bis ... dokumentieren.

9.3 Herr C. läuft und läuft und ...

Zusammenfassung der Anamnese

Herr C. ist 56 Jahre alt und lebt seit drei Monaten auf der Pflegestation im Heim. Es besteht eine Demenz vom Alzheimer-Typ mit frühem Beginn und raschem Verlauf.

Herr C. ist nicht mehr in der Lage, sich verbal zu äußern oder zu verstehen, sein Gedächtnis scheint erloschen. Er kann Situationen nicht mehr einschätzen und dementsprechend nicht mehr angemessen reagieren. Auch scheint er Gegenstände in seinem Blickfeld nicht mehr zu sehen oder zu erkennen. Er ist in allen Qualitäten (= in allen Ebenen) desorientiert.

Er verhält sich im Kontakt kurzzeitig aufmerksam und zugewandt, wird dann jedoch schnell abgelenkt.

Er ist bei der Selbstversorgung (Waschen, Kleiden, Toilettenbenutzung, Essen) umfassend hilfsbedürftig. Kau- oder Schluckstörungen bestehen nicht.

In der Mobilität bestehen keine Einschränkungen. Er ist körperlich fit und belastbar.

Tagsüber ist er beinahe ohne Unterbrechung unterwegs. Das Umherlaufen scheint ihn zu beschäftigen und zu entlasten.

Er wird gegen 20:00 h zu Bett gebracht und schläft meist durch bis gegen 9:00 h morgens.

Es besteht eine Betreuung durch einen Berufsbetreuer.

Herr C. ist in Pflegestufe 2 eingestuft.

Die Ehefrau von Herr C. ist noch berufstätig, kommt regelmäßig am Wochenende zu Besuch, spricht und versteht allerdings kaum Deutsch.

Informationen zur Biografie

Herr C. ist seit 20 Jahren verheiratet. Die Ehe blieb kinderlos. Er hat als Kellner in Restaurants und auf Kreuzfahrtschiffen gearbeitet.

Über belastende oder besondere Lebensereignisse ist nichts bekannt.

Aktuelle Situation/Probleme

Die Pflegenden schildern, dass Herr C. bereits mehrfach ohne Absicht unbemerkt den Wohnbereich und das Heim verlassen und nicht wieder zurückgefunden hat.

Das Heim ist umgeben von Feldern und Wald. Die nächste Ortschaft/Häuser liegen einige Kilometer entfernt.
Herr C. ist bereits einige Male gestolpert und einmal im Flur auf dem Boden sitzend vorgefunden worden.
Die Pflegenden machen sich Sorgen um die Sicherheit von Herrn C.

9.3.1 Pflegediagnose Chronische Verwirrtheit

AEDL-Bereich 13: Mit existenziellen Erfahrungen des Lebens umgehen können

Beeinflusst durch
Demenz vom Alzheimer-Typ mit frühem Beginn

Angezeigt durch
- Veränderte Interpretation von/Reaktion auf Umweltreize: Herr C. kann Situationen nicht mehr einschätzen und dementsprechend nicht mehr angemessen reagieren. Auch scheint er Gegenstände in seinem Blickfeld nicht mehr zu sehen bzw. zu erkennen.
- Progressive, seit langem bestehende kognitive Beeinträchtigung: Seit ca. 4 Jahren zunehmend.
- Keine Veränderung im Bewusstseinsgrad: Hr. C. ist wach und reagiert auf Ansprache aufmerksam.
- Beeinträchtigte Sozialkontakte: Hr. C. kann nur kurzzeitig auf Kontaktangebote reagieren und sich verbal nicht und nonverbal nur unzureichend verständigen.
- Gedächtnisstörung: Das Gedächtnis scheint erloschen.

Ressourcen
- Herr C. reagiert im Kontakt trotz erheblicher Auffassungsstörungen freundlich und bisher ohne Anspannung oder Abwehr.
- Er ist körperlich fit und mobil.

Ziele
- Herr C. ist weitestgehend sicher und erleidet keinen Schaden.
- Ehefrau/Betreuer äußern Verständnis für Krankheitsprozess, Prognose und Bedürfnisse von Herrn C., beteiligen sich an Interventionen und erlauben größtmögliche Unabhängigkeit unter Wahrung der Sicherheitsbedürfnisse.

Maßnahmen
- Pflegeintervention Demenz-Management anwenden (☞ Kapitel 8.3.2).
- Beachte Maßnahmen zu Pflegediagnosen Ruheloses Umhergehen und Sturzgefahr (☞ unten).

9.3.2 Pflegediagnose Ruheloses Umhergehen

AEDL-Bereich 2: Sich bewegen können

Definition
Zielloses oder wiederholtes (repetitives) Sich-Fortbewegen und Umhergehen, das die betreffende Person einem Verletzungsrisiko aussetzt; deckt sich häufig nicht mit Barrieren, Abgrenzungen oder Hindernissen.

Beeinflusst durch
Kognitive Beeinträchtigung, vor allem Gedächtnis- und Abrufschwächen, Desorientiertheit, schlechtes räumliches Sehen: Herr C. leidet an Alzheimerkrankheit in fortgeschrittenem Stadium mit Agnosie und Apraxie.

Angezeigt durch
Planloses sich Fortbewegen, lange Phasen der Fortbewegung ohne erkennbare Richtung: Herr C. läuft während des gesamten Tages umher und verlässt dabei auch unbemerkt den Wohnbereich, bzw. das Haus.

Ressourcen
- Herr C. ist körperlich fit und gangsicher.
- Das Umhergehen bedeutet für ihn offensichtlich Beschäftigung und Entlastung,

denn er wirkt dabei zufrieden und entspannt.
- Herr C. geht ausschließlich umher und interessiert sich nicht für/hantiert nicht mit Dingen auf seinem Weg herum, die ihn zusätzlich gefährden könnten.
- Er sucht nicht konkret nach dem Ausgang ins Freie.

Ziele

- Herr C. ist weitest möglich frei von Verletzungen.
- Pflegende/Betreuungspersonen ändern (modifizieren) das Umfeld, wie erforderlich, um die Sicherheit zu erhöhen.
- Pflegende/Betreuungspersonen sorgen für maximale Unabhängigkeit von Herrn C.

Maßnahmen

- Mit Betreuer/Ehefrau Situation besprechen, Sorge um die Sicherheit benennen und Möglichkeiten und Grenzen der Pflege und Betreuung des ruhelosen Herrn C. im offenen Setting darstellen, Restrisiken einschätzen.
- Bezugsperson pro Schicht benennen/dokumentieren, die Herrn C. in regelmäßigen Abständen auf Befindlichkeit (Gangsicherheit, Erschöpfungszustand) gezielt beobachtet und ggf. Kontakt aufnimmt.
- Mitarbeiter der Pforte informieren und Absprachen treffen bzgl. Meldung, wenn Hr. C. das Haus verlässt.
- Nebenausgänge, wenn möglich, fest schließen, zusätzlich kaschieren und nötigenfalls kurzzeitig abschließen (bei Öffnen Alarm einstellen).
- Ehefrau und weitere Berufsgruppen, ehrenamtliche Helfer, Zivildienstleistende zur verlässlichen, zeitweiligen Begleitung von Herrn C. nach Wochenplan einbeziehen, um die zuständigen pflegerischen Bezugspersonen zu entlasten.
- Herr C. morgens Brustbeutel mit Notizzettel mit Namen, kurzer Erklärung über die bestehende Hilflosigkeit und Telefonnummer umhängen.
- Aktuelle Bekleidung tgl. dokumentieren/aktuelles Foto in Akte, um Personenbeschreibung jederzeit vornehmen zu können.
- Notfallplan für Vorgehen bei Entdeckung von unbemerktem Verlassen des Hauses absprechen.
- Kurzfristigen Evaluationstermin mit allen Beteiligten anberaumen, um zeitnah reagieren zu können, falls es nicht gelingt, mit den beschriebenen Maßnahmen die Sicherheit ausreichend zu erhöhen und nötigenfalls Umzug in ein Heim mit beschützendem Wohnbereich erwägen.

9.3.3 Pflegediagnose Sturzgefahr

AEDL-Bereich 11: Für eine sichere und fördernde Umgebung sorgen können

Definition

Erhöhte Anfälligkeit für Stürze, die zu körperlichen Schäden führen kann.

Risikofaktoren

- Anamnestisch bekannte Stürze:
- Herr C. wurde bereits einmal nach mutmaßlich vorausgegangenem Sturz auf dem Boden sitzend vorgefunden.
- Stolpern von Herrn C. am Abend bei Erschöpfung wurde bereits mehrfach beobachtet.
  Kognitive Beeinträchtigung:
- Aufgrund von (Demenz) mit Agnosie/möglicherweise Gesichtsfeldeinschränkung ist Herr C. nicht in der Lage, Gefahren oder Stolperfallen zu erkennen.

Ziele

Herr C. ist weitest möglich vor Verletzungen geschützt.

Ressourcen

- Herr C. ist körperlich fit, belastbar und geschickt.

- Er schläft abends nach dem Zubettgehen meist nach kürzester Zeit ein und bis zum Morgen durch.
- Flure im Heim sind frei von Stolperfallen und hell beleuchtet.

Maßnahmen

- Beachte Maßnahmen zu Pflegediagnose Ruheloses Umhergehen (☞ oben).
- Herrn C. morgens feste Schuhe mit rutschfester Sohle anziehen (Trekkingschuhe mit Klettverschluss).
- Zusätzlich Hüftschutzprotektoren verwenden.

9.4 Frau B. vermisst ihren Mann

Zusammenfassung der Anamnese

Frau B. ist 82 Jahre alt und lebt seit einem halben Jahr in der Pflegewohngruppe im Heim. Zuvor hatte sie mit ihrem Ehemann in der gemeinsamen Wohnung gelebt.

Frau B. hat früher jahrelang Benzodiazepine eingenommen. Seit etwa vier Jahren ist sie an einer vaskulären Demenz erkrankt und ihr Mann hatte sie zuhause jahrelang weitgehend allein betreut.

Erst kurz vor seinem plötzlichen Tod war auf Drängen der Familie ein Pflegedienst hinzugezogen worden, der Frau B. morgens und abends bei der Körperpflege half, mit der sie allein zunehmend überfordert war.

Sie kann sich noch adäquat verbal ausdrücken und erinnert sich an ihre Kindheit, Jugend und junge Erwachsenenzeit, von der sie bis zum Tod des Mannes gern und häufig erzählt hat. Ihre Merkfähigkeit ist extrem beeinträchtigt.

Sie ist kontinent, findet aber den Weg zur Toilette nicht und fragt nicht um Hilfe, so dass sie öfter einnässt.

Die angebotenen Mahlzeiten nimmt sie noch selbstständig zu sich. Getränke müssen ebenfalls angeboten werden.

Es besteht die Pflegestufe 1, der ältere Sohn hat die Betreuung übernommen.

Informationen zur Biografie

Frau B. stammt aus Osteuropa und hat ihren Mann während des Kriegs kennen gelernt. Mit ihm kam sie nach dem Krieg nach Deutschland, heiratete ihn und bekam zwei Söhne. Diese berichten, dass sie extrem eifersüchtig gewesen sei.

Sie hat halbtags als Kassiererin in einem Supermarkt gearbeitet und außerdem den Haushalt geführt und war für die Kindererziehung zuständig.

Während einer Autofahrt erlitt der Ehemann, der den Wagen noch auf dem Seitenstreifen der Fahrbahn zum Stehen brachte, einen tödlichen Herzinfarkt und Frau B. hatte verstört neben ihm gesessen und nicht verstanden, was geschehen war.

Die Söhne suchten innerhalb weniger Tage einen Heimplatz für Frau B. Sie besuchen Frau B. regelmäßig abwechselnd am Wochenende.

Aktuelle Situation / Probleme

Frau B. lebt mit einer ebenfalls an Demenz erkrankten Mitbewohnerin in einem Zimmer. Sie wähnt sich im Krankenhaus und wartet darauf, dass ihr Mann kommt, sie abzuholen. Sie ist gehfähig, weigert sich jedoch, das Zimmer zu verlassen, und lehnt die angebotenen Aktivitäten ab. Als Begründung gibt sie Schwindelgefühle an und fragt immer wieder, manchmal mehrmals innerhalb weniger Minuten, nach ihrem Mann, den sie erwarte. Sie wirkt traurig und reagiert im Kontakt zunehmend verschlossen. Meist liegt sie auf ihrem Bett und antwortet auf Ansprache einsilbig. Wenn die Söhne sie besuchen, fragt sie ebenfalls zunächst häufig nach dem Ehemann, lässt sich im Gespräch über alte Zeiten aber ablenken.

9.4.1 Pflegediagnose Chronische Verwirrtheit

AEDL-Bereich 13: Mit existenziellen Erfahrungen des Lebens umgehen können

Beeinflusst durch
Multiinfarktdemenz

Angezeigt durch
- Gedächtnisstörung: Merkfähigkeit ist praktisch aufgehoben, Langzeitgedächtnis ist noch weitgehend intakt.
- Progressive, seit langem bestehende kognitive Beeinträchtigung: Seit Jahren bekannt mit wechselnd starken Beeinträchtigungen und uneinheitlichem Verlauf.
- Keine Veränderung im Bewusstseinsgrad: Frau B. ist wach und reagiert geordnet.

Ressourcen
- Frau B. kann sich noch verbal äußern und an Unterhaltungen aktiv beteiligen.
- Frau B. erkennt die Söhne und entspannt sich in deren Anwesenheit.

Ziele
- Frau B. teilt ihre Gefühle mit und baut allmählich Vertrauen auf.
- Sie äußert trotz ihrer Beeinträchtigungen relatives Wohlbefinden.

Maßnahmen
- Pflegeintervention Demenz-Management anwenden (☞ Kapitel 8.3.2).
- Beachte zusätzlich Maßnahmen zu Pflegediagnose Soziale Isolation (☞ unten).

9.4.2 Pflegediagnose Soziale Isolation

AEDL-Bereich 13: Mit existenziellen Erfahrungen des Lebens umgehen können

Definition
Ein Zustand des Alleinseins, den ein Mensch als von anderen auferlegt empfindet und negativ oder bedrohlich erlebt.

Beeinflusst durch
- Veränderung des Geisteszustandes: Bei demenzieller Erkrankung.
- Unfähigkeit, zufrieden stellende soziale Beziehungen einzugehen: Bei extremer Merkfähigkeitsstörung, die ein Wiederanknüpfen unmöglich macht.
- Fehlen von Bezugspersonen, die Unterstützung geben: Ehemann ist verstorben, Söhne sind berufstätig und kommen ausschließlich am Wochenende zu Besuch.
- Traumatische Ereignisse, die seelischen Schmerz verursachen: Anwesenheit beim Sterben/Tod des Ehemannes, welches möglicherweise trotz demenzieller Erkrankung im Gedächtnis verankert wurde.

Angezeigt durch
- Drückt Gefühle des Alleingelassenwerdens aus.
- Gibt an, sich unsicher in Gesellschaft zu fühlen (Schwindelgefühle).
- Frau B. lehnt Sozialkontakt zunehmend ab, ist auf den Kontakt zum verstorbenen Ehemann fokussiert, dessen Tod sie nicht realisiert.
- Traurige Affektivität.
- Verschlossenheit, sozialer Rückzug.

Ressourcen
- Einer Mitarbeiterin des sozialen Dienstes hat sie manchmal ebenfalls von Ereignissen aus der Jugendzeit erzählt.
- Frau B. erkennt die Söhne und entspannt sich in deren Anwesenheit.

Ziele

- Frau B. hat mehrfach am Tag angenehmen Sozialkontakt, der ihr Selbstwertgefühl stärkt.
- Frau B. nimmt an Aktivitäten entsprechend ihrem Vermögen und ihren Wünschen teil.
- Frau B. drückt ein erhöhtes Selbstwertgefühl aus.

Maßnahmen

- Beachte auch die Maßnahmen zur Pflegediagnose Chronische Verwirrtheit (☞ oben).
- Pflegende begrüßen Frau B. bei jedem Kontakt/Betreten des Zimmers mit freundlichem Blickkontakt und einigen an ihrer Biografie anknüpfenden, persönlichen Worten in empathisch-wertschätzender Weise, ohne Anforderungen zu stellen, um die Vertrauensbildung zu fördern, die es Frau B. erlaubt, eigene Gefühle auszusprechen.
- Die Pflegenden verleugnen die Abwesenheit des Ehemannes nicht, konfrontieren Frau B. aber auch nicht bei jeder Nachfrage mit dessen Tod, der sie immer wieder neu schockiert.
- Zu Angeboten einladen und Begleitung anbieten, eine mögliche Ablehnung jedoch respektieren, wobei Schwindelgefühle unter anderem auch als möglichen Ausdruck von Unsicherheit und Angst gedeutet werden.
- Frau B. im Gespräch immer wieder diskret an ihre Söhne erinnern, die regelmäßig zu Besuch kommen.
- Die Mitarbeiterin des sozialen Dienstes bietet regelmäßig, nach Möglichkeit mehrmals wöchentlich Einzelkontakt/Einzelaktivität, zunächst auch im Zimmer an (Wochenplan).

9.5 Herr S. boxt

Zusammenfassung der Anamnese

Herr S. ist 74 Jahre alt und lebt seit einem Jahr auf einer Pflegestation im Heim. Bei ihm besteht eine Demenz vom Alzheimer-Typ, die vor etwa zehn Jahren diagnostiziert wurde. Es bestehen Beeinträchtigungen bei der Selbstversorgung im Bereich der Körperpflege und beim Ankleiden. Herr S. vergisst ohne Hilfe die Körperpflege und verwechselt die Reihenfolge der Kleidungsstücke.

Er ist gangsicher und mobil, schläft meist ungestört und ist kontinent. Es bestehen ausgeprägte Beeinträchtigungen bei der Auffassung und Situationseinschätzung, sowie bei der Merkfähigkeit. Er verkennt Personen und Situationen und ist in Gruppen schnell überfordert. Das Langzeitgedächtnis ist noch weitgehend intakt.

Er ist noch in der Lage, sich verbal auszudrücken und kurze Sätze zu verstehen. Er genießt es, in Gesellschaft eine Zigarette zu rauchen.

Es besteht die Pflegestufe 1, die Ehefrau ist als Betreuerin eingesetzt.

Die Ehefrau besucht ihn regelmäßig 2 x wöchentlich im Heim.

Informationen zur Biografie

Herr S. hat den Beruf des Dachdeckers erlernt, in den letzten Jahren aber als Busfahrer gearbeitet. Er ist seit 40 Jahren verheiratet, erkennt seine Ehefrau jedoch nicht mehr sicher.

Seine Hobbys waren Angeln und Boxen. Seine Frau beschreibt ihn als hilfsbereit und korrekt. Er sei gerne auf lange Spaziergänge mit seinem Hund gegangen und schon immer ein eher zurückgezogener, sehr lärmempfindlicher Mensch gewesen und habe die Zweisamkeit mit ihr immer sehr genossen.

Aktuelle Situation/Probleme

Herr S. zieht sich gerne mit der ebenfalls an Demenz erkrankten Mitbewohnerin Frau M., die er als seine Ehefrau verkennt, in deren Zimmer zurück. Dort sitzen die beiden meist Hand in Hand auf dem Sofa und unterhalten sich oder genießen schweigend jeweils die Nähe des anderen.

Da es sich bei dem Zimmer der Mitbewohnerin aber um ein Doppelzimmer handelt, werden sie vor allem abends durch die Zim-

mernachbarin von Frau M. gestört, wenn diese zu Bett gehen will.
Herr S. reagiert auf diese Störungen ungehalten und hat die Zimmernachbarin bereits mehrfach unsanft aus dem Zimmer geschubst und geboxt, worauf diese über längere Zeit sehr verstört und ängstlich gewirkt hatte.
Wenn die Ehefrau zu Besuch ist, wird Frau M. von Herrn S. meistens ignoriert, was diese wiederum sehr irritiert.
Auch in Gruppenaktivitäten gab es bereits mehrfach Situationen, in denen Herr S. angespannt vor Mitbewohnern stand und drohend die Fäuste erhoben hatte.

9.5.1 Pflegediagnose Chronische Verwirrtheit

AEDL-Bereich 13: Mit existenziellen Erfahrungen des Lebens umgehen können

Beeinflusst durch
Alzheimer-Krankheit, aktuell im mittleren Stadium.

Angezeigt durch
- Veränderte Interpretation von/Reaktion auf Umweltreize(n): Herr S. verkennt Situationen im Alltag häufig als für ihn bedrohlich und reagiert mit verbalen Drohungen oder gar Tätlichkeiten darauf.
- Progressive, seit langem bestehende kognitive Beeinträchtigung: Seit ca. 15 Jahren sind zunehmende Beeinträchtigungen aufgefallen, vor allem bei Orientierung und Auffassung bestehen aktuell große Schwierigkeiten.
- Keine Veränderung im Bewusstseinsgrad: Herr S. ist wach und ansprechbar.
- Beeinträchtigte Sozialkontakte: Im Kontakt zu anderen Menschen, vor allem in Gruppen ist er schnell überfordert und angespannt.
- Gedächtnisstörung (Kurzzeitgedächtnis): Er kann sich nicht an Absprachen erinnern.

Ressourcen
- Herr S. erinnert sich noch gut an Ereignisse aus der Kindheit und Jugend.
- Er kann sich noch differenziert verbal ausdrücken.
- Seine Grundstimmung ist meist freundlich und zugewandt.
- Im Zusammensein mit der Mitbewohnerin gab es bisher keine angespannten Situationen.
- Ehefrau ist gut über Erkrankung informiert, äußert Verständnis auch für die Kontakte zur Mitbewohnerin und beteiligt sich an Interventionen.

Ziele
- Herr S. ist weitest möglich vor Überforderungen geschützt, fühlt sich verstanden und aufgehoben und hat genügend für ihn befriedigenden Sozialkontakt, was sich durch entspanntes und zugewandtes Verhalten zeigt.

Maßnahmen
- Pflegeintervention Demenz-Management anwenden (☞ Kapitel 8.3.2).
- Wochenplan mit gezielten Einzelkontakten (Ehefrau, Pflegebezugsperson, Ergotherapeutin) und begleiteten Kleingruppenaktivitäten (sozialer Dienst) erstellen (Erinnerungsrunde, Spaziergänge).
- Kontakt zu Mitbewohnerin respektieren und Raum für Rückzug lassen, jedoch regelmäßige Beobachtung auf beiderseitiges Einvernehmen.

9.5.2 Pflegediagnose Gefahr einer fremdgefährdenden Gewalttätigkeit

AEDL-Bereich 11: Für eine sichere und fördernde Umgebung sorgen können

Definition
Risiko, dass eine Person Verhaltensweisen zeigt, die anderen körperlichen, emotionalen und/oder sexuellen Schaden zufügen könnten.

Risikofaktoren

- Vorgeschichte der Gewalttätigkeit: Verbale Drohungen, Drohgesten in Situationsverkennung, wenn er im Zimmer gestört wird, in Gruppen ohne Begleitung, bei Reizüberflutung und Lärm.
- Kognitive Beeinträchtigung
- Angespannte, steife Körperhaltung, Ballen der Fäuste und Anspannen der Wangenmuskulatur, Hyperaktivität, Hin- und Hergehen, Atemlosigkeit, bedrohliche Körperhaltung.

Ressourcen

- Herr S. hat in seiner Jugend als Amateur geboxt und laut Ehefrau dabei immer besonders auf Fairness geachtet. Er reagiert selbst in Bedrängnis noch immer in erlernter Weise und schlägt nicht sofort zu.
- Wenn er sich nicht bedroht fühlt, verhält er sich freundlich und zugewandt.
- Herr S. zieht sich tagsüber gern für längere Zeit in sein Zimmer zurück.

Ziele

- Herr S. behält die Selbstkontrolle, die sich z. B. durch entspannte Körperhaltung und gewaltfreies Verhalten ausdrückt.
- Die Mitbewohner sind vor Tätlichkeiten durch Herrn S. geschützt.

Maßnahmen

- Pro Schicht eine pflegerische Bezugsperson benennen, die freundlich Kontakt aufnimmt.
- Eine ruhige und sachliche Haltung bewahren.
- Gefährdungsaspekte beachten (Verwirrtheit, Gereiztheit, lautes Sprechen, verbale Drohungen, körperliches Drohverhalten).
- Raum lassen, Herr S. nicht in die Enge drängen.
- Sofortiges Intervenieren bei Aufkommen von Anspannung und Erinnern an Fairnessgebote: „Herr S., nie außerhalb des Rings boxen!"
- Überforderung und Reizüberflutung vermeiden, Begleitung in Gruppenaktivitäten, Rückzug ins Zimmer anbieten, Lärm reduzieren.
- Achten auf gefährliche Gegenstände, ggf. diese entfernen.
- Abends, wenn Zimmernachbarin von Frau M. zu Bett gebracht werden soll, gezielte begleitete Beschäftigung anbieten (z. B. Mithilfe im Tagesraum) und danach gemeinsames Rauchritual.

9.6 Herr L. ist gerade umgezogen

Zusammenfassung der Anamnese

Herr L. ist 79 Jahre alt und lebt nach mehreren Krankenhausaufenthalten nun seit 2 Wochen im Pflegeheim.

Seit einem Jahr sei es laut Schwägerin plötzlich zu zunehmender Verwirrtheit und Desorientiertheit gekommen. Herr L. habe sich bis dahin allein zuhause versorgt. Das Essen sei vom Bruder gebracht worden und die weitere Pflege und Betreuung durch einen ambulanten Pflegedienst organisiert worden. Das habe zuletzt aber nicht mehr ausgereicht, und er sei immer mehr verwahrlost. Er habe seine Medikamente nicht mehr genommen und habe wegen seiner Herzinsuffizienz schließlich ins Krankenhaus gemusst.

Der jüngste Bruder ist als Betreuer eingesetzt. Herr L. ist in Pflegestufe 1 eingestuft. Es bestehen Selbstversorgungsdefizite bei der Körperpflege, Ankleiden, Toilettenbenutzung und beim Essen, zu dem er aufgefordert werden muss. Herr L. ist noch mobil. Er hat erhebliche Merkfähigkeitsstörungen, findet im Wohnbereich jedoch sein Zimmer, allerdings nicht immer rechtzeitig die angegliederte Toilette.

Die Brüder besuchen Herrn L. abwechselnd am Wochenende und bringen Essen mit, das Herr L. dann auch zu sich nimmt.

Informationen zur Biografie

Herr L. hat zwei Brüder. Er ist von Geburt an leicht minderbegabt. Er hat seit 30 Jahren allein auf dem Land in seinem Elternhaus gelebt, zeitweise als Knecht auf einem Bauernhof in der Nähe gearbeitet und sich selbst versorgt. Das Essen wurde ihm nach dem Tod der Eltern bei Eintritt des Rentenalters regelmäßig von seinen verheirateten Brüdern gebracht.

Er hat die Volksschule im Dorf bis zur sechsten Klasse besucht und keinen Abschluss gemacht. Zuhause hat er sich auch mit kleineren Reparaturarbeiten bei Elektrogeräten beschäftigt, die er geschickt und vorsichtig, ohne je eine Verletzung davonzutragen, meist erfolgreich durchgeführt hat. Er ist regelmäßig weite Strecken gewandert. Mit Frauen hatte er so gut wie keinen Kontakt.

Vor einigen Wochen wurde im Krankenhaus die Diagnose „Vaskuläre Demenz" gestellt.

Aktuelle Situation / Probleme

Herr L. wirkt seit dem Einzug ins Heim fast ununterbrochen angespannt. Er reagiert gereizt auf Ansprache oder Anforderungen an ihn, zieht sich viel in sein Zimmer zurück und schläft nur wenige Stunden nachts. Er hat bereits deutlich an Gewicht verloren und isst bei den Mahlzeiten kaum etwas. Die Pflegenden machen sich Sorgen um Herrn L. Sie möchten ihm gern das Einleben erleichtern und ihn in Gruppenaktivitäten integrieren, was er aber abwehrt.

9.6.1 Pflegediagnose Chronische Verwirrtheit

AEDL-Bereich 13: Mit existenziellen Erfahrungen des Lebens umgehen können

Beeinflusst durch
Vaskuläre Demenz: Die vor einigen Wochen während eines Krankenhausaufenthalts diagnostiziert wurde.

Angezeigt durch
- Progressive, seit langem bestehende kognitive Beeinträchtigung: Seit etwa einem Jahr nach plötzlichem Beginn mit Auffassungsstörungen, Desorientierung (zeitlich / örtlich).
- Keine Veränderung im Bewusstseinsgrad: Herr L. ist wach und reagiert geordnet.
- Gedächtnisstörung: Herr L. kann sich an Absprachen oder Erklärungen nicht erinnern.

Ressourcen
Herr L. erkennt seine Brüder, nimmt zu ihnen bei deren Besuchen Kontakt auf und seine Anspannung löst sich während der Besuche.

Ziele
- Herr L. ist weitestgehend sicher und erlangt trotz der Beeinträchtigungen relatives Wohlbefinden.

Maßnahmen
- Pflegeintervention Demenz-Management anwenden (☞ Kapitel 8.3.2).
- Beachte auch Maßnahmen zu Pflegediagnose Relokationssyndrom (☞ unten).

9.6.2 Pflegediagnose Relokationssyndrom

AEDL-Bereich 13: Mit existenziellen Erfahrungen des Lebens umgehen können

Definition
Physiologische und/oder psychosoziale Störungen infolge des Wechsels von einer Umgebung in eine andere.

Beeinflusst durch
- Unvorhersehbarkeit der Erfahrungen
  - Durch plötzlich auftretende Verschlechterung des Gesundheitszustands wurden Krankenhausaufenthalte notwendig.
  - Durch die bestehenden kognitiven Beeinträchtigungen (Auffassung, Gedächtnis, Desorientierung) bei leichter Minderbegabung und Demenz konnte Herr L. nicht auf die Veränderungen vorbereitet werden.
- Isolation von Familie.
- Frühere gleichzeitig aufgetretene und vor kurzem erlittene Verluste: z. B. Vertraute Umgebung, vertraute Tagesstruktur, vertraute Routinen/Rituale, vertrautes Essen.

Angezeigt durch
- Mehrfache, vorübergehende Umgebungswechsel in der jüngsten Vergangenheit und aktuell dauerhafter Umgebungswechsel: Herr L. war vor dem Einzug ins Heim in verschiedenen Krankenhäusern jeweils für einige Zeit stationär behandelt worden.
- Schlafstörung: Herr L. schläft nachts nur wenige Stunden.
- Rückzugsverhalten: Herr L. bleibt viel in seinem Zimmer, er lehnt Angebote zur Beschäftigung ab, reagiert abwehrend und zornig auf wiederholtes Nachfragen.
- Gewichtsveränderungen
  - Die Kleidung sitzt deutlich lockerer als bei Einzug ins Heim, Appetit bei den Mahlzeiten gering.
  - Aussagen über Widerwilligkeit bzgl. des Umgebungswechsels

Ressourcen
- Herr L. hat bei Besuchen der Brüder gegessen und sich entspannt.

Ziele
- Herr L. äußert seine Gefühle.
- Er nimmt im Rahmen seiner Möglichkeiten an Alltagaktivitäten teil.
- Er zeigt zunehmend Appetit und Zeichen von Entspannung.

Maßnahmen
- Pflegende anerkennen die Tragweite der Situation und argumentieren nicht dagegen, bedrängen Herrn L. nicht.
- Pflegende ermutigen die Angehörigen, das Zimmer von Herrn L. mit vertrauten Möbeln, Gegenständen, Werkzeugen und Gerätschaften auszustatten.
- Pflegende ermutigen die Angehörigen, weiterhin zu Besuchen gewohnte Mahlzeiten mitzubringen.
- Herr L. kann die Mahlzeiten im Zimmer in vertrautem Geschirr einnehmen (wie gewohnt).
- Pflegende bieten Herrn L. in seinem Zimmer am Tisch Kleingeräte und Werkzeug zur Beschäftigung (Reparatur).
- Zivildienstleistender nimmt behutsam Kontakt zu Herrn L. auf und bietet nach erfolgreichem Kontaktaufbau Spaziergang zunächst innerhalb, dann außerhalb des Heims im Garten an, bei dem er andere Mitbewohner kennen lernen kann.

9.7 Frau B. will sich nicht waschen lassen

Zusammenfassung der Anamnese

Frau B. ist 84 Jahre alt und lebt seit zwei Jahren auf der Pflegestation im Heim.
    Vor 10 Jahren wurde die Diagnose Demenz vom Alzheimer-Typ (DAT) gestellt.

Inzwischen befindet sich Frau B. im mittleren Stadium der Erkrankung und es bestehen ausgeprägte Beeinträchtigungen in den Alltagskompetenzen, so dass sie in nahezu allen AEDL-Bereichen Unterstützung benötigt (Pflegestufe 2).

Frau B. hat erhebliche Selbstversorgungsdefizite bei der Körperpflege.

Sie ist steh- und gehunfähig, harn- und stuhlinkontinent und kann sich verbal nicht mehr angemessen äußern.

Bei der Nahrungsaufnahme ist sie noch relativ selbstständig und in der Lage, angebotene vorbereitete Speisen und Getränke in ausreichendem Maß eigenständig zu sich zu nehmen.

Im direkten Kontakt zu anderen Menschen ist sie meist aufmerksam, zugewandt und freundlich. Sie wirkt bis auf die Körperpflegesituationen überwiegend zufrieden und entspannt und schläft meist problemlos ein und durch.

Frau B. hat zwei Söhne. Der ältere Sohn ist als Betreuer eingesetzt. Er hat gemeinsam mit seiner Frau regelmäßig Kontakt zu Frau B.

Der jüngere, alkoholkranke Sohn hat keinen Kontakt mehr zur Mutter.

Informationen zur Biografie

Frau B. war die ältere von zwei Schwestern. Der Sohn schildert die Kindheit von Frau B. als freudlos. Sie habe sehr unter dem unbeherrschten, alkoholkranken Vater gelitten, was sich in der späteren Ehe seiner Mutter wiederholt hätte. Von Beruf sei sie bis zur Eheschließung Haushälterin, danach Hausfrau und Mutter gewesen.

Ein belastendes Erlebnis aus der Kindheit sei, dass sie in einem Teich beinahe ertrunken wäre.

Aktuelle Situation/Probleme

Es gibt große Schwierigkeiten bei der Körperpflege, die Frau B. kontinuierlich und unabhängig von Personen und Situationen lautstark und tätlich abwehrt. Die Pflegenden, die immer wieder geschlagen, gebissen und getreten werden, geben an, sich in diesen Situationen überfordert und schuldig zu fühlen und inzwischen ratlos zu sein.

9.7.1 Pflegediagnose Chronische Verwirrtheit

AEDL-Bereich 13: Mit existenziellen Erfahrungen des Lebens umgehen können

Beeinflusst durch

Alzheimer-Krankheit (Demenz vom Alzheimer-Typ): Frau B. befindet sich im mittleren Stadium der Erkrankung.

Angezeigt durch

- Veränderte Interpretation von/Reaktion auf Umweltreize(n): Frau B. kann Situationen/Geschehnisse nicht mehr adäquat einschätzen und fühlt sich dadurch zeitweise extrem bedroht, z. B. bei der Körperpflege.
- Progressive, seit langem bestehende kognitive Beeinträchtigung: Seit ca. zehn Jahren zunehmend.
- Keine Veränderung im Bewusstseinsgrad: Frau B. ist wach und ansprechbar.
- Beeinträchtigte Sozialkontakte: Benötigt Unterstützung, um Sozialkontakte aufzunehmen und zu gestalten.
- Gedächtnisstörung (Kurzzeitgedächtnis, Langzeitgedächtnis): Frau B. kann sich an Absprachen, Erklärungen, Abläufe nicht mehr erinnern.

Ressourcen

- Frau B. wirkt meist zufrieden und entspannt (bis auf Körperpflegesituationen).
- Frau B. verhält sich im personenzentriert gestalteten Kontakt meist zugewandt und freundlich.

Ziele

- Trotz zunehmender Beeinträchtigungen bleibt relatives Wohlbefinden erhalten und Risiken sind minimiert.
- Angehörige äußern Verständnis für Krankheitsprozess, Prognose und Bedürfnisse von Frau B. und beteiligen sich an den Interventionen.

Maßnahmen

- Pflegeintervention Demenz-Management anwenden (☞ Kapitel 8.3.2)
- Beachte auch Pflegemaßnahmen zu Pflegediagnosen Selbstversorgungsdefizit Körperpflege und Furcht (☞ unten).
- Fallbesprechung unter Einbeziehung der Angehörigen durchführen.

9.7.2 Pflegediagnose Selbstversorgungsdefizit Körperpflege

AEDL-Bereich 3: Sich pflegen können

Definition
Beeinträchtigung der Fähigkeit, die Körperpflege auszuführen.

Beeinflusst durch
Wahrnehmungsbezogene oder kognitive Beeinträchtigungen:
- Frau B. ist an einer aktuell mittelgradig ausgeprägten Demenz vom Alzheimer-Typ erkrankt.
- Frau B. ist nicht stehfähig.

Angezeigt durch
- Unfähigkeit, den Körper oder Körperteile zu waschen.
- Unfähigkeit, den Körper/Körperteile abzutrocknen.
- Unfähigkeit, Intimpflege durchzuführen.
- Unfähigkeit, Hautpflege durchzuführen.

Ressourcen
- Frau B. hat zur Zeit eine intakte Haut.

Ziele
- Frau B. bleibt in ausreichend gepflegtem Zustand.
- Haut bleibt trotz bestehender Inkontinenz intakt.

Maßnahmen
- Körperpflege/Hautpflege im Bett liegend/im Stuhl sitzend zu zweit durchführen.
- Vorgehen bei Pflegediagnose Furcht konkret beschrieben (☞ unten).
- Frau B. nur partiell entblößen und Handtuch/Waschlappen in die Hand geben.
- Wohlriechendes, stark rückfettendes Duschgel verwenden, um Frau B. das Eincremen zu ersparen.
- Deodorant verwenden.
- Für zwischendurch feuchte Reinigungstücher verwenden.
- Haarwäsche führt Schwiegertochter nach Vereinbarung durch.

9.7.3 Pflegediagnose Furcht

AEDL-Bereich 13: Mit existenziellen Erfahrungen des Lebens umgehen können

Definition
Gefühl des Schreckens, das sich auf eine erkennbare, für den betroffenen Menschen bedeutsame Ursache bezieht.

Beeinflusst durch
- Erlernte Reaktion: In der Biografie von Frau B. gibt es Hinweise, dass sie in der Kindheit und auch später häufiger Gewaltsituationen ausgesetzt war. In Pflegesituationen, die mit Körpernähe einhergehen (tgl. Körperpflege), scheinen diese reaktiviert zu werden.

Angezeigt durch
- Stimulus, der als Bedrohung empfunden wird: Sobald die Bettdecke angehoben wird, reagiert Frau B. mit Anspannung.
- Erhöhte Wachsamkeit/Anspannung: Bereits bei vorsichtig initiierten Handlungen zur Durchführung der Körperpflege.
- Angriffs-/Kampfhaltung: Frau B. nimmt, soweit es ihr möglich ist, eine Kampfhaltung ein und wehrt jede Berührung mit den Händen ab.
- Impulsivität: Sie schlägt, tritt, beißt und schreit.
- Fokussierte Wahrnehmung auf „es", z. B. den Gegenstand der Furcht: Frau B. ist in dieser Situation kaum noch erreichbar oder ablenkbar.

Ressourcen

- Sobald die Körperpflege vorbei ist und Frau B. angezogen in ihrem Sessel sitzt, beruhigt sie sich und wirkt wieder entspannt und zufrieden.

Ziele

- Frau B. erlebt die Situation nicht als verhängnisvoll.
- Impulsives Verhalten nimmt ab, tritt seltener auf.
- Vertrauensvolle Beziehung zu Pflegenden bleibt erhalten.
- Pflegende erkennen, dass sie die für Frau B. furchtauslösenden Situationen trotz aller Bemühungen nicht gänzlich vermeiden können und führen die notwendigen Interventionen ohne Schuldgefühle durch.
- Angehörige sind informiert, äußern Verständnis für die Situation und beteiligen sich an den Interventionen.

Maßnahmen

In Fallbesprechung mit Angehörigen Situation und Sorgen der Pflegenden schildern und gemeinsam nach angemessenem Vorgehen suchen.

In der Körperpflegesituation:
- Ruhig und sicher auftreten, um Sicherheit zu vermitteln.
- Zimmer vorbereiten (angenehme Wärme, Utensilien griffbereit, Entspannungsmusik).
- Alle Handlungen freundlich ankündigen, Verständnis für Abwehr äußern.
- Flexible Haltung einnehmen und auf Tagesform (eigene und von Frau B.) eingehen.
- Zu zweit arbeiten (einer spricht beruhigend und hält Frau B., der zweite arbeitet zügig, aber nicht hektisch).
- Pausen einlegen, damit alle sich entspannen können.
- Nur unbedingt erforderliche Maßnahmen durchführen.
- Nach der Körperpflege kurzer, freundlicher Kontakt ohne weitere Anforderung zum Entspannen.

Literatur

1. Moorhouse, M./Doenges, M./Geissler-Murr, A.: Pflegediagnosen und Maßnahmen, 3. Auflage. Bern: Hans Huber, 2002

2. Mc Closkey Dochterman, J./Bulechek, G.: Nursing Interventions Classification 4th Edition. Mosby, 4. Auflage, 2004

10 Wohnraum – Lebensraum

Eine zentrale Anforderung an die Betreuung demenziell Erkrankter ist die stadiengerechte Versorgung und Anpassung des Lebensumfeldes. Mehr und mehr setzt sich die Erkenntnis durch, dass es hier nicht alleine um die Frage „Heim oder nicht Heim" gehen kann, sondern dass es sowohl in der häuslichen Umgebung, als auch in der Institution Altenheim Unterschiede im Betreuungsaufwand bei verschiedenen Schweregraden der Demenz geben muss.

Als die ersten Symptome bei Herrn K. durch seine Kinder bemerkt wurden, lebte er noch zusammen mit seiner Ehefrau im weit entfernten Heimatort. Die Töchter sahen zunächst die Überforderung der Eltern im eigenen Haushalt und halfen so gut wie es ging an den gemeinsamen Wochenenden beim Einkaufen und Putzen.	**Unterstützung durch Kinder am Wochenende** ↓
Als die Besuche zur Regelmäßigkeit wurden, organisierten die Kinder eine Putz- und später eine Haushaltshilfe über die Woche. Da auch die Ernährungssituation sich zuspitzte, war bald für die Eltern Essen auf Rädern erforderlich.	**Haushaltshilfe / Essen auf Rädern** ↓
Nur Monate später bemerkten die Kinder bei der nicht erkrankten Mutter Schlafstörungen und zunehmende psychische Überforderung, so dass sich die Familie entschloss, die Eltern in das eigene Haus zu holen. Hier konnte man sich gegenseitige Unterstützung, vor allem in der nächtlichen Versorgung des zunehmend unruhigen Vaters, geben.	**Umzug zu den Kindern** ↓
Als die Unruhe auch am Tag einsetzte, entschloss man sich, das Angebot einer nahe liegenden Tagespflege für 1–2 Tage die Woche wahr zu nehmen. Im Vergleich zu zuhause war hier der Vater ruhiger, weniger aggressiv und beteiligte sich wieder an vielen Alltagsaktivitäten. Daraufhin wurde die Tagespflege letztlich auf alle Tage der Woche ausgedehnt.	**Zusätzlich Tagespflege** ↓
Nur schwer entschließen konnte sich die Familie, vor allem die Ehefrau, zwischenzeitlich das Angebot einer Kurzzeitpflege wahr zu nehmen, um selbst einmal ausspannen zu können. Denn neben den Nächten blieben ja auch weiter die Kraft raubenden Wochenenden.	**Kurzzeitpflege** ↓
Die Inanspruchnahme eines ambulanten Pflegedienstes, nachdem sich der Betroffene nicht mehr Waschen lassen wollte, entlastete die Familie deutlich, die sich zuvor mit der Intimpflege sehr schwer getan hatte.	**Ambulanter Pflegedienst** ↓
Aufgrund der guten Erfahrung mit der Kurzzeitpflege entschloss sich die Familie dann doch für eine Übersiedlung des Vaters in eine betreute Wohngruppe für Demenzkranke im gleichen Altenheim, das auch die Tages- und Kurzzeitpflege anbot. An vielen Wochen im Jahr konnte der Vater noch Urlaub bei der Familie verbringen, war aber im zunehmenden Maße dort irritiert und froh, wieder in seine „vertraute Umgebung in der Wohngruppe" zurück zu kehren.	**Betreute Wohngruppe für Demenzkranke** ↓

Problemtisch wurde die Situation dort, als sich die Verhaltensauffälligkeiten verstärkten. Neben dem Wanderdrang und der nächtlichen Unruhe kam es auch zu vereinzelten aggressiven Handlungen, die als Zeichen seiner Überforderung gedeutet wurde. Man verlegte daraufhin Herrn K. in Absprache mit der Familie in die Spezialgruppe für demenziell Erkrankte, auf der er dann weitere 3 Jahre verbrachte.	**Spezialstation für Demenzkranke** ↓
Mittlerweilen ist Herr K. schwer pflegebedürftig geworden. Er entwickelte eine Harn- und Stuhlinkontinenz und die Mobilisierung ist nur noch wenige Stunden, teilweise Minuten möglich. In dieser Zeit der eintretenden Ruhe kam es zu einer letzten Verlegung in die Pflegestation. Die körperliche Pflege des letzten Lebensabschnitts steht nun im Vordergrund.	**Pflegeoase**

In der Regel ist es der Wunsch des Betroffenen und seiner Familie, seine Autonomie und Individualität so lange wie möglich zu erhalten. Die rechtzeitige stufenweise Erweiterung des Hilfe- und Unterstützungssystems ist unabdingbar, um Krisen oder vorzeitige Institutionalisierungen (Klinik, Altenheim) zu vermeiden.

Auch für das Altenheim sollte wenn möglich eine stadiengerechte Versorgung angestrebt werden. Im frühen Stadium profitieren die Bewohner noch gut von lebenspraktischen Angeboten, in mittleren Stadien steht der Umgang mit herausforderndem Verhalten im Vordergrund, im schweren Stadium gewinnt die körperliche Pflege wieder an Gewicht.

Erfahrungen gerade aus dem Bereich der Wohngruppenkonzepte oder der sog. Special-Care-Units zeigen, dass mit Eintreten der nächsten Demenzstufe auch ein Umzug des Zimmers oder aber des Wohnbereiches in Betracht gezogen werden muss. Diese Möglichkeit sollte, wenn nicht bereits konzeptionell festgelegt, bereits bei Aufnahme mit den Angehörigen thematisiert werden.

Jeder Veränderung geht dann ein schwieriger Entscheidungsprozess für Betroffene, Angehörige, professionelle Helfer, aber auch für die Institution voraus. Fallbesprechungen dienen dazu, eine für alle Beteiligte tragfähige Entscheidung zu treffen.

Störfaktoren einer rechtzeitigen und stadiengerechten Versorgung

Seitens der Angehörigen

- Versprechen, die dem Betroffenen in gesunden Tagen gegeben wurden
- Schuldgefühle gegenüber dem Betroffnen
- Kein Zulassen von fremder Hilfe (finanziell wie personell)
- Scham gegenüber dem Erkrankungsbild
- Druck, der durch andere Familienmitglieder aufgebaut wird
- Verleugnung von Defiziten
- Hoffnung auf Heilung, Besserung, Linderung

Seitens professioneller Helfer

- Nicht-Erkennen des Fortschreitens
- Nicht-Wahrhaben wollen des Fortschreitens
- Finanzielle Abhängigkeiten
- Übersteigerte (Therapie-)Erwartungen
- Falsche oder fehlenden Therapie
- Unkenntnis des Krankheitsbildes
- Überforderung der Angehörigen

Seitens der Institution

- Finanzielle Gründe (Pflegestufe – Pflegebereich)
- Fehlende bauliche Vorraussetzungen
- Fehlende strukturelle Vorraussetzungen
- Fehlende personelle Vorraussetzungen

- Falsche Erwartungen an Institution Krankenhaus – „Betroffenen medikamentös einstellen"
- Annnehmen können, abgeben können

Allgemein Störfaktoren

- Fehlendes Hilfssystem
- Fehlendes familiäres System
- Intoleranz der Umgebung

10.1 Ambulante Pflege

Bei Eintreten der körperlichen Pflegebedürftigkeit können die Familien gut durch ambulante Pflegedienste unterstützt werden. Anders als bei der stationären Pflege muss dann mit verschiedenen Partnern kooperiert werden. Die Koordination des Versorgungsnetzwerkes erfolgt in der Regel durch Angehörige.

Ambulante Pflegedienste sind dabei mit besonderen Herausforderungen konfrontiert:
- Falsche Erwartungen der Angehörige (erhoffte Unterstützung bei der Beaufsichtigung)
- Ablehnung durch die Betroffenen
- Verbale oder körperliche Aggressivität
- Enthemmtes Verhalten, sexuelle Störungsbilder
- Bestehlungsvorwürfe, Verkennungen
- Scham der Angehörigen
- „Eindringen" in die Privatsphäre
- Pflegedienst als Gast
- Juristische Unsicherheiten (Abschließen der Wohnung bei Weglaufgefährdung u.Ä.)
- Konkurrenz durch Hauswirtschaftliche Dienste
- Betroffener öffnet nicht die Tür

Ein Grundproblem der ambulanten Pflege besteht im Wesentlichen in den zu geringen Zeitkorridoren. Die Betreuung Demenzerkrankter braucht Zeit, um den Betroffenen nicht zu überfordern. Bei den Angehörigen besteht zudem der verständliche Wunsch nach zeitlicher Entlastung, den die ambulante Pflege nur unbefriedigend erfüllen kann. Die Familien entschließen sich dann dazu, statt eines Pflegedienstes eine hauswirtschaftliche Hilfe zu engagieren und dann auch mit der Grundpflege zu betreuen. In diesem Graubereich der häuslichen Unterstützung fassen zunehmend osteuropäische Dienste Fuß.

Bemerkenswert ist dieser Umstand auch jenseits einer juristischen Bewertung, und die Frage muss gestellt werden, ob das Angebot bzw. die rechtlichen Rahmenbedingungen der ambulanten Pflege nicht an den Bedürfnissen der Familien vorbeigehen. Der Gesetzgeber ist aufgefordert, die Pflege Demenzkranker zumindest der der nichtdementen Pflegebedürftigen gleich zu setzen, dementsprechend den zeitlichen Aufwand für Beaufsichtigung und Betreuung dem der körperlichen Pflege im selben Umfang zu berücksichtigen.

10.2 Tagespflege und Kurzzeitpflege

10.2.1 Tagespflege

In den letzten 10 Jahren hat sich die Tagespflege als spezielle Form der Betreuung und Pflege entwickelt. Die Betreuung findet werktags von 8:00 bis 16:30 h statt. Dieses Angebot ist für demenzkranke Menschen und für Ältere gedacht, die den Alltag nicht mehr allein bewältigen können. So wird diesen Menschen der Verbleib in ihrer häuslichen Umgebung ermöglicht und ein Umzug in ein Seniorenheim kann – wenn nicht verhindert – zumindest hinausgezögert werden. In der Regel werden in Tagespflegen 12–20 Gäste im Alter ab ca. 60 Jahren betreut. Manche kommen nur einen Tag in der Woche, andere nutzen dieses Angebot täglich. Die Finanzierung erfolgt über die Pflegestufe, Mittagskosten oder Fahrtkosten müssen häufig getrennt bezahlt werden.

Einige Tagespflegeeinrichtungen haben sich auf die Betreuung Demenzerkrankter spezialisiert, sie bieten dann auch Schutz bei Wandern und Umherlaufen.

Andere teilstationäre Angebote

Tagesstätten

Solange der Betroffene noch kaum auf Pflege und Betreuung angewiesen ist, kann eine Tagesstätte in Betracht gezogen werden. Im Vordergrund stehen hier der soziale Kontakt, kreatives Arbeiten und gemeinsame Aktivitäten. Träger sind zumeist die Wohlfahrtsverbände oder Kommunen. Der Kontakt zu Nichtdementen kann am Anfang der Erkrankung noch fördernd und motivierend sein, später führt er aber häufiger zu Überforderung und Insuffizienzgefühlen, so dass die Betroffenen den Kontakt zur Tagesstätte abbrechen.

Tageskliniken

Tageskliniken sind in der Regel an geriatrische oder gerontopsychiatrische Kliniken angeschlossen. Sie sind eine ärztlich geleitete therapeutische Einrichtung mit dem Ziel der Aufrechterhaltung oder Wiedererlangung der Alltagskompetenz. Die Aufenthalte werden durch die Krankenkassen finanziert und schließen sich häufig an stationäre Aufenthalte in der Klinik an. Die Aufnahme in eine Tagesklinik ist zeitlich begrenzt (ca. 4 Wochen) und darf somit nicht mit einer Tagespflegeeinrichtung verwechselt werden.

10.2.2 Kurzzeitpflege

Bei Bewilligung der Pflegestufe steht dem Pflegenden auch die Möglichkeit offen, den Betroffenen für einen begrenzten Zeitraum in einer Kurzzeitpflege versorgen zu lassen. Altenhilfeeinrichtungen bieten hierzu Einzelplätze oder ganze Stationen je nach Pflegesatzverhandlungen an. Das Angebot wird von vielen Angehörigen dazu benutzt, wenn sie sich selbst notwendigen medizinischen Eingriffen unterziehen müssen oder aber zur Erholung in den Urlaub fahren wollen. Die Leistungen des Pflegeleistungsergänzungsgesetzes können für die Verlängerung der Kurzzeitpflege genutzt werden.

Viele Angehörigen scheuen sich davor, diese Pflegeform in Anspruch zu nehmen, weil sie befürchten, dass durch den Ortswechsel Verhaltensänderungen ausgelöst werden könnten, die durch die ständige Betreuung zuhause noch kompensiert werden können. Mit Fortschreiten der Erkrankung steigt aber das Risiko für derartige Komplikationen. Wir raten daher dazu, möglichst frühzeitig im Krankheitsverlauf die Kurzzeitpflege in Anspruch zu nehmen, da in leichteren Krankheitsstadien die Gewöhnung schneller erfolgt und der Betroffene die positive Erfahrung auch für zukünftige Aufenthalte nutzen kann.

10.3 Spezielle Wohnformen

Lange Zeit galt der vollintegrative Ansatz, also die Versorgung Demenzerkrankter im normalen Zusammenleben mit nicht erkrankten Bewohnern, als der Königsweg. Unter dem Eindruck reduzierter Personalstärken und der deutlichen Zunahme von mittelschweren bis schweren Demenzerkrankungen fand jedoch in den letzten Jahren ein Umdenken hinsichtlich neuer Wohnformen statt. Neben der Vielzahl an vollstationären Angeboten finden sich heute auch neue Ansätze im ambulanten Bereich jenseits der traditionellen Angebote. Erst langsam können Aussagen über die Auswirkungen der veränderten Konzepte getroffen werden. Aufgrund der sehr heterogenen Angebote liegen bislang kaum valide Ergebnisse vor. Daher sollen im Folgenden die verschiedenen Konzepte kurz dargestellt werden, teilweise auch mit den erhofften Auswirkungen auf die Bewohner und deren Versorgung. Abschließende Bewertungen können nicht erfolgen, zumal die Ergebnisse im Wesentlichen auch auf der individuellen Situation beruhen.

Auch das wohlüberlegteste Konzept muss letztlich von Menschen umgesetzt werden, und in der Regel folgen weder Betroffene, noch Angehörige oder Pflegende exakt den theoretischen Vorüberlegungen.

10.3.1 Integrative und segregative Konzepte

(Teil-)integratives Konzept

Im integrativen Konzept werden Demenzerkrankte gemeinsam mit Nicht-Demenzerkrankten betreut. Dabei handelt es sich heute zumeist nicht mehr um Gesunde, sondern um körperlich Erkrankte oder auch Bewohner, die unter anderen psychischen Erkrankungen leiden; der gesund ältere Mensch ist eine Rarität. Die Demenzerkankten leben dabei entweder verstreut über die Wohnbereiche oder werden im teilintegrativen Konzept über einen bestimmten Zeitraum in eigenen Gruppen betreut. Das Ziel ist, das gewohnte Umfeld zu erhalten und trotzdem auf die spezifischen Anforderungen der Betroffenen einzugehen.

Pro integrative Versorgung

- Keine Stigmatisierung
- Keine Umzüge
- Mehr Normalität
- Lernen von den Gesunden
- Fördernde Umgebung
- Präventive Wirkung auf die Gesunden

Kontra integrative Versorgung

- Überforderung im Alltag
- Hohes Konfliktpotenzial mit gesunden Bewohnern oder deren Angehörigen
- Disziplinarische Psychopharmaka-Gabe oder auf Wunsch/Zwang anderer
- Zu wenig Berücksichtigung der Bedürfnisse Demenzerkrankter
- Ausgrenzung, Beschimpfungen und Unverständnis durch Gesunde oder Angehörige
- Leben in zwei Welten bei Wechsel zwischen Wohnbereich und Betreuungsgruppe
- Ängste der Nicht-Erkrankten
- Integration erschwert bei Verhaltensänderungen
- Ziel und Prioritätenkonflikt des Pflegepersonals
- Integratives Konzept als Testumgebung, bei Misslingen Wechsel in segregative Einrichtung
- Hoher Anteil Demenzerkankter in heutigen Pflegeheimen und verschwindend geringer Anteil Gesunder stellt das Integrationskonzept in Frage

Segregatives (trennendes) Konzept

Auch als Domus-Modell bezeichnet.

Pro segregative Versorgung

- Spezialisierung
- Therapeutisches Milieu
- Stressreduktion
- Reduktion von Psychopharmaka
- Überschaubarkeit der Gruppe
- Professionalisierung
- Weniger Überforderung von Demenzkranken
- Weniger Konfrontation mit eigenen Defiziten
- Keine Konfrontation mit Gesunden
- Kein Schlichten des Pflegepersonals zwischen Angehörigen/Gesunden und Demenzerkrankten nötig
- Kein Rechtfertigungszwang für Pflegende bei Verhaltensauffälligkeiten

Kontra segregative Versorgung

- Gefahr der Abschiebung
- Förderung der Demenz
- Steigerung der Verhaltensstörungen
- Überlastung der Mitarbeiter
- Angstauslösend für Demenzerkrankte im leichteren Stadium
- Leicht Erkrankte und Bettlägerige profitieren wenig
- Hohe psychische Belastung
- Notwendigkeit zur psychiatrischen Weiterbildung des Personals

Studienergebnisse Weyerer (2004) „Evaluation der besonderen stationären Dementenbetreuung in Hamburg"

Hinsichtlich der Versorgung Demenzkranker scheinen spezielle Versorgungskonzepte der traditionellen Versorgung überlegen. Bei den (teil-)integrativen und segregativen Modellen bestanden dabei sowohl Vor- als auch Nachteile, die Unterschiede innerhalb dieser beiden Gruppen waren dabei gering, dagegen deutlicher die Überlegenheit beider Konzepte gegenüber der traditionellen Versorgung (📖 4).

Bewohner im Domus-Modell im Vergleich zu Bewohnern traditioneller Einrichtungen
- wurden häufiger psychiatrisch behandelt,
- erhielten auch deutlich häufiger psychotrope Substanzen,
- dabei zeigte sich, dass die Bewohner und Bewohnerinnen der Domus-Einrichtungen signifikant mehr Antidementiva erhielten und signifikant weniger Neuroleptika,
- Angehörige und Ehrenamtliche/Freiwillige sind signifikant häufiger in die Pflege und Betreuung eingebunden,
- die Sozialkontakte Demenzkranker zum Personal sind wesentlich häufiger,
- im Gefühlsausdruck der Demenzkranken sind häufiger Interesse und positive Gefühle festzustellen,
- die Aktivitäten innerhalb und außerhalb der Einrichtungen sind signifikant erhöht,
- freiheitseinschränkende Maßnahmen sind wesentlich seltener und
- die Inanspruchnahme von Psychiatern ist deutlich erhöht.

Im Vergleich zwischen integrativem und segregativem Konzept
- war im integrativen Konzept die Aktivitätsrate höher,
- waren im integrativen Konzept die Besuchshäufigkeit und deren Einbindung im Alltag/Pflege von Angehörigen höher,
- wurden im segregativen Bereich mehr Informationen zur Biografie erhoben und
- erhielten Bewohner im integrativen Bereich weniger Psychopharmaka, dafür anteilsweise mehr Neuroleptika und weniger Antidementiva/Antidepressiva.

10.3.2 Haus-/Wohngemeinschaften

Hauswohngemeinschaften für Demenzkranke, insbesondere Alzheimer-Erkrankte, etablierten sich in den letzten Jahren als Alternative zur traditionellen Altenheimversorgung. Gerade der Wunsch der Betroffenen und deren Angehörigen nach einer wohnlichen, geborgenen Versorgung führten zum großen Erfolg dieser Wohnform (📖 2).

Grundsätzlich lassen sich drei verschiedene Typen von Haus-/Wohngemeinschaften kategorisieren.

Wohngemeinschaft im stationären Bereich

Im klassischen Pflegeheim erfolgt die Gründung neuer teilautonomer Bereiche, die familienähnlichen Charakter haben (sollen) und sich weitgehend selbst versorgen. In Gruppenstärken von 10 bis 20 Bewohnern spielt die eigene hauswirtschaftliche Versorgung mit eigener Küche und Wohnbereich eine zentrale Rolle. Die klassischen Rollenverteilungen von Pflege, Hauswirtschaft und Sozialdienst verschwimmen. Vorbilder finden sich im europäischen Ausland (☞ Kapitel 10.3.4 Cantou), aber auch in verschiedenen Bundesländern (Kuratorium Deutsche Altenhilfe, http://www.kda.de).

Hausgemeinschaft mit zentraler Bezugsperson

Wohngruppen von Demenzkranken oder anderen hilfsbedürftigen älteren Menschen stellen gemeinsam eine Haushälterin an, die die Versorgung der Bewohner am Tag übernimmt. Je nach Hilfebedürfnis kann diese Rolle auch durch eine/n Sozialarbeiter/in oder Hauswirtschaftlerin ausgefüllt werden. Die pflegerische Versorgung erfolgt dann durch hinzugezogene ambulante Pflegedienste. Als Vorbild diente wiederum das Ausland, hier vor allem der Anton-Piek-Hofje in Romolen (☞ Kapitel 10.3.3 „warme zorg").

Pflegewohngemeinschaften

Berechnet nach dem Pflegebedarf der gesamten Gruppe wird ein ambulanter Dienst beschäftigt, der die Versorgung der in der Gemeinschaft lebenden Bewohner übernimmt. Die Personalstärke bemisst sich dann nach dem Schweregrad der Pflegebedürftigkeit. Um nicht als Heim zu gelten, ist der ambulante Pflegedienst nicht der Betreiber der Einrichtung bzw. tritt nicht als Vermieter auf. Dies wird durch Vereine oder Privatpersonen gewährleistet.

Vor- und Nachteile von Hausgemeinschaften im stationären Milieu

modifiziert nach 📖 2

Vorteile

- Bessere Planungssicherheit durch Personalsteuerung, Ersatz im Krankheitsfall, Urlaub
- Bewohnerauswahl aus zumeist bestehender Klientel der Gesamteinrichtung
- Gruppen durch weniger Umbaumaßnahmen erreichbar, Suche nach Wohnraum entfällt
- Nutzung der Infrastruktur
- Nutzung bestehender Kontakte zu Ärzten, Physiotherapeuten, Ergotherapeuten

Nachteile

- Konflikt mit Brandschutzverordnungen oder der Heimmindestbauverordnung
- Die gemeinschaftliche genutzte (Wohn-)Küche stößt auf Barrieren mit Hygienebestimmungen
- Der bestehende Pflegesatz erlaubt in der Regel keine ausreichende Personaldecke
- Wenig ausgeprägte Bereitschaft vieler Träger/Betreiber
- Geschultes Personal notwendig
- Änderung der klassischen Dienstzeiten hin zu einem flexiblen, der Wohngruppe angepassten Arbeitszeitmodell
- Veränderung der klassischen Rollen im Pflegeheim, hauswirtschaftliche Versorgung durch Pflegende, pflegerische Versorgung durch Sozialdienst
- Angehörige sind deutlich schwieriger zur Mitarbeit zu motivieren

Die Vor- und Nachteile der ambulanten Organisationsform

modifiziert nach 📖 3

Vorteile

- Integration in ein ganz normales Wohnumfeld – kein „Verstecken" der Pflegebedürftigen/Demenzkranken
- Ausstattung und Tagesabläufe wie in jedem anderen Privathaushalt – bei Bedarf mit entsprechender Wohnraumanpassung
- Möglichkeit der Beteiligung von pflegebereiten und -fähigen Angehörigen am „Dienstplan" (und damit Kostenreduktion)
- Beteiligung der Krankenkassen als Kostenträger behandlungspflegerischer Maßnahmen, da sozialrechtlich "eigener Haushalt"
- Beteiligung der Bewohner an allen relevanten Haushaltstätigkeiten (Kochen, Einkaufen, Reinigung etc.)
- Und vor allem: Deutliche Stärkung der Rolle des Kunden in Hinsicht auf Gestaltung der Personalauswahl, der Pflegeabläufe und -prioritäten und des Alltags

Nachteile

- Abhängigkeit vom Vorhandensein engagierter Bewohner bzw. Angehöriger und gesetzlicher Betreuer
- Umsetzung des Wahlrechts hinsichtlich des Pflegeanbieters
- Pflegerische Leistungen von ausschließlich einem Anbieter führen zum Verlust dessen Status als ambulanter Dienst und Rollenwechsel zum Betreiber, damit auch mögliche Einschränkungen im Rahmen des Heimgesetzes
- Die Suche nach geeignetem Wohnraum für 6–10 Pflegebedürftige
- Die Organisation der Bewohnergruppe
- Die Feststellung des individuellen Pflegebedarfs
- Klärung, wer die Verhandlungen führt

- Klärung, wer die Organisation des Personaleinsatzes, damit auch Verantwortung bei Krankheit, Personalausfall übernimmt
- Notwendigkeit zur kontinuierlichen Begleitung des Projekts

Die Effekte der ambulant betreuten Wohngemeinschaften für Demenzkranke auf Bewohner, Mitarbeiter und Solidargemeinschaft

- Vermeidung von Heimunterbringungen
- Prävention durch optimalen Erhalt alltagsweltlicher Kompetenzen
- Vermeidung von Psychopharmaka
- Vermeidung von „Burn-out"-Symptomen beim eingesetzten Pflegepersonal
- Vermeidung von Überforderung der pflegenden Angehörigen

Weitere Informationen zu Wohngemeinschaften unter anderem bei „Freiburger Modell" (http://www.freiburger-modell.de/), Kuratorium Deutsche Altershilfe (http://www.kda.de) und Freunde alter Menschen e.V. (http://www.freunde-alter-menschen.de/summary.html).

10.3.3 Weitere Organisationsformen

Group-living (Schweden)

Als „Group-living" werden in Schweden Wohngemeinschaften mit 6–9 Demenzerkrankten bezeichnet, die in normalen Wohnhäusern von Fachpersonal versorgt werden. Grundgedanke ist die Vermittlung von Privatsphäre und Geborgenheit „rund-um-die-Uhr". Das Versorgungskonzept stößt an seine Grenzen, wenn Verhaltensstörungen auftreten oder aber die Kommunikationsfähigkeit des Betroffenen zu stark eingeschränkt ist.

Cantou (Frankreich)

Seit den 60er Jahren hat sich in Frankreich das „Cantou"-Konzept (cantou = Feuerstelle) entwickelt. In wohngruppenähnlichen Einrichtungen erfolgt die Betreuung unter starker Mitwirkung der Angehörigen. Zentrale Rolle spielt in dem System die „Hausfrau", die sowohl für die Pflege als auch für die hauswirtschaftliche Versorgung zuständig ist. Die Gruppenstärke beträgt in der Regel 12 Personen. Die Grundhaltung ist eine bewusst „nicht-medizinische". Jeder Bewohner erhält nur so viel Hilfe, wie er tatsächlich benötigt. Die Angehörigen sind zum Teil mehrere Stunden am Tag in der Einrichtung und gestalten den Alltag wesentlich mit. Vergleichbare Einrichtungen existieren in Deutschland bisher nicht, vor allem auch wegen der schwierigen Einordnung, da es sich weder um ein ambulantes noch um ein stationäres Angebot handelt.

Domus (Großbritannien)

In Großbritannien werden als „domus" Spezialeinrichtungen bezeichnet, die vor allem demenziell Erkrankte mit deutlicheren Verhaltensstörungen versorgen. Der Personalschlüssel ist entsprechend hoch (1:1). Mit 12–32 Erkrankten ist die Gruppenstärke ähnlich wie bei vergleichbaren Spezialangeboten für Demenzerkrankte in Deutschland. Die domus-Einrichtungen eint jedoch eine einheitliche Philosophie.

Domus-Konzept

- Domus bietet den Kranken ein Zuhause bis zum Lebensende.
- Die Bedürfnisse der Betreuenden sind genauso wichtig wie die der Betreuten.
- Domus hilft, die Defizite der Demenzkranken auszugleichen und die Fähigkeiten zu fördern.
- Die Erfüllung der psychischen und emotionalen Bedürfnisse ist wichtiger als die der physischen Aspekte der Pflege.

Warme zorg (Niederlande)

Im Anton-Oieck-Hofje in Romolen hat man das betreute Wohnmodell für verwirrte, altersdemente Personen weiterentwickelt und ermöglicht solchen Menschen und deren selbstständig lebenden Partnern ein Zusammenleben in überschaubarer häuslicher Atmosphäre, aber in getrennten Wohnbereichen. Betreuer und Angehörige verfolgen das Grundprinzip „warme zorg" – worunter man nichts anderes versteht als einen „gelassenen Umgang" mit der Altersdemenz. Initiator des Projektes war ein privater Wohnbauverein, der auch als Vermieter und Hausbesitzer fungiert. Die Betreuung wird durch eine Heimträgerorganisation gewährleistet, die auch die notwendigen Kooperationsverträge abschließt.

Special Care Units (USA)

„Special care units" sind vor allem in den USA ein verbreitetes Pflegekonzept innerhalb klassischer Pflegeeinrichtungen, vor allem für Alzheimer-Erkrankte. Wie auch in den USA findet sich in Deutschland eine Vielzahl von Einrichtungen, die nach einem ähnlichen Konzept arbeiten, aber in unterschiedlichster Form und mit mannigfachen Schwerpunkten (📖 1). Eine Aussage zu der Wirksamkeit oder möglichen Problemen über die gesamte Gruppe hinweg ist daher kaum möglich.

Merkmale von Special Care Units

- Besondere Architektur
  - Verhindern von unbeobachtetem Weglaufen (Alarmanlagen an allen Türen, Verschließen von Fenstern)
  - Markierung von Laufwegen, Nutzung von Piktogrammen
  - Nähe von Zimmer zu Aufenthaltsbereich (um das Verlaufen zu minimieren)
- Schulung des Pflegepersonals zu folgenden Themen
  - Kommunikationstechniken
  - Umgang mit Verhaltensstörungen oder Aggressivität
  - Techniken zum Baden, Waschen oder Anziehen
  - Inkontinenzpflege
  - Sexualität und Demenz
  - Kontrolle von Umherwandern
  - Unterstützung beim Essen
  - Gedächtnisverlust und Orientierung
  - Erinnerungstraining
  - Unterstützung der Mobilität
- Personalschlüssel 6:1
- Nahrungsaufnahme unterstützend durch das Personal, das auf Diät oder Ähnliches achtet, „finger-food" als Erleichterung
- Allgemeine Aktivitäten, angepasst an den Schweregrad der Bewohner, Musik, Kreativtherapie, Tiere, taktile Erfahrungen
- Versorgung durch spezialisierte Ärzte (Neurologen, Psychiater, Geriater)
- Sichere Umwelt: Achten auf mögliche Gefährdungen, wie Kontakt zu Reinigungsmitteln, giftige Pflanzen, Medikamente
- Einbeziehung der Angehörigen

Literatur

1 Hirsch RD. und Kastner U.: Heimbewohner mit psychischen Störungen – Expertise, Köln: Kuratorium Deutsche Altershilfe, 2004
2 Maciejewski, B., Sowinski, C., Besselmann, K., Rückert, W.: Qualitätshandbuch Leben mit Demenz, Köln: Kuratorium Deutsche Altershilfe, 2001
3 Pawletko, W.: Betreute Wohngemeinschaften. Entwicklung und Perspektiven für pflegebedürftige und/oder demenzkranke alte Menschen, http://www.alzheimerwgs.de/-betreutewgs.html, 2007
3 Weyerer, S et. al.: Besondere und traditionelle stationäre Betreuung demenzkranker Menschen im Vergleich, Z Gerontologie Geriatrie, 38 2/2005, S. 85–94

11 Juristische Fragen

Im Folgenden haben wir versucht, die wichtigsten juristischen Fragestellungen bezogen auf die Versorgung demenziell Erkrankter zu erläutern. Dem Krankheitsbild entsprechend geht es vor allem um Einschränkungen der Geschäftsfähigkeit, um Übernahme der Aufgabenkreise durch Betreuer und Bevollmächtigte, aber auch um Entscheidungsfindung am Lebensende. Einige Punkte sind dabei nicht abschließend darstellbar, vor allem auch weil Gesetze keine allgemein gültigen Rezepte sind, sondern auch nach individueller Situation und Beteiligten sehr unterschiedlich interpretiert oder ausgelegt werden können.

Neben den wichtigsten Begrifflichkeiten sollen auch spezielle praktische Themengebiete dargestellt werden.

11.1 Gesetzliche Betreuung

11.1.1 Voraussetzungen der Betreuung

Das Bürgerliche Gesetzbuch regelt in den §§ 1896 und folgende die Einrichtung und Ausgestaltung einer gesetzlichen Betreuung. Die wichtigsten Gesetzespunkte sind dabei:
- Der zu Betreuende muss über 18 Jahre alt sein.
- Der zu Betreuende kann aufgrund einer psychischen Krankheit oder einer körperlichen, geistigen oder seelischen Behinderung seine Angelegenheiten nicht oder nur teilweise erledigen.
- Betreuung kann nicht gegen den freien Willen eingerichtet werden.
- Betreuer dürfen nur für die Aufgabenkreise bestellt werden, in denen die Betreuung erforderlich ist.
- Stehen andere Mittel zu Verfügung, die ebenso gut wie ein Betreuer die Angelegenheiten regeln können, darf keine Betreuung eingerichtet werden.
- Aufgabenkreis kann auch die Geltendmachung von Rechten gegenüber Bevollmächtigten sein.
- Die Einrichtung einer Betreuung erfolgt auf Antrag beim zuständigen Vormundschaftsgericht.

11.1.2 Aufgaben eines gesetzlichen Betreuers

Zu den Aufgabenkreisen des gesetzlichen Betreuers zählen:
- Vertretung in den zugeordneten Aufgabenkreisen
- Besorgung der Angelegenheiten zum Wohle des Betreuten
- Sorge dafür, dass den Wünschen des Betreuten entsprochen wird; diese Wünsche können auch vor der Betreuungseinrichtung geäußert worden sein
- Sorge dafür, dass die Folgen der Krankheit oder Behinderung gemildert werden oder eine Verschlimmerung verhütet wird
- Mitteilung an das Gericht, wenn Umstände bekannt werden, die eine Aufhebung der Betreuung ermöglichen

Ärztliche Maßnahmen, die zum Tod des Betreuten führen könnte oder durch die er einen schweren und länger dauernden Schaden erleiden könnte, bedürfen der Genehmigung des Vormundschaftsgerichtes und können nicht alleine vom gesetzlichen Betreuer genehmigt werden.

11.1.3 Unterbringung nach Betreuung

- Eine Unterbringung des Betreuten, die mit Freiheitsentziehung verbunden ist, ist dann zulässig, wenn

- aufgrund der Erkrankung die Gefahr besteht, dass er sich selbst tötet oder erheblichen gesundheitlichen Schaden zufügt, oder
- wenn eine Untersuchung des Gesundheitszustandes, eine Heilbehandlung oder ein ärztlicher Eingriff notwendig ist und der Betroffene aus Krankheitsgründen die Notwendigkeit dieser Maßnahme nicht erkennen kann.

- Die Unterbringung ist vormundschaftlich genehmigungspflichtig.
- Der Betreuer hat die Unterbringung zu beenden, wenn ihre Vorraussetzungen entfallen.
- Eine Unterbringung kann auch durch einen Bevollmächtigten erteilt werden, wenn die obigen Punkte entsprechend in der Vollmacht schriftlich niedergelegt sind.

11.2 Vollmachten und Verfügungen

11.2.1 Vollmacht

Eine Vollmacht ermöglicht die Übertragung von Aufgabenkreise auf eine oder mehrere Vertrauenspersonen. Die Vollmachterstellung setzt Geschäftsfähigkeit voraus. Ab dem Zeitpunkt der Unterzeichnung ist eine Vollmacht gültig. Im Alltag werden vor allem so genannte Generalvollmachten ausgestellt. Diese ermöglichen dem Bevollmächtigten eine weit reichende Handlungsfähigkeit, bis auf wenige Ausnahmen. Vollmachten können mündlich erteilt werden, in den meisten Fällen wird jedoch auf die Vorlage einer schriftlichen Abfassung bestanden. Nur für bestimmte Bereiche (Darlehenserteilung) benötigt man notariell beglaubigte Vollmachten. Eine Vollmacht ist bei bestehender Geschäftsfähigkeit jederzeit widerrufbar und veränderbar, auch können mehrere Vollmachten gleichzeitig ausgestellt werden. Bei Eintritt der Geschäftsunfähigkeit ist eine Veränderung der Vollmacht nicht mehr möglich. Aufgabenbereiche, die nicht explizit in der Vollmacht beschrieben werden, müssen eventuell bei Bedarf später durch das Einrichten einer Betreuung geregelt werden. Eine Vollmacht macht in der Regel die Einrichtung einer Betreuung überflüssig.

11.2.2 Vorsorgevollmacht

Vorsorgevollmachten werden für den Fall des Eintritts einer Behinderung oder Krankheit in der Zukunft verfasst. Die Ausgestaltung entspricht der einer Vollmacht, mit der Einschränkung, dass die Gültigkeit erst mit Auftreten der beschriebenen Behinderung oder Krankheit und der daraus resultierenden Unfähigkeit, die eigenen Belange zu vertreten, beginnt. Zum Zeitpunkt der Vorsorgevollmachterstellung muss der Betroffene geschäftsfähig sein. Schwierigkeiten macht vor allem die Bestimmung des Gültigkeitseintritts, warum auch viele Spezialisten dazu raten, direkt eine Vollmacht auszusprechen. Bei Vorbehalten gegen die Vollmacht und Ängsten vor Verlust der eigenen Autonomie kann die Vorsorgevollmacht aber ein gutes Instrument zur Vorsorge sein, jedoch sollten wesentliche Punkte nicht außer Acht gelassen werden (☞ Kapitel 11.2.5).

11.2.3 Betreuungsverfügung

In der Betreuungsverfügung regelt der Betroffene, welche Person im Fall der Einrichtung einer gesetzlichen Betreuung die Rolle des Betreuers übernehmen soll. Dies kann zur Ergänzung einer Vollmacht schriftlich abgefasst werden. Die Betreuungsverfügung regelt alleine die einzusetzende Person, jedoch keine Aufgabenkreise oder andere Befugnisse oder Anforderungen. Hierfür ist die Vorsorgevollmacht gedacht. Voraussetzung der Betreuungsverfügung ist die Geschäftsfähigkeit.

11.2.4 Patientenverfügung

Patientenverfügungen geben den maßgeblichen Willen eines Betroffenen hinsichtlich medizinischer Maßnahmen wieder. Sie sind für konkrete Maßnahmen als verbindlich anzusehen und sollten aus diesem Grund möglichst detailliert und konkret ausgestaltet sein. Hilfreich ist es zudem, allgemeine Wertvorstellungen, religiöse Anschauungen und Lebenshaltungen mit zu formulieren, um dem Behandlungsteam die Entscheidungen zu erleichtern.

Broschüren und Hilfestellungen zur Formulierung sind beim Bundesministerium für Justiz erhältlich (www.bmj.de).

Inhalte einer Patientenverfügung

- Lebenserhaltende Maßnahmen
- Schmerz- und Symptombehandlung
- Künstliche Ernährung
- Künstliche Flüssigkeitszufuhr
- Wiederbelebung
- Künstliche Beatmung
- Dialyse
- Antibiotikagabe
- Verabreichung von Blut / Blutbestandteilen
- Organentnahme
- Ort der Behandlung
- Beistand beim Sterben
- Festlegung, wer den Willen durchsetzen soll

11.2.5 Vergleich Vollmacht vs. Betreuung

Pro Vollmacht

- Gilt auch über Tod des Betroffenen hinaus
- Entscheidung auch über Bestattung und Organspende
- Umgehung des gerichtlichen Verfahrens
- Für intakte Familien bessere Wahl
- Vorsorgevollmacht kann jederzeit verändert oder aufgehoben werden (nicht mehr nach Inkrafttreten)

- Selbstbestimmte Bevollmächtigung, verschiedenste Anweisungen und Bestimmungen möglich
- Regelung kann ohne Druck und mit freiem Willen in „guten Zeiten" erstellt werden
- Wird nach Eintritt der Geschäftsunfähigkeit sofort gültig

Pro Betreuung

- Gesetzliche Kontrolle für alle Aufgabenbereiche
- Betreuerersatzerstattung und Betreuerhonorar
- Regelung für Kosten
- Aufhebung der Betreuung möglich
- Gericht entscheidet über die Notwendigkeit der Betreuung
- Bei fehlenden finanziellen Möglichkeiten entstehen für Betroffenen keine Kosten

Kontra Vollmacht

- Kein Wechsel des Bevollmächtigten möglich.
- Bevollmächtigter kann keinen Vertreter benennen.
- Wird erst mit Eintritt der Geschäftsunfähigkeit gültig.
- Bei Grundstückübertragungen oder Darlehensaufnahme wird eine notarielle Beurkundung der Vollmacht verlangt.
- Missbrauch der Vollmacht kann nur durch das Einsetzen von Kontrollpersonen oder Bestellung mehrerer Bevollmächtigter vermindert werden.
- Bei mehreren Bevollmächtigten ist aber die Wahrnehmung der Interessen bei unterschiedlicher Meinung gefährdet.
- Nur für bestimmte Personengruppen / Familien geeignet. Konfliktpotenzial z. B. um
  - freiheitsentziehende Maßnahmen,
  - lebensverlängernde Maßnahmen,
  - finanzielle Angelegenheiten,
  - Besitz und Erbfragen.
- Generalvollmacht deckt nicht automatisch Aufgabenbereich der freiheitsentziehenden Maßnahmen, Organspende oder schwere medizinische Eingriffe ab; diese müssen

explizit schriftlich in der Vollmacht niedergeschrieben werden.
- Für nicht bevollmächtigte Bereiche muss später evtl. doch eine Betreuung eingerichtet werden.
- Bei Vorsorgevollmacht Zeitpunkt des Eintretens der Vollmacht vereinzelt schwierig zu entscheiden.
- Mehrere Ausfertigungen möglich, dabei auch konkurrierende Inhalte.
- Bei gesetzlicher Betreuung ist zum Zeitpunkt der Einrichtung der Aufgabenkreis aufgrund der Hilfsbedürftigkeit ersichtlich, bei Vorsorgevollmachten muss allen Eventualitäten auf unbestimmte Zukunft vorgebeugt werden.
- Falls ein Einwilligungsvorbehalt (☞ Kapitel 11.3) notwendig wird, ist eine Vollmacht nicht mehr ausreichend.

Kontra Betreuung

- Betreuer übernimmt in weiten Bereichen die Entscheidungen des Betroffenen, in vielen Bereichen ohne äußere Kontrolle.
- Lange Verfahren, teilweise 3 Monate oder länger, nach Antrag beim Vormundschaftsgericht, Eintritt der Geschäftsunfähigkeit.
- Durch finanziell engeren Rahmen (Pauschalierung) monatlicher Zeitaufwand begrenzt.
- Professionelle Betreuer arbeiten mit einer Vielzahl an zu Betreuenden.
- Bürokratie vs. Kontrolle: Auch bei engen Familienangehörigen enge Kontrolle durch Vormundschaftsgericht, dann zu bürokratisch z. B. durch
  - jährliche Vermögensaufstellung,
  - Genehmigung bei Wohnungskündigung,

Tabelle 14: Der Unterschied zwischen Vorsorgevollmacht und gesetzlicher Betreuung

	Vorsorgevollmacht	Gesetzliche Betreuung
Rechtsform	Zwischen Privatpersonen	Per Gerichtsbeschluss
Voraussetzung	Geschäftsfähigkeit	Auch bei Geschäftsunfähigkeit
Gültigkeit	Gültigkeit ab Eintreten der Geschäftsunfähigkeit	Nicht bei vorhandener Vollmacht
Aufgabenbereiche	Können beschränkt werden. Explizit erwähnt werden müssen: Gesundheitsfürsorge, freiheitsentziehende Maßnahmen	Bestimmte Bereiche auswählbar
Dauer	Unbefristet	Regelmäßige Überprüfungen
Änderungen	Widerrufbar	Aufhebung oder Veränderung bei Wegfall der bisherigen Voraussetzungen
Maßstab des Handels	Weisung des Vollmachtgebers	Wohl des Betroffenen
Handeln gegen den Willen des Betroffenen	Nicht möglich, kann Schadensansprüche auslösen	Bei Anordnung eines Einwilligungsvorbehaltes möglich
Vertretung des Bevollmächtigten/Betreuers	Nur durch Personen, die in der Vollmacht dazu ermächtigt wurden	Ablösung oder Vertretung durch das Gericht möglich
Überprüfung der Rechnungslegung	Nur nach Vereinbarung	Durch das Gericht
Vormundschaftliche Genehmigungen		Operationen und andere ärztliche Eingriffe mit erheblichen Risiken, Fixierungen, geschlossene Unterbringung

- Genehmigung bei größeren finanziellen Vermögensfragen,
- Genehmigung bei schweren medizinischen Eingriffen.
- Betreuungsverfahren bei finanziellen Möglichkeiten kostenintensiv.

11.3 Einwilligungs- und Geschäftsfähigkeit

Einwilligungsfähigkeit

Die Einwilligungsfähigkeit beschreibt die Fähigkeit eines Betroffenen, in die Verletzung eines ihm zuzurechnenden Rechtsguts einzuwilligen. Dies gilt vor allem für ärztliche Eingriffe, die ohne Einwilligung des Betroffenen als Körperverletzung gemäß § 223 StGB gelten. Geschäftsfähigkeit muss nicht bestehen. Hinzutreten muss die Fähigkeit, sich entsprechend der gefundenen Entscheidung verhalten zu können, die so genannte Steuerungsfähigkeit.

Einwilligungsfähig ist nur der, der die Art, Folgen, Notwendigkeit und Risiken eines ärztlichen Eingriffs übersehen kann. Nichteinwilligungsfähige Betroffene benötigen einen rechtlichen Betreuer, sofern keine Vollmacht vorliegt.

Einwilligungsvorbehalt

Der Einwilligungsvorbehalt bedeutet, dass die betreute Person zur Rechtswirksamkeit einer Willenserklärung, die in den Aufgabenkreis des Betreuers fällt, dessen Einwilligung bedarf. Ein Einwilligungsvorbehalt wird der bestehenden Betreuung hinzugefügt. Damit werden einseitige Rechtsgeschäfte eines Betroffenen ohne Einwilligung des Betreuers unwirksam, die Geschäftsfähigkeit des Betroffenen ist eingeschränkt. Diese weit reichende Befugnis des Betreuers kommt in ihrer Auswirkung der alten Vormundschaft gleich, auch wenn der Einwilligungsvorbehalt nur für bestimmte Aufgabenbereiche angeordnet werden kann. Aus diesem Grund wird er nur in ca. 5 % der Betreuungen ausgesprochen.

Beispielhaft für einen Einwilligungsvorbehalt sind manische Erkrankte, die in der akuten Phase ihrer Erkrankung große Summen ausgeben, aber auch für demenziell Erkrankte kann, vor allem falls es zu unkontrollierbaren Ausgaben kommt, ein Einwilligungsvorbehalt notwendig werden.

Geschäftsfähigkeit

Die Geschäftsfähigkeit bezeichnet die Fähigkeit, rechtlich bindende Willensbekundungen abzugeben. Beschränkt geschäftsfähig sind Minderjährige vom 7. bis zum 18. Lebensjahr. Die unbeschränkte Geschäftsfähigkeit wird mit dem 18. Lebensjahr erreicht.

Geschäftsunfähig sind Minderjährige unter 7 Jahren und Personen, die sich im Zustand einer krankhaften Störung der Geistestätigkeit befinden, die die freie Willensbekundung ausschließt.

Die partielle Geschäftsfähigkeit bezieht sich nur auf bestimmte Teilbereiche. Abgeschlossene Verträge sind auch dann unwirksam, wenn die Geschäftsfähigkeit des Vertragspartners nicht erkennbar war; jedoch obliegt demjenigen, der die Geschäftsunfähigkeit einwendet, die Beweispflicht. Ob nun zu einem bestimmten Zeitpunkt eine Geschäftsfähigkeit vorlag, ist dann häufig Gegenstand gutachterlicher Untersuchungen. Auswirkungen hat die Fragestellung der Geschäftsfähigkeit vor allem im Bereich von Schenkungen, Übertragungen oder aber im Erbrecht.

Testierfähigkeit

Die Testierfähigkeit wird von der allgemeinen Geschäftsfähigkeit unterschieden. Sie beginnt mit dem 16. Lebensjahr und ist bei Bewusstseinsstörung oder Geistesschwäche ausgeschlossen. Vorraussetzung ist, dass der Betroffene die Tragweite nicht mehr erkennen kann und seinen Willen frei von den Einflüssen Dritter äußern kann. Fragen zur Testierfähigkeit stellen sich in der Regel erst nach Tod des Erblassers und sind damit gutachterlich schwierig zu beantworten. Vor allem der Einfluss Dritter spielt gewollt oder ungewollt in der engen Betreuungsbeziehung älterer Menschen eine erhebliche Rolle.

Für den Alltag werden deshalb bei Erstellung eines Testaments die zeitnahe psychiatrische Beurteilung der Testierfähigkeit und die schriftliche Dokumentation empfohlen, um spätere Streitigkeiten möglichst auszuräumen.

Die Diagnose einer Demenz stellt nicht automatisch die Testierfähigkeit in Frage, sie ist aber in mittleren und schweren Erkrankungsstadien zumeist nicht mehr erhalten. Gerade aber in frühen Erkrankungsstadien bedarf es einer individuellen Begutachtung.

11.4 Freiheitsentziehende Maßnahmen

Das Bürgerliche Gesetzbuch regelt die Voraussetzungen zu freiheitsentziehenden Maßnahmen. Der Gesetzestext regelt dabei nur die Situation in Heimen oder anderen Einrichtungen. Der häusliche Bereich wurde zunächst ausgespart, um Familienangehörige durch die Genehmigungspflicht nicht von der Übernahme der Betreuung abzuschrecken. Mittlerweile liegen jedoch Urteile vor, die in Analogie zum stationären Bereich auch die Genehmigungspflicht für die häusliche Umgebung vorsieht. Die aktuell bekannten Urteile beziehen sich dabei sowohl auf die Befugnisse ambulanter Dienste, als auch auf die familiäre Pflege (4). Bislang haben die Rechtsurteile auf die Versorgungsrealität noch wenig Auswirkung, dürften aber gerade für die ambulanten Pflegedienste erhebliche Auswirkungen auf die tägliche Arbeit haben. So ist die Rechtmäßigkeit des Abschließens der Wohnung und damit Einschließen des Betroffenen eine sicherlich fragwürdige Praxis.

Fixierung

Als Fixierung bzw. freiheitsentziehende Maßnahme gilt jede Maßnahme, die den natürlichen Willen eines Betroffenen auf (Fortbewegungs-)Freiheit beeinträchtigt.

Eine Fixierung kann mechanisch mittels Gurten, Bettgitter oder Tischbretter, durch Einsperren, durch Festhalten, auf medikamentöse Art durch Sedierung oder erwirkt werden, oder aber z. B. durch Anbringen von Türschließanlagen, die der Betroffene aufgrund seiner kognitiven Störung nicht richtig bedienen kann.

Freiheitsentziehende Maßnahmen

Als freiheitsentziehende Maßnahmen gelten:
- Mechanische Fixierungen
  - Bettgitter
  - Sitzgurte, Bauchgurte, Hand- und Fußfesseln
  - Anlegen von Schutzdecken, Betttüchern oder Schlafsäcken
  - Therapie- oder Stecktische am (Roll-)Stuhl
  - Sicherheitsgurte am (Roll-)Stuhl
- Einsperren des Betroffenen
  - Absperren der Station oder des Zimmers
  - Verriegelung der dem Bewohner bekannten und benutzbaren Ausgänge
  - Komplizierte Schließmechanismen an Türen
  - Hoch angebrachte Türgriffe
  - Drehknaufe
  - Gesicherte Aufzüge
- Sedierende Medikamente, Schlafmittel, Psychopharmaka
  - wenn sie gegeben werden, um den Betreuten an der Fortbewegung im Heim oder am Verlassen des Heimes zu hindern,
  - um die Pflege zu erleichtern oder
  - um Ruhe auf der Station oder im Heim herzustellen.
- Andere Maßnahmen
  - Festhalten
  - Person mit (Roll-)Stuhl so gegen eine Wand oder einen Schrank etc. zu stellen, dass diese nicht mehr aufstehen kann

Freiheitsentziehende Maßnahmen (modifiziert nach 2) sind sämtlich durch das Vormundschaftsgericht genehmigungspflichtig. Während die Fixierungen im engeren Sinn gut im

Bewusstsein von Angehörigen, Pflegenden oder Ärzten verwurzelt sind, fehlt häufig diese Wahrnehmung für die medikamentösen Maßnahmen oder die Alltagstricks, die eine Weglaufen oder ähnliches verhindern sollen.

Freiheitsentziehende Maßnahmen sind nur im Notfall auch ohne Genehmigung zulässig, wenn dadurch
- die krankheits- oder behinderungsbedingte Gefahr einer Selbsttötung oder erhebliche Gesundheitsschädigungen abgewendet werden oder
- wenn eine Untersuchung, eine Heilbehandlung oder ein ärztlicher Eingriff notwendig sind, deren Sinn und Zweck der Betreute infolge Krankheit oder Behinderung nicht einzusehen vermag.

Die Maßnahme darf dabei nicht von Dauer sein. Ab welchem Zeitraum dabei ein Dauerzustand vorliegt, wird höchst unterschiedlich gewertet, im Allgemeinen ist jedoch davon auszugehen, dass bis zum darauf folgenden Tag eine Dauermaßnahme vorliegt und eine Genehmigung eingeholt werden müsste.

Ein richterliche Genehmigung ist nicht erforderlich bei
- einer wirksamen Einwilligung durch den Betroffenen,
- der Pflege außerhalb einer Anstalt, eines Heimes oder einer Einrichtung, heißt z.B. im häuslichen Rahmen oder
- völlig bewegungsunfähigen Bewohnern.

Bewohner, bei denen freiheitsentziehende Maßnahmen durchgeführt werden, müssen vermehrt durch das Pflegepersonal beobachtet werden. In psychiatrischen Kliniken führt dies dazu, dass fixierte Erkrankte sich entweder in Sichtweite befinden müssen oder aber eine Sitzwache eingesetzt werden muss. Fixierungen, die aufgrund von Personalmangel und daraus resultierender fehlenden Aufsichtsmöglichkeiten durchgeführt werden, sind unzulässig. Aufgrund der Schwere der Maßnahme muss diese in sorgfältiger Weise dokumentiert werden; die Maßnahme muss dabei nachvollziehbar sein. Entfällt der Grund für die Sicherung, ist die Fixierung wieder aufzuheben, dies unabhängig von einem eventuellen Fristablauf. Der Beschluss einer geschlossenen Unterbringung erlaubt nicht den Einsatz anderer Fixierungsmöglichkeiten.

11.5 Pflegegesetz

11.5.1 Besonderheiten Demenzerkankter

Nach Einführung der sozialen Pflegeversicherung 1995 (SGB XI) können nach Feststellung der Pflegebedürftigkeit durch den Medizinischen Dienst der Krankenversicherung (MDK) Leistungen der Pflegekassen in Anspruch genommen werden. Die Höhe der Leistungen regelt die Pflegestufe 1–3. Sie beruhen auf Zeitkorridoren in den Bereichen Körperpflege, Ernährung und Mobilität, sowie im Bereich hauswirtschaftliche Versorgung (📖 3).

Zwar hat der Gesetzgeber die Demenzerkrankungen als leistungsberechtigte Krankheit festgelegt, jedoch besteht ein Ungleichgewicht zwischen dem Leistungsbedarf in den einzelnen Bereichen. Anders als bei nichtdementen Pflegebedürftigen besteht ein deutlich höherer Pflegeaufwand im Bereich der hauswirtschaftlichen Versorgung gerade in frühen Demenzstadien, aber kaum Unterstützungsbedarf im Bereich der Grundpflege. Aus diesem Grund erhalten Demenzkranke meist erst in fortgeschritteneren Stadien Leistungen der Pflegekasse. Die Aufnahme in eine Tagespflegeeinrichtung oder die Wahrnehmung einer Kurzzeitpflege ist aber für die meisten Familien finanziell nicht alleine tragbar, so dass die Pflegestufe 1 häufig Voraussetzung für die weitere Betreuung im häuslichen Bereich ist. Zudem sind Leistungen im Rahmen des Pflegeleistungsergänzungsgesetzes gekoppelt an das Erreichen der Pflegestufe 1 (📖 3).

Tabelle 15: Zeitlicher Mindestaufwand nach Pflegegesetz

Pflegestufe 1	Mindestens 90 Minuten, davon mindestens 45 Minuten Grundpflege
Pflegestufe 2	Mindestens 180 Minuten, davon mindestens 120 Minuten Grundpflege
Pflegestufe 3	Mindestens 300 Minuten, davon mindestens 180 Minuten Grundpflege

Die Leistungen können als Sachleistungen, Geldleistungen oder Kombinationsleistungen in Anspruch genommen werden. Daneben besteht die Möglichkeit der Finanzierung von Pflegehilfsmitteln oder im Rahmen der sogenannten Verhinderungspflege. Alternativ übernimmt die Pflegekasse auch die Leistungen der Tagespflege oder Kurzzeitpflege.

Angehörigen wird geraten, vor Beantragung der Pflegestufe, die Beratung bei der Pflegekasse oder eines Pflegedienstes zu suchen. Das Führen eines Pflegetagebuches (☞ Kapitel 4.2.7, Abb. 4.10) ist dabei hilfreich, den Anspruch gegenüber der Pflegekasse zu dokumentieren, aber auch überzogene Erwartungen der Angehörigen zu relativieren. Unbestritten ist in Fachkreisen, dass die Begutachtungsrichtlinien gerade den besonderen Bedürfnissen Demenzerkankter angepasst werden müssen.

11.5.2 Pflegeleistungsergänzungsgesetz

2002 ist das Pflegeleistungsergänzungsgesetz in Kraft getreten. Es regelt die Zahlungen von zusätzlicher Betreuungsleistungen von jährlich 460 Euro zusätzlich zum Pflegegeld. Leistungsberechtigt sind daher nur Personen, die bereits in Pflegestufe 1 eingestuft sind und aufgrund ihrer demenziellen Erkrankung erheblichen Bedarf an Beaufsichtigung oder Betreuung haben. Der Gesetzgeber versuchte hier, die Angehörigen bei dem höheren Pflegeaufwand im Bereich der nicht-körperlichen Pflege zu unterstützen.

Für die Bewertung, ob die Einschränkung der Alltagskompetenz auf Dauer erheblich ist, sind folgende Schädigungen und Fähigkeitsstörungen maßgebend (📖 1):

- Unkontrolliertes Verlassen des Wohnbereiches (Weglauftendenz)
- Verkennen oder Verursachen gefährdender Situationen
- Unsachgemäßer Umgang mit gefährlichen Gegenständen oder potenziell gefährdenden Substanzen
- Tätlich oder verbal aggressives Verhalten in Verkennung der Situation
- Im situativen Kontext inadäquates Verhalten
- Unfähigkeit, die eigenen körperlichen und seelischen Gefühle oder Bedürfnisse wahrzunehmen
- Unfähigkeit zu einer erforderlichen Kooperation bei therapeutischen oder schützenden Maßnahmen als Folge einer therapieresistenten Depression oder Angststörung
- Störungen der höheren Hirnfunktionen (Beeinträchtigungen des Gedächtnisses, herabgesetztes Urteilsvermögen), die zu Problemen bei der Bewältigung von sozialen Alltagsleistungen geführt haben
- Störung des Tag-Nacht-Rhythmus
- Unfähigkeit, eigenständig den Tagesablauf zu planen und zu strukturieren
- Verkennen von Alltagssituationen und inadäquates Reagieren in Alltagssituationen
- Ausgeprägt labiles oder unkontrolliert emotionales Verhalten
- Zeitlich überwiegend Niedergeschlagenheit, Verzagtheit, Hilflosigkeit oder Hoffnungslosigkeit aufgrund einer therapieresistenten Depression

Die Alltagskompetenz ist **erheblich eingeschränkt**, wenn der Gutachter des Medizinischen Dienstes beim Pflegebedürftigen wenigstens in zwei Bereichen, davon mindestens einmal aus den Bereichen 1 bis 9, dauerhafte und regelmäßige Schädigungen oder Fähigkeitsstörungen feststellt.

Seit dem 1.4.2002 sollten die Gutachter des MDK **bei jedem Hausbesuch** im Zusammenhang mit der Pflegeeinstufung automatisch auch die Anspruchsvoraussetzungen für Leis-

tungen nach dem Pflegeleistungsergänzungsgesetz prüfen.
Erstattungsfähig sind folgende Leistungen:
- Tages- oder Nachtpflege
- Kurzzeitpflege
- Zugelassene Pflegedienste, soweit es sich um besondere Angebote der allgemeinen Anleitung und Betreuung handelt
- Nach Landesrecht anerkannte niedrigschwellige Betreuungsangebote

Wird der Betrag von 460 Euro in einem Kalenderjahr nicht ausgeschöpft, kann der nicht verbrauchte Betrag nur in das Folgejahr übertragen werden.

Zu den niedrigschwelligen Angeboten zählen:
- Betreuungsgruppen für Menschen mit demenzbedingten Fähigkeitsstörungen
- Helfer/innenkreise zur stundenweisen Entlastung pflegender Angehöriger im häuslichen Bereich
- Tagesbetreuung in Kleingruppen
- Einzelbetreuung durch anerkannte Helfer/innen
- Familienentlastende und familienunterstützende Dienste
- Agenturen zur Beratung und Vermittlung von Betreuungsleistungen für Pflegebedürftige

Die qualitative Überprüfung erfolgt nach der „Landesverordnung über die Anerkennung der niedrigschwelligen Betreuungsangebote" (§ 45a, b, c SGB XI); zuständig für die Zertifizierung der niedrigschwelligen Angebote sind die **Landesversorgungsämter.**

Literatur

1 BetaCare, Pflegeleistungsergänzungsgesetz, http://www.betacare-wissenssystem.de/betanet/betanetsozialrecht/Pflegeleistungsergaenzungsgesetz-630.html, 2007–02–06
2 Der Hochsauerlandkreis (Hrsg.): Freiheitsentziehende Maßnahmen, Rechtliche Grundlagen und Hinweise für den stationären Heimbereich, 2002, http://neu.kdvz.de/hsk/probuerger/getfile.cfm?id=f87, 02.02.2007
3 Sittler E, Kruft M: Handbuch Altenpflege, München Elsevier: Elsevier, 2004
4 Urteile: Lg Hamburg, FamRZ 1994, 1619, AG Tempelhof-Kreuzberg in BtPrax 1998, 194ff., AG Garmisch-Partenkirchen in BtPrax 1999, S. 207f

12 Organisation der Pflege

12.1 Teamorganisation

12.1.1 Stationäre Organisation

Bislang konnte keines der nachfolgenden Teammodelle wissenschaftlich eine eindeutige Überlegenheit hinsichtlich der Versorgung demenziell Erkrankter nachweisen. Die inhaltliche biografische Auseinandersetzung und der individuelle Zugang zu dem Betroffenen scheinen die wesentlichen Schlüsselkonzepte für die Versorgung zu sein. In der aktuellen Literatur werden Bezugspflegesystemen häufig favorisiert, jedoch kann auch die Bereichspflege unter Umsetzung eines erprobten Pflegekonzeptes (☞ Kapitel 6) eine gute Pflege Demenzerkrankter ermöglichen.

Alleine die traditionelle Funktionspflege erscheint wenig tauglich in der Versorgung demenziell Erkrankter, da sie häufige Wechsel von Bezugspersonen erzwingt, was zu deutlicher Irritation oder Symptomverschlechterung führen kann.

Funktionspflege

Die Funktionspflege ist ein stationäres Pflegesystem, in dem alle direkten und indirekten Pflegearbeiten so zusammengefasst und verteilt werden, dass jeweils ein Pflegender gleiche oder sich ähnelnde Aufgaben bei allen in Frage kommenden Klienten durchführt (☞ Abb. 12.1).

Bereichspflege und Gruppenpflege

Als Bereichs- oder Gruppenpflege wird ein stationäres Pflegesystem bezeichnet, bei dem jeweils eine Pflegende bei einer Gruppe von Klienten alle erforderlichen Pflegetätigkeiten durchführt (☞ Abb. 12.1). Die Verteilung der Klienten erfolgt in Einzelbereiche nach der Zusammenfassung einzelner Zimmer.

Primary Nursing n. Manthey (1980)

Kennzeichen des Primary Nursing sind:
- Zuteilung und Akzeptanz individueller Verantwortung für Entscheidungen einer Pflegeperson
- Arbeitszuweisung nach der Fallmethode
- Direkte Kommunikation
- Eine Person trägt die Verantwortung für die Pflegequalität bestimmter Klienten einer Station 24 Stunden pro Tag 7 Tage pro Woche

Im deutschen Sprachraum hat sich für das Primary Nursing der Begriff der **Bezugspflege** eingebürgert. Im Gegensatz zum Primary Nursing hat nicht eine Pflegende alleine die dauerhafte Verantwortung für einen Klienten. Die Verantwortung für die Pflege kann dem Team obliegen.

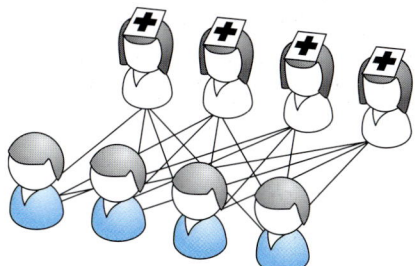

Funktionspflege

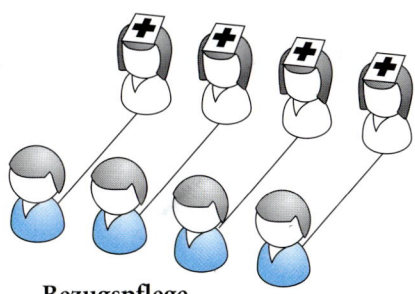

Bezugspflege

Abb. 12.1: Funktionspflege – Bereichspflege.

Ähnlich wie beim Primary Nursing werden jeden Tag die Klienten individuell den Pflegenden zugeordnet, der Bezug zwischen Pflegenden und Betroffenen baut sich durch die täglich wiederkehrende Zuordnung auf. Die Zuordnung erfolgt durch die Schichtleitung zusammen mit den Pflegenden. Wie auch beim Primary Nursing wird die in der jeweiligen Schicht verantwortliche Pflegende öffentlich gemacht. Sowohl Bewohner wie auch das übrige therapeutische Team sollen wissen, wer ihre Ansprechperson ist. Eng gefasst ist das Primary Nursing daher im eigentlichen Sinne eine Einpersonenbezugspflege.

12.1.2 Ambulante Organisation

Was bereits für den stationären Bereich erprobt ist, gilt in gleicher Weise auch für die ambulante Pflege. Wesentliches Merkmal der Demenzversorgung ist die Bezugspersonenstabilität. Auch für nur kurze pflegerische Handlungen oder der Verabreichung von Medikamenten sollte dieses Prinzip, wenn irgendwie möglich, gewahrt werden. Eine Umsetzung des Primary Nursing Modells ist dabei in der ambulanten Pflege genauso möglich wie im stationären Bereich (📖 1). In der Realität beklagen aber Klienten wie auch Angehörige den häufigen Personalwechsel, der dann zu teilweise auch aggressiver Abwehr der Versorgung durch den Betroffenen führen kann. Gerade in der ambulanten Pflege ist im Vergleich zum stationären Bereich immer zu beachten, dass die häusliche Umgebung besucht wird und eine erhebliche Verletzung der Privatsphäre des Betroffenen erfolgen kann.

12.2 Überleitungspflege und Entlassungsmanagement

Die Entlassung eines Betroffenen aus dem Krankenhaus in ein Pflegeheim bedeutet nicht nur für Demenzerkrankte einen erheblichen Einschnitt in ihr bisheriges Leben. Häufig kehren die zukünftigen Bewohner nach dem Krankenhaus nicht mehr in die eigene Wohnung zurück, sondern werden direkt in die neue Lebensumgebung entlassen. Aber auch die Entlassung in die bisherige Wohnung kann bedingt durch noch nicht ausgeheilte Krankheitsfolgen oder neue Behinderungen eine übermäßige Anforderung an den älteren Menschen darstellen. In der Sondersituation Demenzerkrankter kommt noch die Einstellung auf eine neue Umgebung hinzu, die zu einer Verstärkung von Orientierungsstörungen oder demenziellen Symptomen führen kann.

Bereits mit Aufnahme eines Betroffenen beginnt daher die Aufgabe der Entlassungsplanung. Um eine Pflegekontinuität zu erreichen, ist die rechtzeitige Kommunikation mit Angehörigen, Ärzten, ambulanten Pflegedienst oder Pflegeeinrichtungen notwendig. Bei der schwierigen Konstellation von körperlicher Erkrankung und psychischen Veränderungen gelingt dies im Fall von Demenzerkrankten nicht alleine durch die schriftliche Pflegeüberleitung, sondern häufig nur mit dem besonderen Instrument der Überleitungspflege anhand von Fallbesprechungen in der Klinik und in der häuslichen Umgebung. Hierdurch kann die Problematik einer „Drehtürpsychiatrie" verringert werden.

Das Deutsche Netzwerk für Qualitätsentwicklung in der Pflege hat 2002 zu dieser Fragestellung einen Expertenstandard Entlassungsmanagement erstellt.

Anforderungen an das Entlassungsmanagement

- Einbeziehung von Informationen aus der aufnehmenden Einheit

12 Organisation der Pflege

- Systematische Einschätzung des Entlassungsbedarfs
- Angebot gemeinsamer Pflegevisiten oder Fallbesprechungen
- Rechtzeitige Information der nachbetreuenden Einrichtung
- Abschließende Kontaktaufnahme mit dem nachfolgenden Pflegeteam, vor allem auch bei verhaltensauffälligen Demenzerkrankten oder einem hohen Risiko der Wiederaufnahme stellen sich zusätzliche Anforderungen
- Regelmäßige Einbeziehung von Betreuern/Angehörigen
- Eignung der nachbetreuenden Einrichtung hinsichtlich Konzepten und Vorerfahrungen
- Klärung wesentlicher Fragen zu
  - freiheitsentziehenden Maßnahmen,
  - Bedarfsmedikation,
  - Regelmedikation (Dosisanpassungen, Reduktionsnotwendigkeit, Nebenwirkungen),
  - Sturzgefährdung und
  - Gefahr des ziellosen Umherlaufens oder ungerichteten Verlassens der Einrichtung.
- Juristische Fragen
  - Betreuung nach Betreuungsgesetz mit Aktenzeichen, zuständigem Amtsgericht, Betreuer und Aufgabenkreise
  - (Vorsorge-)Vollmachten
  - Bestehen Patientenverfügung hinsichtlich lebensverlängernder Maßnahmen, Ernährung, Medikamente u.Ä.
- Mögliche Planung einer fachärztlichen Nachbetreuung
- Risiko hinsichtlich Suizidalität, aggressivem oder süchtigem Verhalten
- Wichtige biografische Daten
- Erfahrungen zu Kommunikation und individueller Umgang mit dem zukünftigen Bewohner

12.3 Netzwerkarbeit

Durch die Kombination aus psychischer und körperlicher Symptomatik und der unaufhaltsamen Progredienz benötigt der Demenzerkrankte wie kaum ein anderer Betroffener einen ganzheitlichen Therapien- und Versorgungsansatz. Kein Anbieter kann die notwendigen Leistungen alleine zur Verfügung stellen, professionelle Angebote müssen um die der Nachbarschaftshilfe, freiwilliger Helfer und anderer Initiativen ergänzt werden. Vernetzung dient aber auch dem informativen Austausch zwischen verschiedenen Berufsgruppen und Institutionen, zur Vermeidung von Doppeluntersuchungen und unnötigen Umwegen für Angehörige und Betroffene in der Diagnosestellung und Therapie (☞ Abb. 12.2). Wer letztlich in einer Versorgungsregion die „Führung" in der Vernetzung übernimmt, ist zweitrangig, bedeutsam ist vielmehr der Wille aller Beteiligten, das Konkurrenzdenken beiseite zu legen und sich offen für Kooperationen zu zeigen.

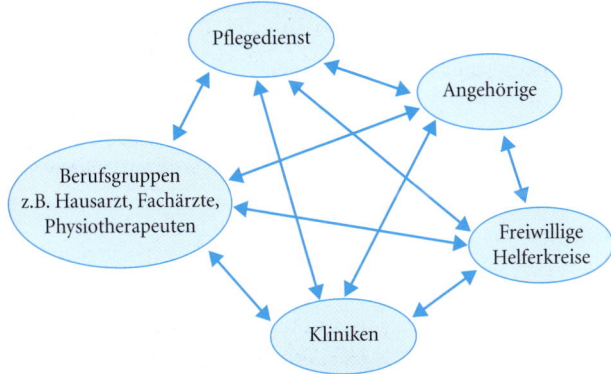

Abb. 12.2: Vernetzung in der Versorgung Demenzerkrankter.

Schwerpunkte der Vernetzung

- Informationsaustausch
- Qualitätssicherung der Beratung und Weiterbildung
- Verschiedene Zugangswege zu Diagnostik und Versorgung
- Übersektorale Versorgung
- Kooperation von Laienhelfern und Professionellen
- Institutionelle Versorgung
- Konsilarbeit in Kliniken
- Freiwillige Helferkreise

12.4 Fort- und Weiterbildung

Der Umgang mit Demenzerkrankten in der ambulanten und stationären Altenhilfe, aber auch in den Krankenhäusern und anderen Sektoren der medizinischen Versorgung erfordert in der Regel besondere Qualifikationen der Pflegenden und anderer Professionen.

Der stetige Wissenszuwachs und neue Techniken und Erfahrungen führen zu der Notwendigkeit der verbesserten Aus-, Fort und Weiterbildung aller Beteiligten. Für den Pflegebereich bestehen hier seit etlichen Jahren Rahmenempfehlungen, von denen hier exemplarisch das Konzept des Bayrischen Landespflegeausschusses in Auszügen dargestellt werden soll (2).

Die allgemeinen Schlüsselqualifikationen sind gut auf die spezielle Demenzpflege anwendbar, erweitert um bestimmte Schwerpunktthemen im Umgang mit demenzerkrankten Bewohnern oder ambulanten Klienten.

Man muss sicherlich nicht „zur Demenzversorgung geboren sein", aber aus den persönlichen Schlüsselqualifikationen wird deutlich, welche Kompetenzen eingefordert werden müssen.

Zweiter wichtiger Baustein ist die Bereitschaft zur Versorgung Demenzerkrankter in allen Berufsgruppen und hierarchischen Ebenen, wobei den Pflegedienstleitungen und Heimleitungen eine besondere Verantwortung zufällt. Sie müssen den kompetenten Umgang mit Demenzerkrankten modellhaft vorleben, um schriftliche Konzepte erlebbar zu machen.

Pflegende benötigen über die in der Ausbildung erworbenen Kenntnisse hinaus eine Vertiefung und Anpassung des Wissens hinsichtlich der Versorgung demenziell Erkrankter.

Berufsgruppen

Die Versorgung Demenzkranker erfordert die Einbindung aller Berufsgruppen in die Fort- und Weiterbildung, ausgehend vom betreuenden Kernteam:
- Pflege
  - Pflegedienstleitung
  - Gruppen-/Wohnbereichsleitungen
  - Pflegende
  - Pflegehelfer
- Andere Berufsgruppen
  - Hauswirtschaft, Hausmeister
  - Soziokultureller Dienst
  - Interne und externe Ergo-, Physio-, Kunst-, Musik- oder Altentherapeuten
  - Kooperierende Ärzte
  - Verwaltung
  - Küchenpersonal
  - Reinigungspersonal

12.4.1 Schlüsselqualifikationen von Pflegenden

Fachkompetenz

- Kenntnis und Akzeptanz des zugewiesenen Handlungsbereiches in der Pflege alter Menschen und in Alten- und Pflegeheimen
- Kenntnis von Betriebszielen, Träger- und Pflegeleitbild, Stationskonzept der Regelung der Weisungsbefugnisse
- Gestaltung der eigenen Arbeitsabläufe unter Wahrung der Würde, Selbstbestimmung, Privatsphäre und Rechtssicherheit der Bewohnerinnen und Bewohner
- Steuerung des Pflegeprozesses entsprechend der vorgegebenen Standards und des aktuel-

len Befindens der Bewohnerinnen und Bewohner
- Delegation und Kontrolle von Aufgaben an Hilfskräfte, Schülerinnen und Schüler, Praktikantinnen und Praktikanten sowie deren Anleitung
- Mitwirkung an der Sicherstellung und Weiterentwicklung von Pflegequalität und pflegerischen Standards
- Kenntnis und Einhalten gesetzlicher hygienischer und arbeitsschutzrechtlicher Vorgaben auf der Station
- Verhaltenssicherheit in Notfällen
- Fähigkeit zu Beratung, Anleitung und Begleitung

Methodenkompetenz

- Fähigkeit zu Empathie
- Mitgestalten des Stationsablaufes entsprechend den aktuellen Bedürfnissen und Fähigkeiten der Heimbewohnerinnen und Heimbewohner
- Situativ angepasstes Verhalten
- Fähigkeit zu Kooperation und Offenheit
- Fähigkeit zu prozesshaftem und zielorientiertem Denken und Handeln
- Problemlösungsfähigkeit
- Auswahl und Anpassung von Arbeitsmethoden, Pflegemethoden und geeigneten Pflege-, Pflegehilfs- und Sachmitteln
- Fähigkeit zur Gesprächsführung
- Fähigkeit, verschiedene Kommunikationsformen anzuwenden
- Analyse- und Entscheidungskompetenz

Sozialkompetenz

- Förderung des individuellen Lebensstils der Heimbewohnerin und des Heimbewohners, einschließlich Sterbebegleitung und Umgang mit Tod und Trauer
- Zusammenarbeit mit anderen aus akzeptierender Wertschätzung
- Team- und Kooperationsfähigkeit

- Fähigkeit zu konstruktiver Kritik
- Unterstützung der Beziehung zwischen Bewohnerinnen und Bewohnern, deren Bezugspersonen und sozialem Umfeld
- Fähigkeit zur verbalen und schriftlichen Weitergabe von Informationen in deutscher Sprache

Persönlichkeitskompetenz

- Fähigkeit, das eigene Handeln und Verhalten zu reflektieren
- Toleranz, Offenheit und Verlässlichkeit im Umgang mit Menschen im beruflichen Alltag
- Fähigkeit, Grenzen zu erkennen und damit umzugehen
- Bereitschaft zur persönlichen und beruflichen Weiterentwicklung
- Höflichkeit, Umgangsformen
- Konfliktfähigkeit
- Fähigkeit, die Folgen des eigenen Handelns einschätzen zu können, sowie die Bereitschaft, Verantwortung für das eigene Tun zu übernehmen

Ökologisch-systemische Kompetenz

- Bewusstsein zur Auseinandersetzung mit ethischen und moralischen Werten
- Fähigkeit und Bereitschaft zur Zuwendung und Abgrenzung
- Bereitschaft und Fähigkeit, sich mit Sinnfragen auseinander zusetzen
- Integrations- und Vernetzungsfähigkeit von Fach-, Methoden-, Sozial- und Persönlichkeitskompetenz
- Kulturelle und ethnische Aufgeschlossenheit
- Einhalten des Wirtschaftlichkeitsgebotes bei Personal- und Materialeinsatz
- Ressourcenschonendes und Vorbild gebendes Verhalten bei der Gestaltung von Arbeitsabläufen und bei Materialeinsatz und -entsorgung

12.4.2 Besondere inhaltliche Schwerpunkte im kompetenten Umgang mit Demenzerkrankten

- Kommunikation mit dem Betroffenen
- Kriseninterventions- und Deeskalationstechniken
- Krankheitslehre
- Umgang mit Medikamenten
- Erkennen von unerwünschten Wirkungen und Nebenwirkungen von Psychopharmaka
- Umgang mit herausforderndem Verhalten

12.4.3 Weiterbildungsformen

Weiterbildung
Fortsetzung oder Wiederaufnahme organisierten Lernens nach Abschluss einer ersten Bildungsphase und nach Aufnahme einer Erwerbstätigkeit oder nach einer Familienphase.

In vielen Bereichen werden mittlerweile die Begriffe Fort- und Weiterbildung gleichbedeutend gebraucht bzw. ganz durch den Begriff der Weiterbildung ersetzt. Der Begriff der Fortbildung wird häufig (Einkommenssteuer!) für Bildungsmaßnahmen gewählt, die sich auf den ausgeübten Beruf beziehen, während der der Weiterbildung deutlich weiter gefasst ist.

Im Folgenden werden die Bezeichnungen Fortbildung und Weiterbildung synonym verwendet.

Weiterbildungen können sowohl innerbetrieblich als auch extern durchgeführt werden. Neben staatlich anerkannten Weiterbildungen für Pflegende werden auch diverse Schulungsmaßnahmen und Weiterbildungen zu speziellen Fragestellungen oder Techniken angeboten.

Literatur

1. Hannelore Josuks, 2003, Primary Nursing: Ein Konzept für die ambulante Pflege
2. Konzept für die Fort- und Weiterbildung sowie Supervision in der Stationären Altenpflege 1999, http://www.stmas.bayern.de/pflege/konzept/konzstpf.pdf, 02/2007

13 Angehörigenarbeit

Die Versorgung Demenzerkrankter stellt im Vergleich zur Pflege nicht-demenziell Erkrankter eine besondere Herausforderung für den Angehörigen dar. Durch das Fortschreiten der Erkrankung steigt die Belastung mit Dauer der Pflege. Beinahe zwangsläufig geraten die Angehörige in psychische Konfliktsituationen, auf die sie in der Regel nur schlecht vorbereitet sind (☞ Abb. 13.1).

Belastungen für den pflegenden Angehörigen

- Gefühl des Ekels bei Inkontinenz
- Hilflosigkeit bei Konfrontation mit Aggressivität oder Affektschwankungen
- Zunehmende Entfremdung bei Wesensänderung
- Gefühl des verpassten Abschieds
- Zunehmende intrafamiliäre Konflikte
- Erzwungener Rollenwechsel
- Notwendigkeit, bestimmte Aufgabe (z. B. im Haushalt) übernehmen zu müssen
- Zunehmende Abhängigkeit
- Ungleichgewicht zwischen Geben und Nehmen in einer Partnerschaft
- Weniger eigene Aktivitäten oder Freiheiten (modifiziert nach 📖 3)

Je nach Erkrankungsstadium stehen verschiedene Probleme im Vordergrund – angelehnt an Demenzstadien nach Reisberg (☞ Kapitel 4.2.7 und Tabelle 16).

Das Wissen um das Entstehen von Symptomen und der neue Umgang mit Verhaltensänderungen bieten dem Angehörigen auch die Chance, neue Aspekte in der Partnerschaft zu erfahren. Das Erleben, dass viele Kränkungen oder Konflikte nicht willentlich durch den Betroffenen provoziert wurden, sondern Symptome einer Erkrankung darstellen, entlasten viele Angehörige.

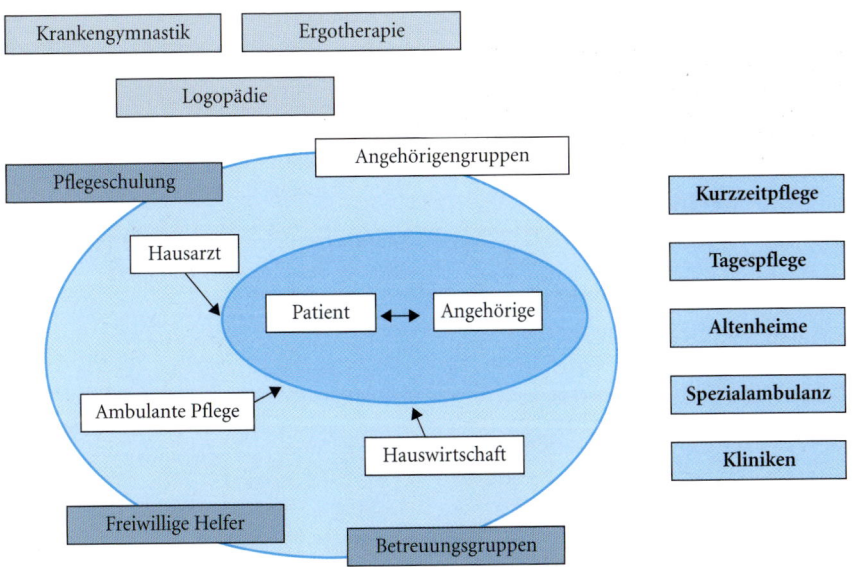

Abb. 13.1: Angehörigenarbeit – Grundlagen der Vernetzung/Hilfssystem.

Tabelle 16: Stadien der Demenz und damit verbundene Herausforderung an die Angehörigen

	Stadien	Herausforderung an Angehörigen
1	Kein kognitiver Abbau	Gewohnter Umgang mit dem Familienmitglied
2	Sehr leichter kognitiver Abbau	Idealbild des Betroffenen kommt ins Wanken, Zweifel an eigener Kompetenz, häufiger familiärer Streit
3	Leichter kognitiver Abbau	Die Hilfe erfordert zunehmend Zeit; die eigene Lebensplanung muss überdacht werden
4	Mäßiger kognitiver Abbau	Hilfe bei komplexen Aufgaben erforderlich, Finanzen müssen überwacht werden, dauernde Übernahme der Pflege
5	Mäßig schwerer kognitiver Abbau	Eltern-Kinder-Verhältnis dreht sich um, Tagesablauf muss organisiert und strukturiert werden, jetzt erst Erkenntnis der Demenzdiagnose, Aufgabe der Appelle ans Rationale
6	Schwerer kognitiver Abbau	Professionelle Pflegetechnik wird notwendig bzw. erforderlich, Pflegestufe muss beantragt werden, Kommunikation nur noch emotional
7	Sehr schwerer kognitiver Abbau	Bewusste oder unbewusste Erwartung des Todes; Schuldgefühle und Aggressionen

Positiv erfahrene Aspekte in der Partnerschaft

- Krankheitsbewältigung und Begleitung als gemeinsames Ziel
- Erfahrung des Angenommen-Seins trotz Einschränkungen
- Erfahrung des Gebens trotz schwerer Krankheit des Partners
- Erfahrung neuer Gemeinsamkeiten (neue Tätigkeiten)
- Erfahrung emotionaler Nähe trotz Konflikte
- Erleben der gemeinsamen Biografie durch Erinnerungsarbeit
- Möglichkeit, Gefühl der Trauer auszudrücken
- Gemeinsame Beschäftigung mit Sterben, Tod (modifiziert nach 3)

80–90 % aller Demenzerkrankten werden im frühen Stadium in der häuslichen Umgebung versorgt. In schwerem Stadium verbleiben noch 50 % zu Hause. Die Hauptlast der Versorgung tragen dabei Angehörige oder Ehepartner. Überwiegend pflegen Töchter und Schwiegertöchter den Betroffenen.

Neben der zeitlichen Aufwendung belasten dabei vor allem Konflikte bei Pflegemaßnahmen und finanzielle Probleme den Alltag. Die Sicherung der häuslichen Umgebung hängt damit neben den finanziellen Möglichkeiten vor allem auch von der Belastungsfähigkeit der pflegenden Angehörigen und dem Ausmaß der Verhaltensstörungen des Betroffenen ab. Verhaltensstörungen und Stress der Angehörigen stehen dabei in so enger Abhängigkeit, dass eine therapeutisch medizinische Versorgung eines Demenzerkrankten nur durch Unterstützung der direkten pflegenden Angehörigen gewährleistet werden kann.

Wissenschaftlich untersuchte Interventionen in der Angehörigenarbeit

- Psychoedukation (Schulungen)
- Unterstützungsangebote
- Psychotherapeutische Angebote
- Multimodale Angebote (Mischung aus Einzelangeboten, also Edukation, Psychotherapie, Beratung und Entspannung)
- Pflegeentlastende Angebote

Aus Sicht der Angehörigen sind die Konfrontation mit Verhaltensstörungen oder eine eigene körperliche/psychische Erkrankung die wesentlichen Gründe für eine Heimaufnahme des

Demenzerkrankten. Ziel von Angehörigeninterventionen ist daher neben der Steigerung des subjektiven Wohlbefindens (von Angehörigen und Betroffenen) auch die Reduktion von Verhaltensstörungen, um damit letztlich vermeidbare Heimaufnahmen zu verhindern oder zu verzögern.

Faktoren, die die Heimaufnahme eines Demenzkrankten aus der häuslichen Versorgung beschleunigen

- Niedrigere Bildung/soziale Schicht der Familie
- Hoher Pflegeaufwand des Betroffenen
- Niedriger MMST des Betroffenen (☞ Kapitel 4.2.1)
- Verhaltensstörungen
- Komorbidität (Mehrfacherkrankungen)
- Niedrige allgemeine Lebenszufriedenheit
- Fehlende ambulante Unterstützung
- Psychische/körperliche Erkrankung des Angehörigen

Die Kombination aus Schulung, konkreter Entlastung und Zurverfügungstellen von Ansprechpartnern in Krisenzeiten konnte in verschiedenen Studien zu einer Verzögerung bzw. Verhinderung der Heimaufnahme führen. Die Erfahrung zeigt dabei aber auch, dass in Einzelfällen eine frühzeitige Heimaufnahme das familiäre System entlastet und dann wieder eine konfliktreduzierte Beziehung möglich wird.

Nach einer Heimaufnahme endet die professionelle Angehörigenbetreuung nicht. Viele Familienangehörigen entwickeln Schuldgefühle oder Versagensängste, die sich im ungünstigsten Fall auf das zukünftige Pflegeteam projizieren können.

So gehört auch im stationären Bereich eine professionelle Angehörigenarbeit mit zur Versorgung Demenzerkrankter.

Angehörigeninterventionen im stationären Bereich

- Aufnahmegespräche
- Hausbesuch
- Angehörigencafé
- Beteiligung der Angehörigen am Alltag
- Angehöriger als Pflegeexperte
- Offene Kommunikation über Probleme und herausforderndes Verhalten
- Angehörige zu Fallbesprechungen einladen

Empfehlenswert ist ein konsequentes vorstationäres Aufnahmemanagement, das neben frühen ambulanten Kontakten zur Einrichtung (Café, Tagespflege) auch einen vorherigen Hausbesuch beinhaltet. Das „Mehr an Zeit" vor der eigentlichen Aufnahme spart im weiteren Verlauf den höheren Aufwand in der Auseinandersetzung mit etwaigen herausfordernden Verhaltensweisen des Demenzerkrankten oder Konflikten mit den Angehörigen.

Viele Altenpflegeeinrichtungen sind darüber hinaus dazu übergegangen, eine umfassendere Beratung anzubieten, die auch schon weit vor dem eigentlichen Einzug ansetzt. Durch komplexe Angebote der Einrichtung wie Tagespflege, Kurzzeitpflege, Wohngruppen, vollstationäre Versorgung und ambulante Angeboten (Betreuungsgruppen, Informationsveranstaltungen) gelingen eine höhere Akzeptanz und der „weichere" Übergang in die Einrichtung.

Schulung pflegender Angehöriger

Vielfach resultieren Konflikte in der Pflege aus einem fehlenden Wissen der Angehörigen um Erkrankungssymptome und Kommunikationsregeln mit dem Betroffenen. In Schulungsreihen erhalten die Angehörigen Informationen

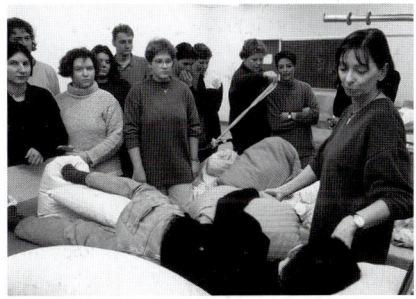

Abb. 13.2: Schulung pflegender Angehöriger. [K157]

zum Krankheitsbild und Hilfemöglichkeiten. Verschiedene Schulungsreihen konnte eine positive Auswirkung auf das Wohlbefinden der Angehörigen und Betroffenen oder eine verzögerte Heimaufnahme des Betroffenen nachweisen. Daher gehören sie mittlerweile zu den Standards der ambulanten Dementenbetreuung (Abb. 13.2).

Schulungsinhalte

- Information zum Krankheitsbild
- Erkrankungsbilder, Symptome, Erkennen, Therapiemöglichkeiten
- Zeitpunkt und Grund für Heimaufnahme eines Demenzerkrankten
- Umgang mit Unruhe, Aggressivität und Schlafstörungen
- Körperliche Erkrankung des pflegenden Angehörigen
- Psychische Belastungsreaktion des pflegenden Angehörigen
- Suchterkrankungen bei Pflegenden und Betroffenen
- Juristische Vorsorge
- Ernährung
- Kommunikation im Alltag
- Unterstützungsmöglichkeiten und Betreuungsgruppen
- Freiwillige Helferkreise
- Heimplatzsuche und Finanzierung, Tagespflege und Kurzzeitpflege
- Beantragung von Pflegestufen
- Leistungen des Versorgungsamtes

13.1 Einbeziehung von Angehörigen

Durch die Notwendigkeit, professionelle Pflege hinzuzuziehen oder eine Heimaufnahme des Demenzerkrankten zu veranlassen, geraten viele pflegende Angehörige in eine krisenhafte Situation. Vergegenwärtigt man sich, dass dem letztendlichen Loslassen ein teilweise jahrelanger Prozess vorausging, wird späteres Verhalten oder Konflikte verständlich. Selbst bei intakten familiären Beziehungen bedeutet die Heimaufnahme eine erhebliche Belastung für den bislang pflegenden Angehörigen. Insuffizienzgedanken, das Gefühl des „gebrochenen Versprechens" oder Schuldgefühle prägen die erste Phase der Heimübersiedlung. Hier wird es immens wichtig, den Angehörigen zu „entschulden", ihn in seiner Entscheidung zu bestärken, aber auch gleichzeitig die Grenzen der stationären Pflege zu erläutern. Niemand kann sich zeitlich in dem Umfang um einen Erkrankten kümmern, wie dies zuvor durch einen Angehörigen in 24-Stunden Versorgung gewährleistet wurde.

Daneben ergeben sich im Alltag aber auch wiederholt krisenhafte Angehörigenkontakte. Psychodynamisch entstehen Konflikte mit pflegenden Angehörigen zumeist aus deren Beziehungskonflikten zu dem Demenzerkrankten. Pathologische Familienbeziehungen entladen sich dann projektiv auf das Pflegeteam, das entwertet oder kontrolliert wird.

Das Einbeziehen der ehemals pflegenden Angehörigen gehört daher zu einem sachgerechten Umgang. Obwohl individuell sehr unterschiedlich haben sich einige wesentliche Punkte bewährt.

Einbeziehung von Angehörigen in der Pflege Demenzkankter

- Gemeinsame Aufnahmegespräche
- Hinzuziehen zu Fallkonferenzen
- Vermitteln von Arztkontakten durch das Pflegeteam
- Gemeinsame Pflegevisiten
- Gemeinsame Biografiearbeit
- Unterstützung in der Zimmergestaltung
- Hilfe bei den Mahlzeiten
- Wertschätzung durch pflegeunterstützende Tätigkeiten
- Angehörige als Ratgeber und Spezialisten im Umgang mit herausforderndem Verhalten
- Schutz des Angehörigen durch Entbindung von zu häufigen Besuchen

13.2 Unterstützungsarbeit und Betreuungsgruppen

Die Entlastung pflegender Angehöriger ist das Hauptziel der ambulanten Angehörigenarbeit. Ziel ist dabei neben der Heimverzögerung auch die Stärkung des individuellen Wohlbefindens von Angehörigem und Betroffenen. Keine Einzelmaßnahme kann dabei für sich eine Verbesserung erbringen, erst die Kombination von verschiedenen Beratungs- und Betreuungsangeboten zeigt einen nachweisbaren Effekt. Zu den integralen Bestandteilen gehört dabei neben der Beratung und Angehörigenschulung auch die Bereitstellung oder Vermittlung eines Ansprechpartners in Krisen und die zeitliche Entlastung in der Pflege durch Betreuungsgruppen oder professionelle Helfer. Zu diesem Zweck bestehen in Deutschland mittlerweile eine Vielzahl an freiwilligen Helferkreisen und stundenweise Betreuungsgruppen.

Betreuungsgruppen

In regelmäßigem Turnus werden im kleinen Kreis Alltagsfertigkeiten, wie Backen oder Kochen, bzw. leichtere Beschäftigungsmaßnahmen angeboten. Schwerpunkt liegt nicht in der Therapie, sondern vielmehr in den Sozialkontakten und in der Wertschätzung des Betroffenen. Aus diesem Grund ist es häufig notwendig, die Angehörigen von einer Teilnahme zu „befreien". Die Angehörigen erfahren dadurch erstmals einen nicht mehr gekannten Freiraum, viele Betroffenen „blühen" durch Wegfall der bisherigen Kontrolle häufig auf. Eigene Erfahrungen zeigen, dass viele Angehörige dann aber Schwierigkeiten haben, mit der neu gewonnenen Freiheit umzugehen. Statt die Zeit für sich zu nutzen, wird der „Freiraum" nur für neue Arbeiten gebraucht. Hier bewährt es sich, mit den Angehörigen im Vorfeld bereits mögliche Gestaltungsideen zu besprechen.

Finanziert werden viele Betreuungsgruppen im Rahmen des Pflegeleistungsergänzungsgesetzes (☞ Kapitel 11.5.2).

Urlaub von pflegenden Angehörigen mit dem Betroffenen

Seit einigen Jahren haben sich vermehrt Anbieter dazu entschlossen, zeitlich begrenzte Urlaubsmaßnahmen mit professioneller Unterstützung anzubieten (☞ Abb. 13.3). Neben der Tagesbetreuung der Betroffenen bieten sie gemeinschaftliche Unternehmungen mit und ohne den Erkrankten an. Dem Alltagsstress entrissen zeigen viele Erkrankte plötzlich wieder eine „neue" Seite mit verloren geglaubten Kompetenzen. Vermittelt durch die regionalen Alzheimer-Gesellschaften oder Demenz-Service-Zentren (NRW) werden diese Angebote sowohl Individualreisenden angeboten, aber auch in Form von organisierten Gruppenreisen.

Die Reise und Zusatzkosten müssen in der Regel selbst bezahlt werden. Zusätzliche Kosten für Pflege und Betreuung können auch mit der Pflegekasse im Rahmen der sogenannten Verhinderungspflege abgerechnet werden.

Voraussetzungen

- Gruppenzusammensetzung
  - Überschaubare Gruppen, empfehlenswert 10 Paare, höchstens 15 Kranke und 15 Angehörige
  - Ausreichende Zahl von Betreuern, mindestens ein Betreuer pro Erkranktem
  - Vorherige Treffen zum Kennen lernen
  - Betreuer, darunter Laienhelfer, Pflegende in der Ausbildung, Altenpfleger/innen

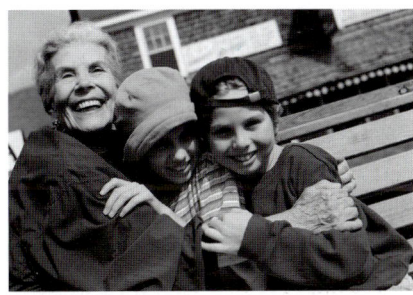

Abb. 13.3: Urlaub von Angehörigen mit den Betroffenen. [J668]

und Altentherapeuten mit spezieller Ausbildung
- Tagesbetreuung für jeden Kranken
- Für nachts Notbereitschaftsdienst
- Auswahl des Urlaubsortes
  - Weniger weite Strecken
  - Rückkehr im Notfall für Angehörige wichtig
  - Lange Fahrten stellen eine starke Belastung dar
  - Rollstuhlfähigkeit
  - Einkaufsmöglichkeiten in der Nähe auch zum Bummel
- Auswahl des Hotels
  - Hotels muss sich auf Gruppe mit ihren Besonderheiten einstellen
  - Zimmer behindertengerecht/barrierefrei
  - Wenn möglich getrennte Zimmer zum Schlafen für Ehepaare
  - Sozialstation vor Ort
  - Separater Raum für die Mahlzeiten, Vollpension
  - Betreuer müssen schon vorher in den Esssaal, um die Tische vorzubereiten
  - Mittagsmenü und Abendessen, Frühstück als Buffet

Informationen: Deutsche Alzheimer-Gesellschaft Berlin, Demenzservice-Zentren NRW, Alzheimer Initiative e.V.

13.3 Angehörigenabende und Gesprächskreise

Die Versorgung und Pflege eines Demenzkrankten zu Hause oder in der Familie führt zu einer erheblichen Belastung der pflegenden Angehörigen. Durch Gesprächskreise und Angehörigenabende erfahren sie psychische Stütze und erhalten zusätzliche Informationen für den Umgang. In den letzten Jahren hat es sich gezeigt, dass die einzelnen Angehörigen von unterschiedlichen Angeboten profitieren. Nicht jeder fühlt sich in einer Selbsterfahrungsgruppe wohl, ein andere ist eher auf der Suche nach Verständnis und Halt durch andere in ähnlicher Situation. Allen Modellen gemeinsam ist aber die gute Entlastungsmöglichkeit für den Angehörigen und daraus in der Regel auch eine Verbesserung der häuslichen Pflegesituation und damit auch des Wohlbefindens des Demenzerkrankten.

Viele Angehörige scheuen aber den Kontakt zu Gesprächskreisen.

Gründe, nicht an einer Angehörigengruppe teilzunehmen

- Scham
- Ängste vor Gruppen
- Abendveranstaltung
- Angst vor Dunkelheit
- Eigene körperliche Beeinträchtigung
- Themen der fortgeschrittenen Erkrankung, die lieber verdrängt werden
- Anreise nicht möglich oder zu weit
- Keine Versorgung des Demenzerkrankten in der Zeit der Veranstaltung

Hier empfiehlt sich die Beratung im Einzelgespräch, der häuslichen Umgebung oder aber der telefonische Kontakt.

Für eine Stabilisierung der häuslichen Situation und damit die Verzögerung einer Heimaufnahme sind im Wesentlichen drei Bausteine notwendig:

- Informationsvermittlung und Schulung im Umgang/in der Kommunikation
- Psychische Entlastung und Wertschätzung
- Möglichkeiten des Kontaktes im Notfall

Für sich alleine zeigt keine dieser Maßnahmen eine Wirksamkeit hinsichtlich der Heimvermeidung.

Angehörigenabend

An den Angehörigenabenden treffen sich professionell geleitete Angehörigengruppen mit zumeist 10–30 Teilnehmern. Dies sind offenen Gruppen, in denen entweder feste Themen behandelt werden oder Fragen, die die Teilnehmer mitbringen, beantwortet werden. Die Gruppenleitung sollte konstant sein, wenn möglich sollte eine zweite Berufsgruppe an dem Abend teilnehmen. Empfohlen werden Zweierkombinationen aus den Berufsgruppen Pflege-Sozialarbeit-Arzt.

Die Gruppen werden überwiegend von Kindern Demenzerkrankter besucht, auf deren Initiative nehmen auch Ehepartner an der Gruppe teil. Der Schwerpunkt liegt in der Informationsvermittlung und der ersten Gewöhnung der Teilnehmer an Gruppenarbeit.

Angehörigenselbsthilfegruppen und Gesprächskreise

Die Angehörigenselbsthilfegruppen sind von selbst betroffenen Angehörigen geleitete Gruppe von zumeist 5–15 Teilnehmern. Die Gruppen stehen in der Regel jedem offen, haben aber einen deutlich kontinuierlicheren Anspruch als die offenen Angehörigenabende. Der Schwerpunkt liegt auf dem gegenseitigen Austausch und der Stützung durch andere Gruppenteilnehmer. Aus den Gruppen entstehen auch Hilfesysteme, die über die Gruppe hinaus Bestand haben. Die überwiegende Anzahl an Alzheimer-Gesellschaften entstand aus diesen Angehörigen- oder Selbsthilfegruppen, oder aber bieten eben diese Gruppen an. Bei Informationsbedarf ziehen die Angehörigengruppen Spezialisten zu einem bestimmten Thema an einen Gruppentermin hinzu.

Alzheimer-Gesellschaften

Deutsche Alzheimer Gesellschaft

Die Deutsche Alzheimer Gesellschaft (DAG) ist der Bundesverband von Alzheimer Landesverbänden sowie von regionalen und örtlichen Gesellschaften. Sie wurde 1989 als gemeinnütziger Verein gegründet. Die Arbeit wird ganz überwiegend ehrenamtlich geleistet.

Ziele (zitiert aus dem Internetangebot der DAG, 📖 2):
- Verständnis und Hilfsbereitschaft in der Bevölkerung für die Alzheimer-Krankheit und andere Demenzerkrankungen fördern
- Gesundheits- und sozialpolitische Initiativen anregen
- Die Krankheitsbewältigung der Betroffenen und die Selbsthilfefähigkeit der Angehörigen verbessern
- Entlastung für die Betreuenden schaffen durch Aufklärung, emotionale Unterstützung und örtliche Hilfe
- Zusammenarbeit und fachlicher Austausch mit den regionalen Alzheimer-Gesellschaften
- Unterstützung wissenschaftlicher Forschung über Demenzerkrankungen und Versorgungsmöglichkeiten
- Neue Betreuungs- und Pflegeformen entwickeln und erproben

Die Deutsche Alzheimer Gesellschaft veranstaltet regelmäßige Jahrestagungen und diverse Fachveranstaltungen, sie unterstützt Forschungsvorhaben und stellt Informationsmaterial zur Verfügung. Zudem hat sie im Januar 2002 das bundesweite „Alzheimer-Telefon" eröffnet. Unter der Rufnummer **01803–171017** werden Angehörige, Betroffene und alle Rat Suchenden montags bis donnerstags von 9.00 – 18.00 Uhr und freitags von 9.00–15.00 beraten. Die Telefongebühren betragen 9 Cent pro Minute.

Regionale Alzheimer Gesellschaften

Die Alzheimer-Gesellschaften der Region bieten wohnortnahe Beratungsmöglichkeiten, veranstalten Gesprächskreise und Schulungsreihen und setzen sich in politischen Gremien für die Belange von Betroffenen und deren Angehörige ein. Über die Deutsche Alzheimer Gesellschaft bzw. über Landesverbände erhält man die regionalen Kontaktdaten.

Deutsche Alzheimer Gesellschaft Berlin: **http://www.deutsche-alzheimer.de**

Schulungsreihen für pflegende Angehörige

Die bekannteste Schulungsreihe für pflegende Angehörige wurde von der Deutschen Alzheimer Gesellschaft entwickelt und wird mittlerweile an vielen Spezialzentren, durch regionale Alzheimer Gesellschaften oder durch andere Träger durchgeführt. Die Schulung „**Hilfe beim Helfen**" beinhaltet insgesamt 7 Treffen in 2-wöchigem Abstand mit einer 2-stündigen Dauer. Die Gruppen werden professionell geleitete und haben anders als Gesprächskreise oder Angehörigenabende einen schulischen Charakter, wobei auch hier das gegenseitige Stützen und der Erfahrungsaustausch wie auch in anderen Gruppen nicht zu kurz kommen. Ziel ist aber vorrangig die Wissensvermittlung zum Krankheitsbild, zum Umgang und in der Kommunikation sowie zu sozialrechtlichen Fragen.

Häuslicher Besuchsdienst

Häusliche Besuchsdienste werden in der Regel in zwei verschiedenen Formen angeboten:
- Professionelle Pflegedienste oder selbstständige Betreuer für Demenzbetroffene bieten häusliche Entlastungen für Selbstzahler an. Der Dienst wird im Normalfall nicht durch die Pflegekasse übernommen. In Einzelfällen wurde aber eine Zertifizierung bei dem Landesversorgungsamt angestrebt, so dass Leistungen über das Pflegeleistungsergänzungsgesetz zum Teil erstattet werden können (☞ Kapitel 11.5.2).
- Eine zweite Alternative stellen freiwillige Helferkreise dar. Ausgebildet in einem Umfang von ca. 30 Stunden können sie die Angehörigen in der häuslichen Umgebung unterstützen. Die Freiwilligen sind daneben noch in Betreuungsgruppen oder Alzheimer Cafés tätig. Informationen hierzu bieten die Deutsche Alzheimer Gesellschaft, die Demenz-Service-Zentren oder lokale Angehörigengruppen oder Beratungsstellen der Altenhilfe.

Alzheimer Cafés

Unter dem Begriff Alzheimer Café werden aktuell zwei verschiedene Einrichtungen verstanden.
- In Deutschland entwickelten sich die Alzheimer Cafés zumeist als Tanzcafé oder in Begegnungsstätten als Ort der Gesellichkeit und zum gemeinschaftlichen Austausch zwischen Angehörigen und Betroffenen. Veranstalter sind dabei lokale Alzheimer-Gesellschaften, Betreuungsgruppen, Begegnungsstätten oder Altenhilfeeinrichtungen.
- In Holland begründeten sich auf die Initiative des Psychologen Bére Miesen Alzheimer Cafés als ein Treffen von Betroffenen, Angehörige oder anderen Spezialisten in entspannter Umgebung, um über die Erkrankung sprechen, miteinander zu diskutieren und Informationen zum Krankheitsbild auszutauschen. Ziel war die Enttabuisierung der Erkrankung und Unterstützung in der Trauerarbeit oder in der Belastung als Betroffener oder Pflegender.

Das erste derartige Alzheimer Cafe wurde 1997 eröffnet und fand zunächst an der Universität Leiden statt, schnell mit steigender Teilnehmerzahl von bis zu 80 Personen. Mittlerweilen begründet sich vor allem in Holland, Belgien und England eine Vielzahl ähnlicher Treffen.

Schwerpunkte und Ziele der Alzheimer Cafés n. Miesen

- Informationsvermittlung von medizinischen und psychosozialen Aspekten demenzieller Erkrankungen
- Offenes Sprechen über eigene Probleme und Erfahrungen
- Emanzipation von Betroffenen und deren Familien
- Heraustreten aus der Isolation (📖 4)

13.4 Spezialzentren

Gerontopsychiatrische Zentren

Entsprechend der Definition der Expertenkommission (📖 1) und dem „Leitfaden für die ambulante und stationäre gerontopsychiatrische Versorgung" des Bundesministeriums für Gesundheit von 1999 spricht man von einem gerontopsychiatrischen Zentrum, wenn in seinem Kernbestand eine teilstationäre Behandlungs- und Rehabilitationseinrichtung (Tagesklinik), ein ambulanter Dienst und eine Altenberatung einbezogen oder in der Entwicklungsphase sind. Die Arbeitsweise des gerontopsychiatrischen Zentrums soll treibende

Kraft der gerontopsychiatrischen Versorgung in einer Region sein.

Daher stehen nicht nur demenziell erkrankte Betroffene im Fokus des Zentrums, sondern alle älteren Menschen mit psychischen Erkrankungen wie Depression, Suchterkrankungen, Belastungsstörungen oder neurotischen Erkrankungsbildern.

Das gerontopsychiatrische Zentrum soll in einer Versorgungsregion die Prävention, Behandlung, Rehabilitation und Pflege von psychisch kranken alten Menschen im teilstationären klinischen Bereich so fördern, dass eine adäquate, effiziente, qualifizierte und dabei patientenorientierte Versorgung möglich ist. Es soll ein Bindeglied zwischen stationären und nichtstationären Einrichtungen sein. Zudem soll es die Zusammenarbeit zwischen allen Einrichtungen und Dienstleistungsbetrieben, die für psychisch kranke alte Menschen in einer Versorgungseinrichtung vorhanden sind, optimieren.

Das gerontopsychiatrische Zentrum soll nach Möglichkeit bei jedem psychisch kranken alten Menschen ein gerontopsychiatrisches Assessment durchführen, damit in einer Versorgungsregion die vorhandenen Kapazitäten optimal ausgenützt werden können.

Daneben bilden Fort- und Weiterbildungen sowie der Vernetzungsgedanke eine gewichtige Rolle in dem Selbstverständnis der Zentren. Im Vergleich zu geriatrischen Zentren sind die Zentren in der Regel psychiatrischen Krankenhäusern angegliedert, zumeist im Rahmen einer Institutsambulanz. In einem gerontopsychiatrischen Zentrum arbeiten neben Ärzten auch Pflegende, Sozialarbeiter oder auch andere Berufsgruppen wie Ergotherapeuten oder Physiotherapeuten. Regional ist die personelle Ausstattung dabei sehr unterschiedlich und im Wesentlichen abhängig von der jeweiligen Finanzierung.

Memory Clinics und Gedächtnisambulanzen

Die ersten Gedächtnisambulanzen und Memory Clinics entstanden nach 1980 zunächst in England und den USA, 1986 auch in München und Basel.

Das Ziel von Gedächtnisambulanzen und Memory Clinics (MC) ist die Verbesserung der Diagnostik und Therapie von Hirnleistungserkrankungen. An erster Stelle steht dabei zunächst die Frühdiagnostik von primären Demenzformen und die Abgrenzung von sekundären Demenzerkrankungen bzw. das Erkennen von normalem Altern, depressiven Störungsbildern oder Verwirrtheitszuständen (☞ Abb. 13.4).

Neben der Diagnostik werden soziale und psychologische Maßnahmen eingeleitet, daher stehen in den meisten Einrichtungen multiprofessionelle Teams zur Umsetzung dieses Ziels zur Verfügung. Neben Ärzten und Psychologen sind dies unter anderem Sozialarbeiter oder Pflegende.

Die Einweisung in eine MC erfolgt in der Regel über den Haus- oder Facharzt. Die Zentren sind zumeist an psychiatrische oder neurologische Kliniken angebunden. Einige MC sind Teil eines gerontopsychiatrischen oder geriatrischen Zentrums.

Untersuchungsablauf in einer Memory Clinic

- Anamnese (Fremd- und Eigenanamnese)
- Körperliche Untersuchung
- Blutlaboruntersuchungen
- Neuropsychologische Untersuchung
- Angehörigengespräch
- Assessment hinsichtlich Alltagskompetenz

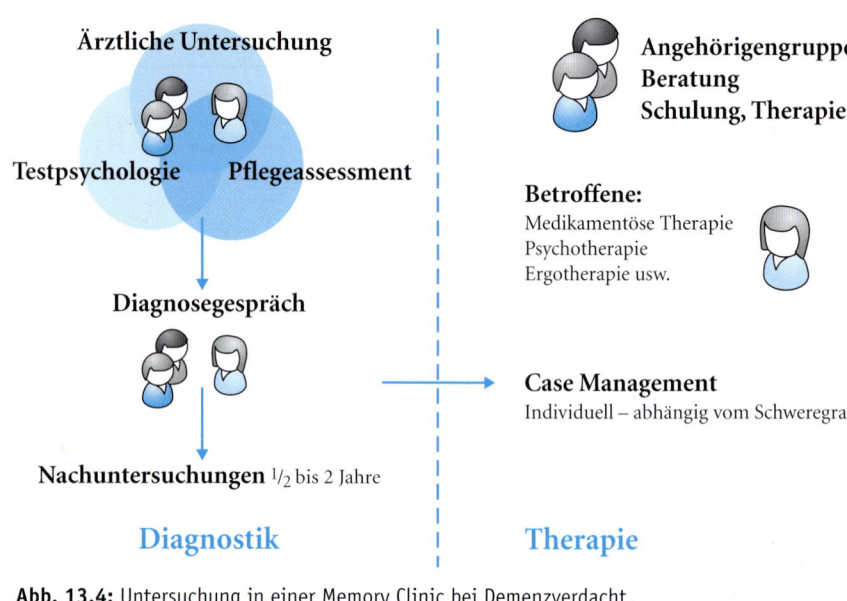

Abb. 13.4: Untersuchung in einer Memory Clinic bei Demenzverdacht.

Literatur

1. Bundesministerium für Jugend, Familie, Frauen und Gesundheit Empfehlungen der Expertenkommission der Bundesregierung zur Reform der Versorgung im psychiatrischen und psychotherapeutisch/psychosomatischen Bereich. Bonn, 1988.
2. Deutsche Alzheimer Gesellschaft, Satzung und Ziele, http://www.deutsche-alzheimer.de, Februar 2007
3. Janssen PL: Leitfaden Psychosomatische Medizin und Psychotherapie. Köln: Deutscher Ärzte-Verlag, 2006
4. Miesen B, Blom M.: The Alzheimer Café, A Guidline Manual for setting one up, Übersetzung aus 'Handleiding Alzheimer Café', http://www.alzheimercafe.co.uk, 11/2006

Index

A

Acetylcholin 75
Acetylcholinesterase-Hemmer 77
Acetylcholin-Mangel-Hypothese 1
AEDL 99
– Hauptaufgaben 99
– Indikatoren 99
– Nebenaufgaben 99
Aggressivität 18
Agitiertheit 16, 17, 103
Agnosie 12
Akathisie 103
Akuter Verwirrtheitszustand 43
Alkohol 41, 81
Alkoholdemenz 41
Altenpflegegesetz 86
Alzheimer Cafés 196
Alzheimer, Alois 1
Alzheimer-Gesellschaften 195
Alzheimer-Krankheit 30
– Ursachen 30
– Verlauf 9
Ambulante Pflege 167
Amyloid 30, 84
Analgetika 40
Angehörige 189
– Angehörigenabend 194
– Belastungen 189
– Einbeziehen 192
– Gesprächskreise 195
– Selbsthilfegruppen 195
Angst 14
Anitoxidanzien 82
Anosognosie 12, 26
Antidementiva 76, 77
Antidepressiva 76
Antipsychotika 76
Apathie 17
Aphasie 11
– amnestische 11
– globale 12
– semantische 11
Apoplex 33
Apraxie 12, 110
Aspiration 22
Assessment 125
Axura 77

B

Barthel-Index 61
Bartholomeyczik, Sabine 143
Basale Stimulation 141
Bayer-ADL 61
BEHAVE-AD 52
Benzodiazepine 40
Bereichspflege 183
Bestehlungsidee 16
Bestehlungswahn 16
Betreuungsgruppen 193
Betreuungsverfügung 175
Beziehungsgestaltung, Leitlinien 136
Bildgebende Verfahren 45, 62
Bindungsarbeit 68
Bindungsstörungen 69
Biografie 68
Biografie, thymopsychische 93
Biografiearbeit 69
Böhm, Erwin 92
Botenstoffe 75
Boxer-Syndrom 38
BPS 59
BPSD 13
Bradford Dementia Group 146

C

Capgras-Syndrom 16
CCT 62
Chorea Huntington 29
Clinical Dementia Rating 57
Cohen-Mansfield 52
Creutzfeld-Jacob-Erkrankung 29

D

DCM
  Siehe Dementia Care Mapping 146
de Kooning, Willem 3
Degenerationslehre 1
Degenerative Demenzen 29
Delir 43
Dementia Care Mapping 146
Dementia pugilistica 38
Demenz
– Biomarker 64
– degenerative 9
– Diagnostik 45
– Formen 29
– Genetik 81
– Geschichte 1
– Kognitive Symptome 10
– Kosten 6
– Leichte Demenz 26
– medikamentös bedingt 40
– Mittelschwere Demenz 27
– Neuerkrankungen 5
– Primäre Demenzformen 29
– Psychische Symptome 13
– Risikofaktoren 84
– Schwere Demenz 27
– Schweregrad 56
– Sekundäre Demenzformen 37
– sporadische 81
– Sprachstörungen 11
– Stadien 56
– Stoffwechselbedingte Demenzformen 41
– Türöffner 139
– Verlauf 9
– Warnzeichen 24
Demenzsyndrom 29
– Kennzeichen 9
DemTect 50
Depression 42
– Skalen 52
Diskontinuität 100
Dopamin 75
Drei-Welten-Konzept 95

E

Ebixa 77
ECPA 53
Einwilligungsfähigkeit 178
Einwilligungsvorbehalt 178
Endokrinopathien 41
Entlassungsmanagement 184

Entwicklung 114
EPS 80
Erfolglosigkeit, kognitive 96
Ergotherapie 72
Erinnerungsarbeit 69
Ernährungsbedürfnisse 24
Erreichbarkeitsstufen 94
– Höhere Antriebe 94
– Intuition 95
– Mutterwitz 94
– Prägung 94
– Seelische Grundbedürfnisse 94
– Sozialisation 94
– Urkommunikation 95
Essverhalten 22
Evaluation 145
Exemplarische Pflegeplanung
– Abwehr 161
– Aggression 157
– Heimatlosigkeit 159
– Nahrungsverweigerung 148
– Rückzug 155
– Rufen 150
– Wandern 152
Extrapyramidal-motorische Symptome 80

F

Fachkompetenz 186
Fallbesprechung 145
Feil, Naomi 1, 139
Fixierung 179
Folsäure 41
Fördernde Prozesspflege 99
Fortbildung 186
Fragebögen 46
Fragmentierung 100
Freiheitsentziehende Maßnahmen 179
Frontotemporale Demenz 35
FTD 35
Funktionspflege 183

G

Ganzheitlichkeit 100
GDS
  Siehe Geriatric Depression Scale 52

GDS
  Siehe Global Deterioration Scale 56
Geriatric Depression Scale 52
Gerontopsychiatrische Zentren 196
Geruch 22
Gesamtbehandlungskonzept 65
Geschäftsfähigkeit 178
Geschmack 22
Gesetzliche Betreuung 174
– Aufgabenkreise 174
– Unterbringung 174
– Vergleich zu Vollmacht 176
– Voraussetzungen 174
Ginkgo 77
Global Deterioration Scale 56
Glutamatantagonisten 77
Gruppenpflege 183

H

Halluzinationen 15
Harninkontinenz
– Belastungsinkontinenz 22
– Dranginkontinenz 22
– Kognitive Inkontinenz 21
– Überlaufinkontinenz 22
Häuslicher Besuchsdienst 196
Held, Christoph 95
Herausforderndes Verhalten 13
Hippocampus 30, 62
Hirninfarkt 33
Hirntumor 29
Horn, Carolus 3
Hydrozephalus 29
Hypoglykämie 41
Hyponatriämie 41
Hypothyreose 41

I

IADL 61
Impfung 84
Indikatoren 99
Infantilisieren 92
Inkongruenz 100
Insomnie 111
Insulinresistenz 80
Integrative Validation 139
Interaktionen, positive 140

Interaktionsstufen 93
Internalisieren 94
Inzidenz 5
Ischämie 33

K

Kinästhetik 74
Kitwood, Tom 91
Kognitive Symptome 10
Kommunikation 138
Kompetenz, ökologisch-systemische 187
Konfabulationen 41
Kongruenz 100
Kontinuität 100
Konzept
– integratives 169
– segregatives 169
Körperliche Symptome 19
Körperliche Störungen 55
Korsakow-Syndrom 41
Kraniale Computer-Tomographie (CCT) 45
Kreativtherapie 71
Krohwinkel, Monika 99
Kunsttherapie 72
Kurzzeitpflege 168

L

Laboruntersuchungen 63
LBD 37
Leichte kognitive Störung 42
Lewy-Körperchen-Demenz (LBD) 37
Lind, Sven 142
Liquor 63
Logopädie 73

M

Magnetresonanz-Tomographie (MRT) 45
Mappings 147
MCI 42
Memantin 77
Memory Clinics 197
Metabolisches Syndrom 80
Methodenkompetenz 187
Miesen, Bére 196
Milieugestaltung 142

Milieutherapie 70, 85
Mini Mental Status Test 47
MMST 137
MMT 47
Mobilitätseinschränkungen 20
Morbus Alzheimer 30
Morbus Binswanger 33
Morbus Parkinson 29
Morbus Pick 36
Motto ABC 138
MRT 62
Multiinfarktdemenz 33
Musiktherapie 72

N

Netzwerkarbeit 185
Neurofibrilläre Bündel 30
Neuropsychiatrisches Inventar NPI 52
NIC 137
Nichtdegenerative Demenzen 29
Nimodipin 77
NMDA-Rezeptorantagonist 74
Nootropika 77
NOSGER 62
Notfallplan 119

O

OBRA Richtlinen 80
Orthostatische Dysregulation 80

P

Patientenverfügung 176
PDC
    Siehe Personale Detraction 92, 147
Personale Detraction 92, 147
Personenzentrierte Pflege 91
Persönlichkeitskompetenz 187
PES-Format 132
PET 63
Pflege
- kompensatorische 99
- reaktivierende 93
Pflegeanamnese 126
- leichtes Stadium 126
- mittleres Stadium 128
- schweres Stadium 130
Pflegeaufwand 56
Pflege-Berufsverband ANA 86
Pflegedefinition 86
Pflegeintervention 137
Pflegemodell
- Definition 93
Pflegetagebuch 59
Physiotherapie 73
Piracetam 77
Polyneuropathien 22
Positronen-Emissions-Tomographie 63
Powell, Jennie 138
Präorale Phase 23
Prävalenz 4
PR-Format 132
Primary Nursing 183
- Ambulant 184
Profession 87
Prophylaxe 82
Prosopagnosie 12
Psychische Symptome 13
- Angst 14
- Depressivität 15
- Halluzinationen 15
- Verkennungen 15
Psychobiografisches Pflegemodell 92
Psychohygiene 90
Psychopharmaka 75
- Gruppen 76
- Indikationen 78
- Nebenwirkungen 79
Psychotherapie 67

R

Radikalfänger 82
Rahmenempfehlungen zum Umgang mit herausforderndem Verhalten 143
Rauchen 81
Reisberg Skalen 56
Reminiszieren 69
Restless-leg-Syndrom 111
Richards, Nicole 139
Risikofaktoren 81
Rollenwechsel 189

S

SAE 33
Sammeln 18
Schlaf-Apnoe 111
Schlafstörungen 111
Schlaf-Wach-Rhythmus 19
Schluck- und Essstörungen 22
Schluckstörung 22
Schlüsselqualifikationen 186
Schmerz 21
- Beurteilung 52
Schmidt-Hackenberg, Ute 139
Schulungsreihen 195
Schutzlosigkeit, kognitive 97
Screening-Tests 47
Selbst-Erhaltungs-Therapie 68
Sensibilitätsstörungen 21
Serotonin 75
SET
    Siehe Selbst-Erhaltungs-Therapie 68
Sichtbarkeit 99
Skalen 46
Snoezelen 142
Sozialkompetenz 187
Sozialpsychologie, maligne 91
Soziotherapie 70
SPECT 63
Spezialzentren 196
Stigmatisieren 92
Subkortikale arteriosklerotische Enzephalopathie 33
Sun-Downing 17
Symptomfixierung 123

T

Tagesklinik 168
Tagespflege 167
Tagesstätte 168
Teamorganisation 183
Testierfähigkeit 178
Testpsychologie 46
- erweitert 51
Therapie
- medikamentöse 74
- nichtmedikamentöse 67
Thiamin 41
Thymopsyche 93
Timalation 140
Transmitter 75

U

Überleitungspflege 184
Uhrentest 48
Umgebungsgestaltung 142
Unruhe 16
Unsichtbarkeit 100
Unterstützungsarbeit 193
Untersuchung 45
Urlaub 193

V

Validation 68, 139
– integrative 68
– n. Kitwood 141
Vaskuläre Demenz 32
Verhalten, herausforderndes 143
Verhaltensänderungen 16
Verhaltensstörungen 52
Versorgung
– Störfaktoren 166
Verwirrtheit
– akute 135
– chronische 133
Vigilanz 111
Vitamin B_1 41
Vitamin B_{12} 41
Vollmacht 175
Vorsorgevollmacht 175

W

Wandern 17
Weiterbildung 186
Wohlbefinden, personales 91
Wohnformen 168
– Cantou 172
– Domus-Konzept 172
– Group-living 172
– Special Care Units 173
– Warme zorg 172

Z

Zehn-Minuten-Aktivierung 71, 139
Ziellosigkeit, kognitive 97